HOEFKATROLONTSTEKING

BEGRIJPEN, BEHANDELEN, VOORKOMEN

REMCO SIKKEL

Voor mijn lieve zoon Seppe, die al beter dan menigeen weet dat het onderscheid tussen menselijke en niet-menselijke dieren door de eerste groep bedacht is en dat de tweede groep daaronder lijdt; en dat daar iets aan te doen is.

Hoefkatrolontsteking

begrijpen, behandelen, voorkomen

Remco Sikkel

@ eerste druk 2019, Remco Sikkel
ISBN 978-9-49-303402-0 (hardcover)
ISBN 978-9-49-303404-4 (softcover)

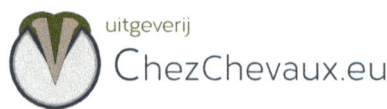

hoefkatrolontsteking.nl   facebook.com /remcosikkel   instagram.com /remco_sikkel

Van dezelfde auteur:

- Hoefbevangenheid : begrijpen, genezen, voorkomen (ISBN 978-90-825191-9-8)
- Antwoordenboek hoefbevangenheid : meer dan 200 vragen beantwoord (978-94-93034-06-8)
- Het PPID-boek (978-94-93034-13-6)
- In liefde loslaten : de laatste reis van je paard (978-94-93034-22-8)

De informatie in dit boek en op de bijbehorende website is nooit bedoeld als vervanging van de diagnose, de behandeling of het advies van je dierenarts, hoefverzorger, voedingsdeskundige of andere behandelaar of adviseur. Het geeft alleen een beperkt overzicht van de gangbare theorieën, diagnostische technieken en behandelmethoden met betrekking tot hoefkatrolontsteking. Raadpleeg bij gezondheidsproblemen altijd een dierenarts. Noch de auteur, noch de uitgever, noch de fotografen kunnen verantwoordelijk worden gehouden voor schade die voortvloeit uit gebruik van de informatie in dit boek, op de website of op de socialemedia-accounts.

INHOUDSOPGAAF

HOOFDSTUKKEN

BEHANDELING EN PREVENTIE

BRONNEN

BIJLAGEN

KADERTEKSTEN

AFBEELDINGEN

INTRODUCTIE

ANATOMIE EN FYSIOLOGIE VAN DE HOEF

BESCHRIJVING

THEORIEËN EN OORZAKEN

DIAGNOSTIEK EN PROGNOSTIEK

BEHANDELING
EN PREVENTIE

VOORWOORD

Hoefkatrolontsteking. Het woord dat elke paardeneigenaar de rillingen over de rug doet lopen. Het staat voor velen ongeveer gelijk aan een doodvonnis. De dierenarts spreekt het uit met een akelige beslistheid in zijn stem. Als híj dat niet doet, dan is er wel een mismoedige hoefsmid, pensionhouder, trainer of stalgenoot die je weet te vertellen dat de dagen van je paard geteld zijn. Het verbazingwekkende is dat, met uitzondering van de dierenarts, geen van hen over de kennis en vooral diagnostische middelen beschikt om deze bewering hard te maken. Vaak baseert men zich op vage kreupelheidsklachten die je paard al een tijdje vertoont. De hoefsmid zegt genoeg gevallen gezien te hebben om zo goed als zeker te weten dat je paard 'hoefkatrol' heeft. Aan je trainer kan het natuurlijk niet liggen dat je paard onregelmatig loopt; hij is immers de beste van de regio. "Het zal haast wel hoefkatrol zijn", zegt hij. Je verdrietige stalgenoot vertelt dat het bij zijn paard, dat hij onlangs heeft moeten laten inslapen, op precies dezelfde manier begon.

Wie weet, misschien hebben ze gelijk. Het punt is alleen dat ze dat niet kúnnen weten. Om hoefkatrolontsteking vast te stellen moet er een uitgebreide en correct uitgevoerde diagnose gesteld worden. Aan de hand hiervan moet onomstotelijk vastgesteld worden dat er sprake is van verstoorde botremodellering aan het straalbeen. Is dit niet het geval, dan heeft het paard geen hoefkatrolontsteking in de klassieke zin van het woord. Een andere vorm van het palmair hoefpijnsyndroom, waar hij dan eventueel wel mee te kampen heeft, kan uiterst pijnlijk en immobiliserend zijn, maar hoefkatrolontsteking is het niet.

De reden dat er zo vaak sprake is van een misdiagnose moet gezocht worden in een gebrek aan kennis. De aandoening is om ethische redenen niet experimenteel te veroorzaken. De diagnostische middelen waren bovendien lange tijd ontoereikend om voldoende kennis te vergaren. Sinds de komst van MRI is daar gelukkig verandering in gekomen. We kunnen nu heel gedetailleerd het hoefkatrolgebied bestuderen, zonder dat we daarvoor eerst het paard moeten euthanaseren en opensnijden. Hierdoor weten we nu scherp het onderscheid te maken tussen hoefkatrolontsteking en allerlei andere aandoeningen in het achterste deel van de hoef. Aandoeningen die in veel opzichten lijken op hoefkatrolontsteking, maar het niet zijn; aandoeningen die te genezen zijn en niet onvermijdelijk tot hoefkatrolontsteking leiden.

Een belangrijke stap voorwaarts die we dankzij kennistoename en voortschrijdend inzicht hebben kunnen maken, is dat we paarden met hoefkatrolontsteking niet langer meer afschrijven als versleten, onbruikbaar en klaar voor de slager. Meer en meer blijken paardeneigenaren in staat hun eigen belangen aan de kant te zetten en hun paard niet langer te overvragen.

De bestaansreden van dit boek is het streven om zo veel mogelijk paarden aan de goede kant van de lijn te houden. We moeten zien te voorkomen dat paarden met soms aanzienlijke weefselschade aan het hoefkatrol- of hielgebied die kritische grens passeren en daadwerkelijk hoefkatrolontsteking krijgen. Voor de paarden bij wie dat onverhoopt niet gelukt is, moet de inhoud van dit boek ervoor zorgen dat de situatie niet verder verslechtert. De juiste behandeling en aanpassingen moeten zorgen dat zij zo pijnvrij mogelijk nog jarenlang van een gelukkig paardenleven kunnen genieten.

Het zou verder prachtig zijn als je na het lezen van dit boek anderen vriendelijk kunt wijzen op de risicofactoren en verbetermogelijkheden. Als jij een andere ruiter ervan kunt weerhouden om zijn jonge paard in een moordend tempo over te hoge hindernissen te jagen of met allerhande dwang-middelen in de krul te trekken, draag je direct bij aan dierenwelzijn. Als jij op feiten gebaseerd het gesprek kunt aangaan over de vernietigende effecten van gebrekkige hoefverzorging en -beslag, stalhuisvesting, overgewicht, slecht fokbeleid en asymmetrie in het paardenlichaam, dan kan het zijn dat je de vroegtijdige euthanasie van één of meer paarden weet te voorkomen.

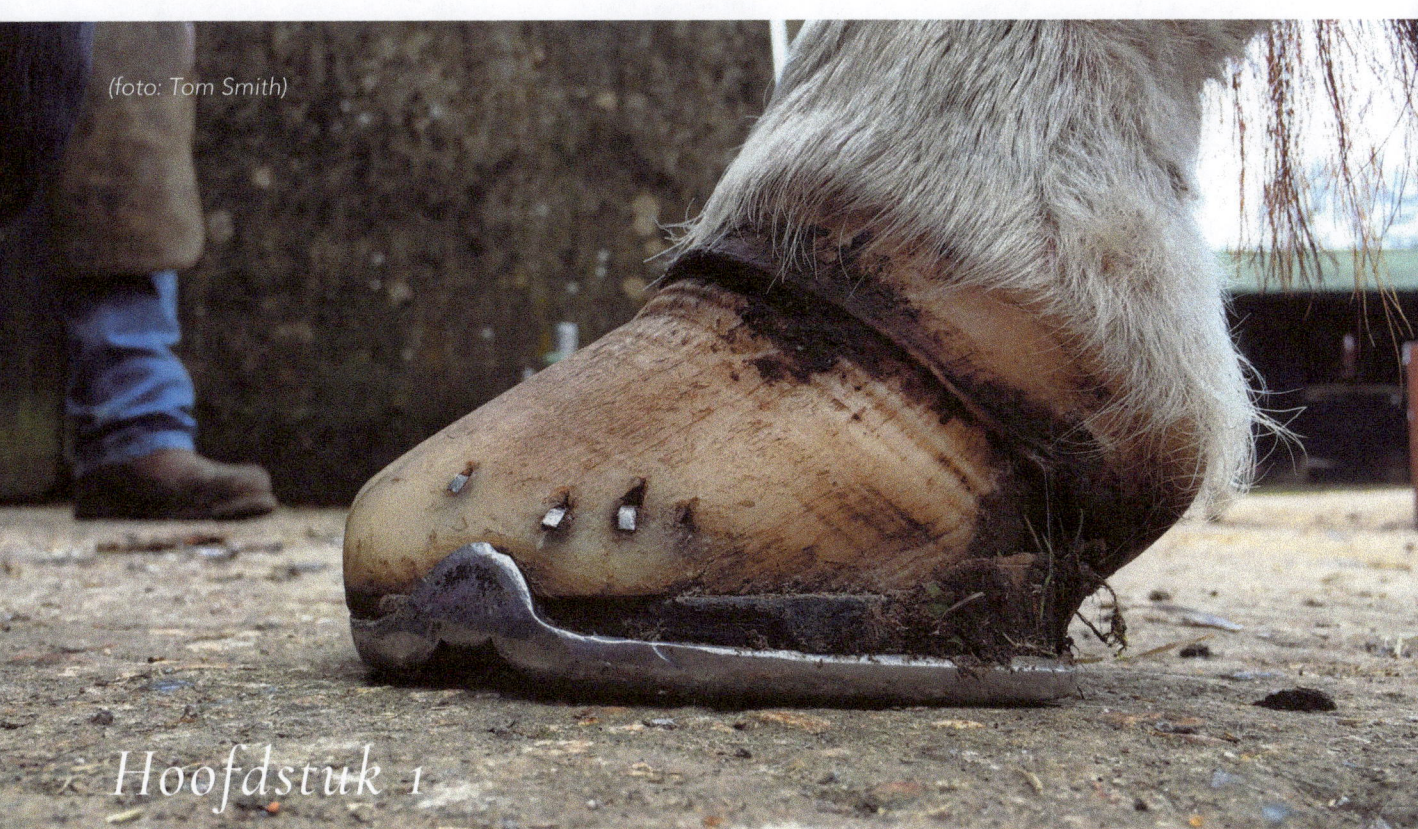

(foto: Tom Smith)

Hoofdstuk 1

INTRODUCTIE

HOEFKATROLONTSTEKING IS EEN LASTIGE AANDOENING VOOR ONDERZOEKERS. HET IS NAMELIJK NIET TE REPRODUCEREN IN EEN LEVEND PAARD. IETS WAT BIJ HOEFBEVANGENHEID BIJVOORBEELD WEL GOED MOGELIJK IS. ALLE KENNIS OVER HOEFKATROLONTSTEKING IS DUS AFKOMSTIG VAN ONDERZOEK OP LEVENDE OF DODE PAARDEN DIE AL HOEFKATROLONTSTEKING HEBBEN OF HEBBEN GEHAD EN VAN LABORATORIUMONDERZOEK OP CELLEN EN WEEFSELS. HIERDOOR IS HET ONTSTAAN EN VERLOOP NIET 100% ZEKER IN KAART TE BRENGEN.

HOEFKATROLONTSTEKING

HISTORIE

Hoefkatrolontsteking werd in 1751 voor het eerst beschreven door de hoefsmid en anatoom Jeremiah Bridges. Bridges betrekt het hele hoefgewricht en omliggende anatomische structuren in zijn beschrijving door de naam *coffin joint lameness* te hanteren (*coffin joint*=hoefgewricht). Als behandeling schreef hij etterdracht van de straal voor. Hierbij werd een wollen draad met behulp van een stompe naald over de lengterichting diep door de straal gestoken, waarna de eindjes aan elkaar geknoopt werden. De draad was ingesmeerd met Spaanse vliegenzalf, terpentijn, petroleum of een ander goedje dat ettervorming tot gevolg had. Zo probeerde men een ontsteking met een andere ontsteking te bestrijden om zo het kwaad uit te drijven. De draad moest minstens een maand blijven zitten en werd, na opnieuw ingesmeerd te zijn, dagelijks heen en weer getrokken. De titel van het boek waarin hij zowel kwaal als behandeling omschreef is legendarisch te noemen: No foot, no horse.

In 1819 beschrijft de veterinair chirurg William Moorcroft als eerste de vermeende oorzaak van de ziekte. Ook claimt hij de uitvinding van de zenuwsnede (neurectomie) als behandeling. Deze behandeling wordt tegenwoordig nog steeds toegepast. Van een andere behandeling die Moorcroft propageerde – het afbinden van slagaderen die de hoef voeden – kan dit gelukkig niet gezegd worden.

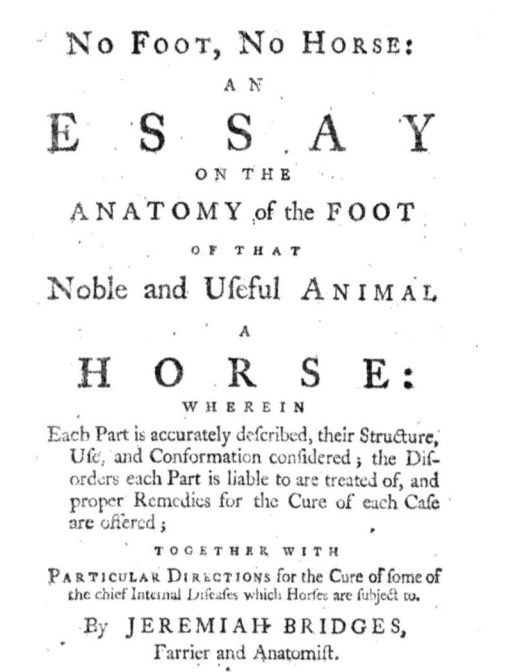

Titelpagina 'No foot, no horse'

Een kleine tien jaar later weet de dierenarts James Turner de aandoening beter te lokaliseren en gebruikt de naam *navicular joint lameness* (*os naviculare*=straalbeen).

De eerste keer dat het straalbeen met behulp van röntgenfoto's in beeld werd gebracht was in 1929. Dit zorgde voor een enorme kennistoename. Vóór die tijd moest het paard immers eerst dood zijn om het straalbeen te kunnen onderzoeken.

De hedendaagse medische beeldvormingstechnieken, waaronder thermo-, scinti- en tomografie (met name MRI), geven ons de mogelijkheid om op allerlei manieren naar botten, spieren, pezen, bloedvaten en zenuwen van paarden met hoefkatrolontsteking te kijken. De kennistoename die ons dát heeft gebracht is overweldigend. Zo kennen we nu het verschil tussen het palmair hoefpijnsyndroom en klassieke hoefkatrolontsteking. Het aantal misdiagnoses is hierdoor drastisch gedaald en dat is geen overbodige luxe. In de jaren tachtig van de vorige eeuw gaven dierenartsen aan dat zij hoefkatrolontsteking als de meest overgediagnosticeerde oorzaak van kreupelheid beschouwden.

PALMAIR HOEFPIJNSYNDROOM
Een complex van klinische verschijnselen in de achterzijde van de hoef dat gekenmerkt wordt door chronische pijn in het hoefkatrol- en hielgebied.

FEITEN EN CIJFERS

Naar schatting is palmaire hoefpijn verantwoordelijk voor één derde, en daarmee de meeste, van alle gevallen van chronische kreupelheid in de voorbenen. In de achterbenen komt het maar zeer sporadisch voor.

Verzekeringsmaatschappijen beschikken om administratieve redenen over harde cijfers. Op basis hiervan wordt gesteld dat circa 25% van de door de verzekering overgenomen paarden hoefkatrolontsteking heeft. Hoe deze getallen zich verhouden tot de gehele populatie sportpaarden of alle gedomesticeerde paarden is niet bekend.

Quarterhorses, painthorses, appaloosa's, Engelse volbloedpaarden en warmbloedpaarden lopen een verhoogd risico. Bij deze laatste groep zijn het met name de Hannoveraan, Holsteiner, Trakehner, Westfaler, KWPN en de Selle Français die vaker getroffen worden. Dit is voor een groot deel te wijten aan het feit dat ze vaker en intensiever in de springsport gebruikt worden.

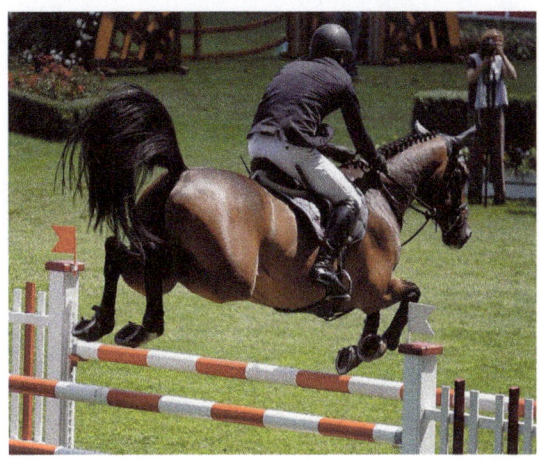

Warmbloedrassen lopen
een verhoogd risico
(foto: Kira Hoffmann)

Volgens een onderzoek uit 1998 is de kwaliteit van het straalbeen beter bij merries dan bij hengsten en ruinen, waardoor de kans op hoefkatrolontsteking bij merries kleiner zou kunnen zijn. Ruinen lopen meer kans op het ontwikkelen van hoefkatrolontsteking dan hengsten of merries. Dit statistische verschil zou verklaard kunnen worden uit hun oververtegenwoordiging in de takken van paardensport waarin paarden relatief vaak overbelast worden. Een andere verklaring zou kunnen zijn dat zij lagere testosteron- en oestrogeenspiegels hebben dan hengsten en merries. Deze hormonen, die bij hengsten vooral in de teelballen worden geproduceerd, zorgen voor een hogere dichtheid van botweefsel.

Bij pony's komt hoefkatrolontsteking veel minder vaak voor dan bij paarden. Hier gaat ook op dat het vooral paarden zijn die zwaar overbelast worden in de sport. Ezels hebben niet of nauwelijks met deze aandoening te maken. Arabische volbloedpaarden lopen eveneens minder risico. Anglo-arabieren vallen qua risico tussen Engelse volbloedpaarden en Arabieren in.

Hoefkatrolontsteking komt het meest voor bij paarden tussen de 3 en 15 jaar oud. Veel paarden worden rond hun derde levensjaar in gebruik genomen. Dit stelt voor hun lage leeftijd veel te hoge eisen aan hun lichaam. Aangeboren afwijkingen, die tijdens de eerste levensjaren onopgemerkt bleven, komen nu opeens aan het licht. Rond deze leeftijd is dan ook een piek in het aantal gevallen van hoefkatrolontsteking te zien. Vanaf hun zevende tot hun vijftiende levensjaar wordt het meest gevraagd qua sportieve prestaties. Hier is ook weer duidelijk een piek te zien.

DOMESTICATIE EN HOEFKATROLONTSTEKING

Vanaf drie en een half miljoen jaar geleden liep één van de eerste eentenige paardachtigen *Equus Simplicidens* op aarde rond. Sommige straalbenen van fossielen van dit dier vertonen tekenen die op hoefkatrolontsteking zouden kunnen duiden. De hypothese is dat de overgang van drie tenen naar één voor overbelasting zorgde. Bij de *Equus Occidentalis*, die een miljoen jaar later het licht zag, werden bij 21% van de gevonden fossielen tekenen van hoefkatrolontsteking gevonden. Hier gaat men ervan uit dat een toename in lichaamsgewicht een rol heeft gespeeld. Er is echter nog te weinig bekend over deze paarden en hun leefomstandigheden om direct te concluderen dat hoefkatrolontsteking ook bij hedendaagse paarden in het wild voorkomt. Bovendien komen de gevonden botkenmerken ook voor bij paarden die geen hoefkatrolontsteking hebben. Het lijkt er op dat dit het geval was bij deze gevonden paarden. De fossielen bestaan immers uit nagenoeg complete skeletten. Dit suggereert dat deze dieren niet chronisch kreupel waren. Was dit wel het geval geweest, dan waren ze hoogstwaarschijnlijk door een roofdier verslonden. De botten hadden dan her en der verspreid gelegen. Vooralsnog gaat men ervan uit dat hoefkatrolontsteking waar paarden heden ten dage mee te kampen hebben, een probleem is dat aan domesticatie te wijten is.

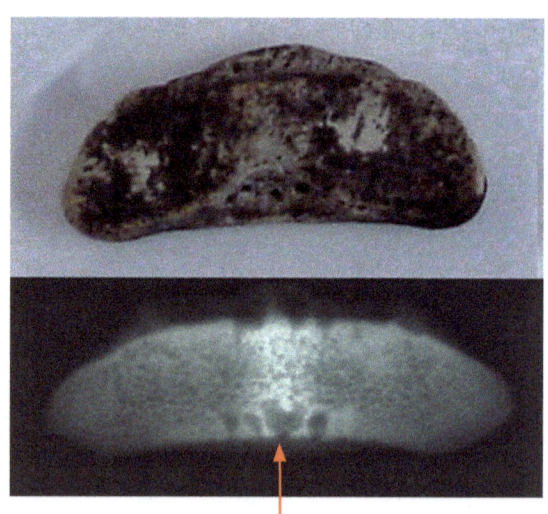

Kolfvormige resorptie (lollipops) in een fossiel straalbeen van de Equus Occidentalis
(foto en röntgenfoto: Mary Thompson)

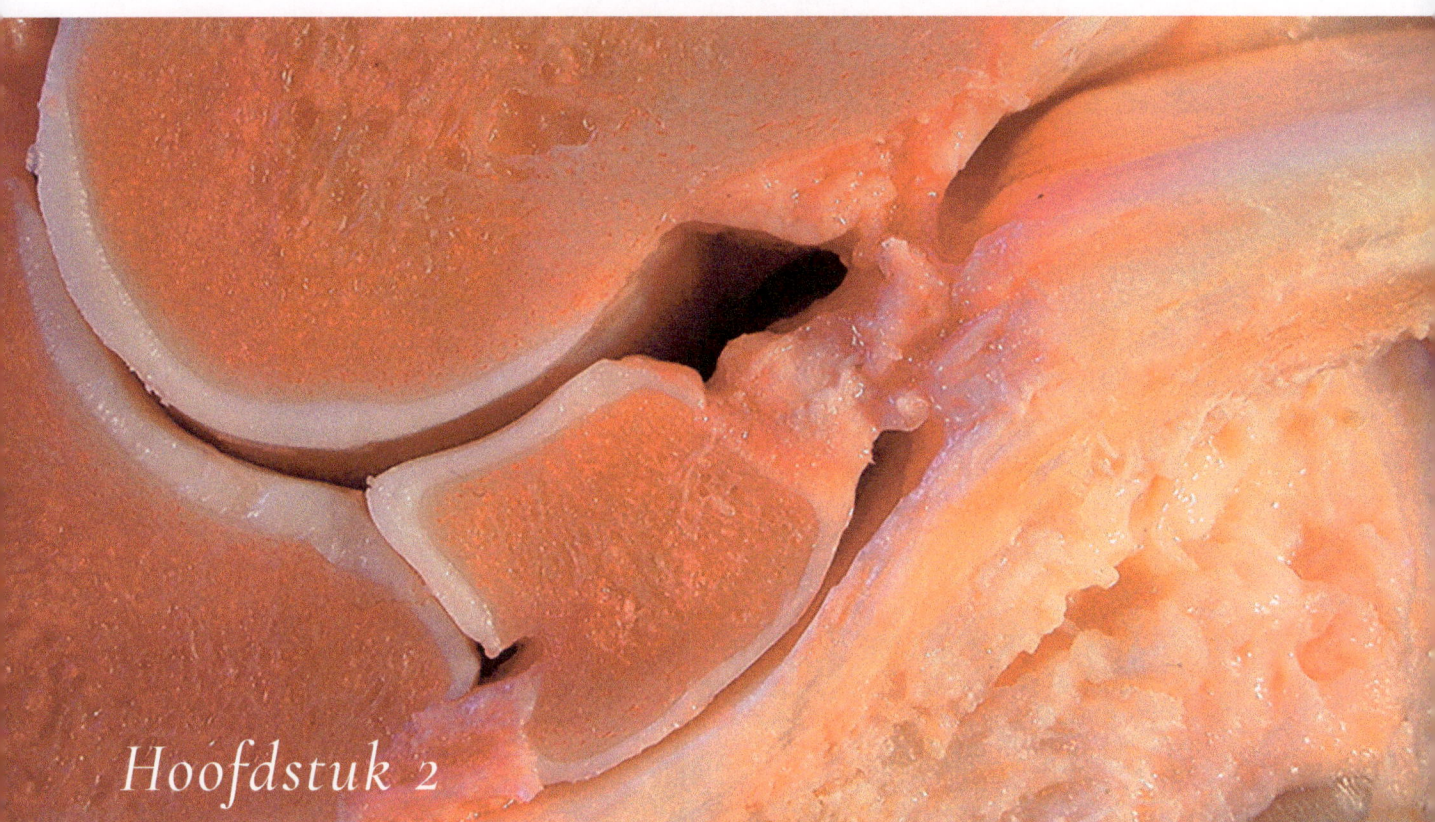

Hoofdstuk 2

ANATOMIE EN FYSIOLOGIE VAN DE HOEF

OM EEN PATHOFYSIOLOGISCH FENOMEEN ALS HOEFKATROLONTSTEKING TE KUNNEN BEGRIJPEN MOETEN WE EERST VERTROUWD RAKEN MET DE STRUCTURELE OPBOUW VAN DE HOEF VAN HET PAARD. WETEN HOE DE VERSCHILLENDE ANATOMISCHE ONDERDELEN FUNCTIONEREN EN ZICH ONDERLING VERHOUDEN IS HIERBIJ MINSTENS EVEN BELANGRIJK. DE ANATOMIE EN FYSIOLOGIE VAN DE HOEF IS GECOMPLICEERD. DAAROM ZULLEN WE ONS IN DIT HOOFDSTUK BEPERKEN TOT DE ONDERDELEN EN FUNCTIES DIE RELEVANT ZIJN IN HET KADER VAN HOEFKATROLONTSTEKING.

DEFINITIES EN EIGENSCHAPPEN

In dit hoofdstuk kijken we naar de bouw, eigenschappen en functies van de anatomische onderdelen van het onderbeen en de hoef, die verband houden met hoefkatrolontsteking en het palmair hoefpijnsyndroom. Later in dit boek komt hun rol in het ontstaan van de ziekte terug. Om geen scheef beeld te creëren komen ook onderdelen kort aan bod die geen directe rol spelen met betrekking tot palmaire hoefpijn.

Misschien is de informatie wat veel om in één keer tot je te nemen. Gebruik dit hoofdstuk dan om naar terug te bladeren als je de beschreven onderdelen verderop in dit boek tegenkomt. Bekijk ook de afbeeldingen op pagina 20 en pagina 38 nauwkeurig.

ANATOMISCHE PLAATSAANDUIDINGEN

- Dorsaal: aan de voorzijde
- Frontaal: voorin, of wel naar de voorkant van het lichaam toe
- Mediaal: aan de binnenzijde
- Lateraal: aan de buitenzijde
- Palmair: de achterzijde van het ondervoorbeen, i.e. vanaf de voorknie (carpus) naar beneden. De onderzijde van de hoef valt hier ook onder.
- Plantair: de achterzijde van het onderachterbeen, i.e. vanaf het sprongewricht (tarsus) naar beneden
- Caudaal: in de richting van de staart, ofwel naar de achterkant van het lichaam toe
- Proximaal: dichtst bij het anatomisch centrum van het lichaam
- Distaal: verst van het anatomisch centrum van het lichaam
- Dorso-proximaal: aan de voorzijde, dichtst bij het anatomisch centrum van het lichaam
- Dorso-palmair: van de voorzijde naar de onderzijde
- Cranio-dorsaal: vanaf de bovenzijde gezien
- Cranio-caudaal: van de voor- naar de achterzijde
- Medio-lateraal: van de binnen- naar de buitenzijde
- Latero-mediaal: van de buiten- naar de binnenzijde
- Collateraal: langs twee zijden
- Perifeer: rondom
- Sagittaal: vlak dat een anatomisch geheel in een linker- en een rechterhelft verdeelt
- Transversaal: vlak dat een anatomisch geheel in een voor- en een achterhelft verdeelt

Het hoefkatrolgebied is een ingewikkelde samenstelling van botten, ligamenten, pezen en slijmbeurzen. Al deze elementen en structuren kunnen kreupelheid veroorzaken. We moeten ook weten hoe het hoefkatrolgebied in de hoefcapsule gepositioneerd is. We zullen achtereenvolgens kijken naar:

- De hoefcapsule
- De interne voet
  - Gewrichten, slijmbeurzen, ligamenten en pezen
  - Het hoefkatrolgebied
  - Het hielgebied
  - Zenuwen
  - Het bloedvatenstelsel

> ➤ We gebruiken in dit boek de officiële Latijnse terminologie en afgeleiden daarvan, tenzij dit de tekst nodeloos ingewikkeld zou maken. Dit is vaak het geval waar de Nederlandse termen de betekenis vanzelfsprekend in zich dragen.

HOEFCAPSULE

De hoefcapsule kun je beschouwen als de schoen van de interne voet. Hij wordt ook wel hoornschoen genoemd en omvat de volgende onderdelen:

- Hoefwand
- Hoefballen
- Straal
- Zool
- Witte lijn
- Perioplum

HOEFWAND

De hoefwand is vergelijkbaar met een vingernagel. Het is de dikke hoornlaag die de kwetsbare weefsels binnenin de hoef beschermt en de hoef zijn stevigheid geeft. Daarnaast draagt hij bij aan het 'dragen' van het paard. Hij voorkomt hiermee dat bloedvaten aan de onderzijde van de hoef bekneld raken. De bovengrens voor deze draagfunctie is 20% van het lichaamsgewicht.

LAMELLENVERBINDING

De hoefwand is verbonden met het hoefbeen en het hoefkraakbeen via de lamellenverbinding. Dit is een klittenbandachtige verbinding tussen de dermale en epidermale lamellen, inclusief het tussenliggende basale membraan. Dermale lamellen zijn dunne stroken lederhuidweefsel gevormd op de buitenzijde van de hoeflederhuid. Aan de binnenzijde van de hoefwand vinden we vergelijkbare stroken opperhuidweefsel die in de dermale lamellen grijpen. Het tussenliggende basale membraan is een bindweefselvlies dat zorgdraagt voor de onderlinge hechting van de lamellen.

Een gezonde hoefwand groeit recht af en is onbeschadigd. Er zijn geen scheuren, brokkels, diepe groeiringen of flares (uitwaaierende hoefwandvervorming) aanwezig.

> GROEIRINGEN
> Als gevolg van seizoenswisselingen, voedselveranderingen, stress, medicijnen, koorts of infecties kunnen bij alle paarden, evenwijdig aan de kroonrand, ondiepe groeiringen in de hoefwand ontstaan.

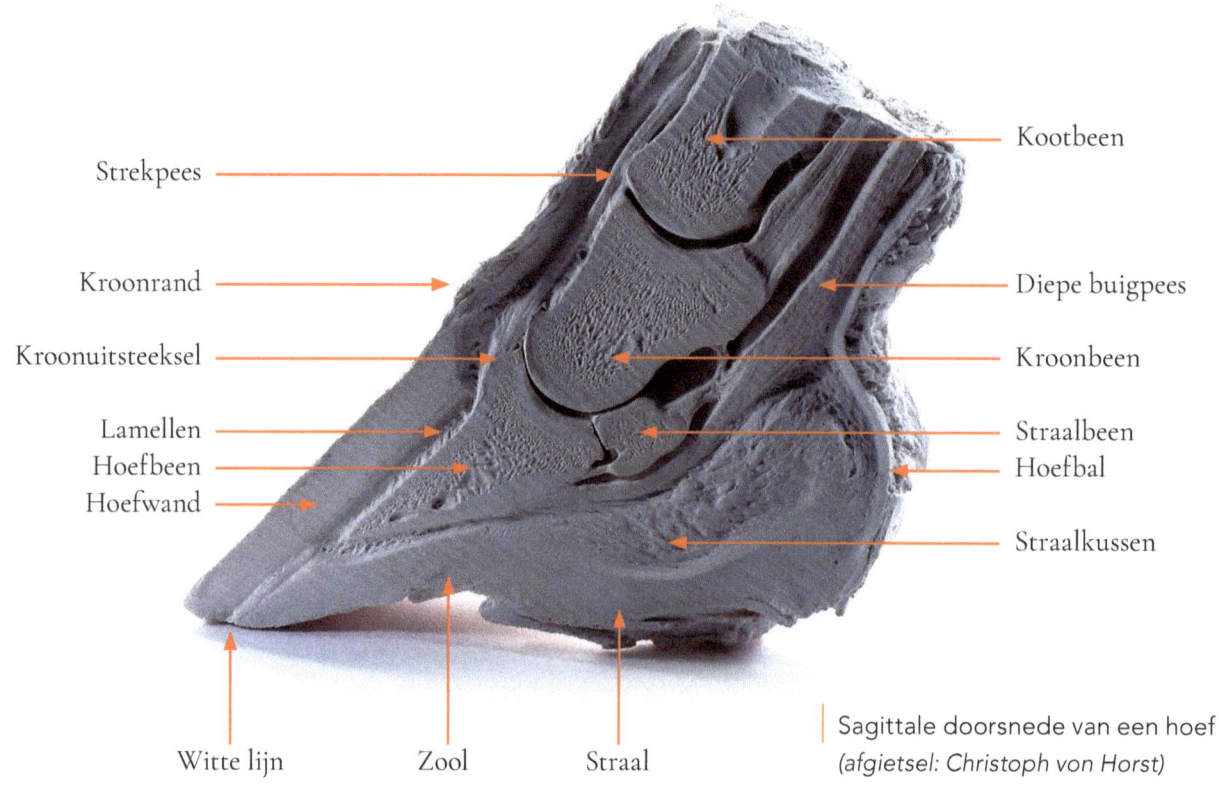

Strekpees
Kroonrand
Kroonuitsteeksel
Lamellen
Hoefbeen
Hoefwand

Kootbeen
Diepe buigpees
Kroonbeen
Straalbeen
Hoefbal
Straalkussen

Witte lijn   Zool   Straal

Sagittale doorsnede van een hoef
(afgietsel: Christoph von Horst)

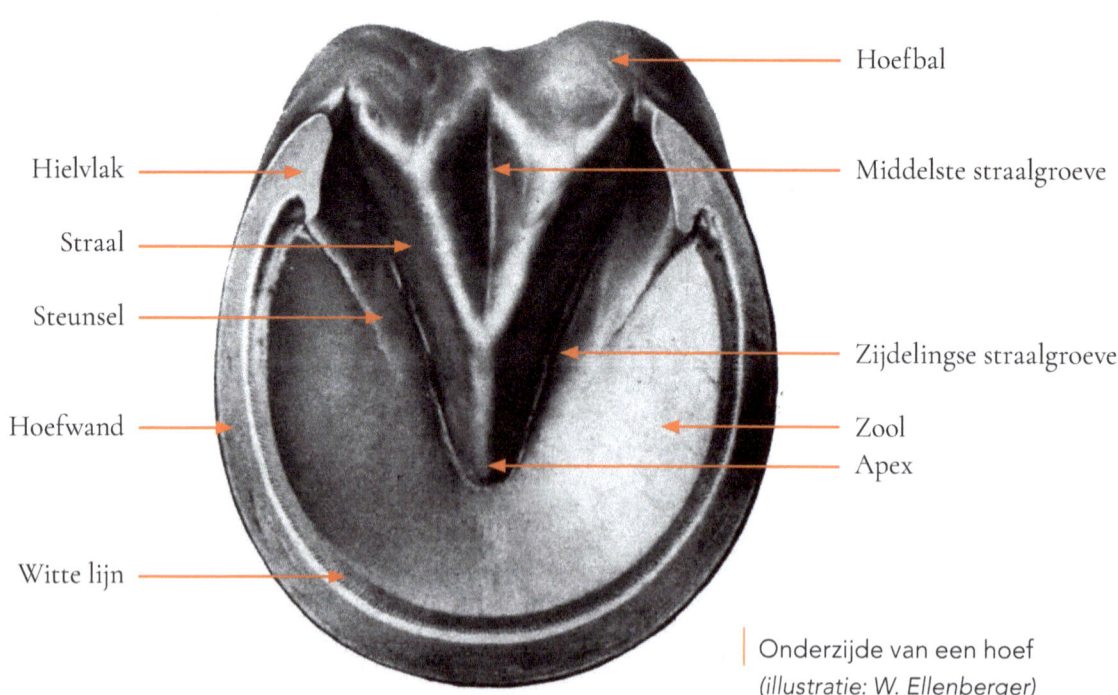

Hielvlak
Straal
Steunsel
Hoefwand
Witte lijn

Hoefbal
Middelste straalgroeve
Zijdelingse straalgroeve
Zool
Apex

Onderzijde van een hoef
(illustratie: W. Ellenberger)

De hoefwand is histologisch onderverdeeld in een binnen-, een midden- en een buitenlaag. De middenlaag maakt veruit het grootste deel uit van de hoefwand. Deze bestaat uit hoornpijpjes en tussenhoornstof. Het is vooral de tussenhoornstof die stevigheid geeft aan de hoefwand. In een gezonde hoef lopen de hoornpijpjes evenwijdig aan elkaar en maken allemaal dezelfde hoek met de ondergrond.

Voor de plaatsaanduiding op de hoefwand gebruiken we de termen steunsel, hiel, kwartier en teen.

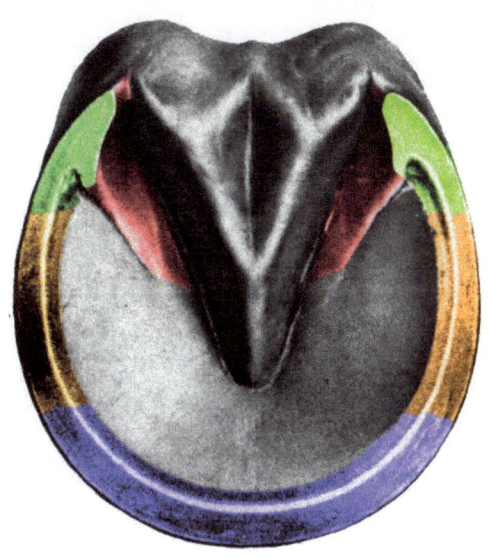

Steunsels, hielen, kwartieren en teen

STEUNSELS

Steunsels (*roodgekleurd op de illustratie*) zijn de achterste delen van de hoefwand die als het ware in een bochtje terug de hoef in lopen. De steunsels liggen evenwijdig aan de zijdelingse straalgroeven. In een gezonde hoef lopen de steunsels vanaf de hielen tot halverwege de straal.

De steunsels spelen een belangrijke rol in het kader van het hoefmechanisme (zie kadertekst 'Hoefmechanisme' op pagina 22). Zonder steunsels zou de hoefwand, die aan de palmaire zijde van de hoef niet doorverbonden is, te ver uitzetten. De steunsels dienen hier als een soort bladveer om de hoefcapsule na het uitzetten weer te laten vernauwen. Een andere benaming voor steunsel is verzenomslag.

HIELEN

Het deel van de hoefwand dat achterin de hoef overgaat in het steunsel heet de hiel (*groen*). Aan de buitenkant is niet exact aan te wijzen waar de hiel ophoudt en het steunsel begint. Je zou zelfs kunnen zeggen dat het achterste deel van het steunsel deel uitmaakt van de hiel.

Elke hoefwand heeft twee hielen: een mediale en een laterale hiel. Een gezonde, natuurlijk ontwikkelde hoef heeft lage, brede hielen. Palmair bevinden ze zich naast het breedste deel van de straal. Lateraal gezien vinden we de hielen recht onder de middenlijn van het pijpbeen.

Het platte vlak aan de onderzijde van de hielen dat op de grond steunt, noemen we het hielvlak. Een andere benaming voor hielen is verzenen.

KWARTIEREN

Tussen de teen en de hielen vinden we de kwartieren (*oranje*). Deze zijn aan de mediale zijde van de hoef iets steiler dan aan de laterale zijde.

TEEN

Het voorste derde deel van de hoefwand is de teen (*paars*). Deze wordt ook toon genoemd.

HOEFMECHANISME

Hoefmechanisme is het beurtelings uitzetten en vernauwen van de hoef. In het kader van hoefkatrolontsteking zijn met name bloedcirculatie en schok- en trillingsdemping belangrijke eigenschappen van het hoefmechanisme.

- Bloedcirculatie
  Het uitzetten en vernauwen zorgt voor afwisselende druk en drukverlichting, waardoor de hoef als een bloedpomp werkt, die het hart ondersteunt bij de bloedcirculatie. Een goed werkend hoefmechanisme zorgt dan ook voor een goede doorbloeding van de hoef met de daarbij behorende aanvoer van zuurstofrijk bloed vol voedingsstoffen en lichaamseigen stoffen zoals hormonen en enzymen en afvoer van koolzuurrijk (zuurstofarm) bloed en afvalstoffen.

  We maken een verdeling in vier fasen:

  1. De neerwaartse druk van het gewicht van het paard maakt dat de hoefcapsule uitzet als de hoef de grond raakt.

  2. Er ontstaat een vacuüm waardoor de hoef bloed aanzuigt vanuit de aanvoerende slagaderen van het been. Het bloed- en haarvatenstelsel van de hoef, de hoeflederhuid en de poreuze holtes van het hoefbeen vullen zich met bloed.

  3. De hoefcapsule vernauwt weer zodra de hoef begint af te rollen en uiteindelijk vrij van de grond komt.

  4. Dit vernauwen maakt dat het bloed de hoefcapsule verlaat en de afvoerende aderen van het been omhoog ingaat.

- Schok- en trillingsdemping
  De massatraagheid van het bloed draagt bij aan de schok- en trillingsdemping. De klap van het landen van de hoef wordt gedeeltelijk opgevangen door de bloedmassa in de hoef. In de aderen in de kroonrand, de hielen en hogerop in het paardenbeen zitten kleppen die mede bijdragen aan de schokdempende functie van het bloed. Vergelijk dit systeem met een hydraulische schokbreker. Doordat het hoefbeen poreus is, kan het veel bloed bevatten wat de totale bloedmassa, en daarmee de schok- en trillingsdempende werking hiervan, in de hoef vergroot. Het uitzetten van de hoefcapsule neemt ook al energie uit de klap van de hoef op de grond weg. Optimaal hoefmechanisme helpt een paard met hoefkatrolontsteking zo goed te bewegen als in zijn situatie mogelijk is.

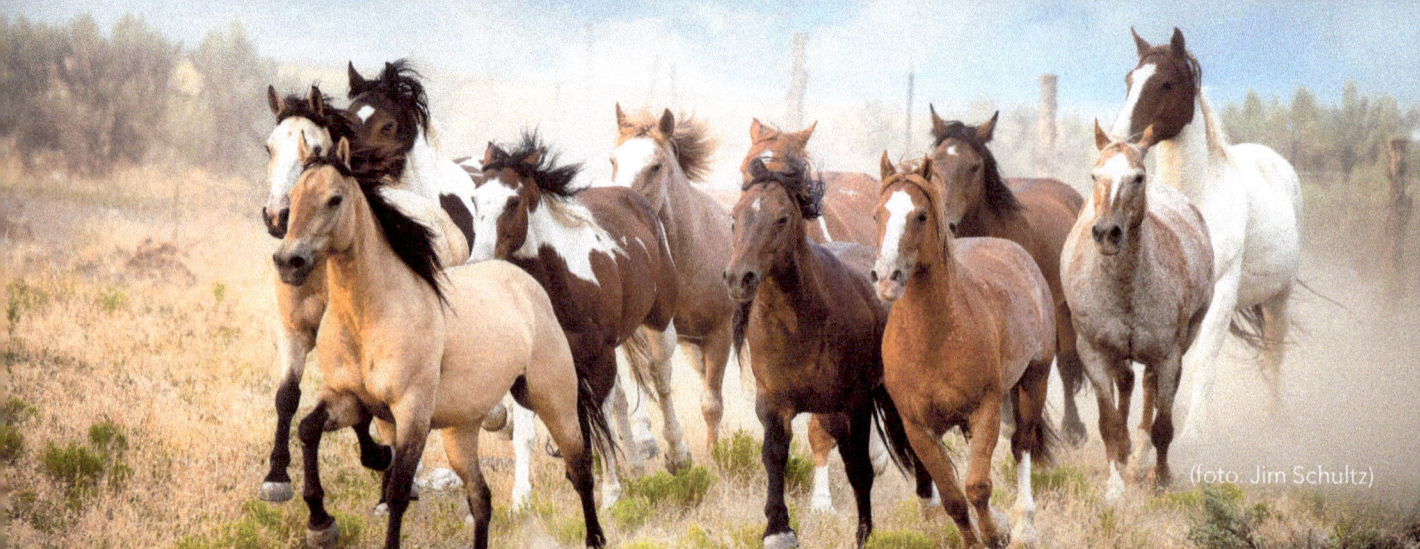

(foto: Jim Schultz)

| Schematische weergave van het hoefmechanisme

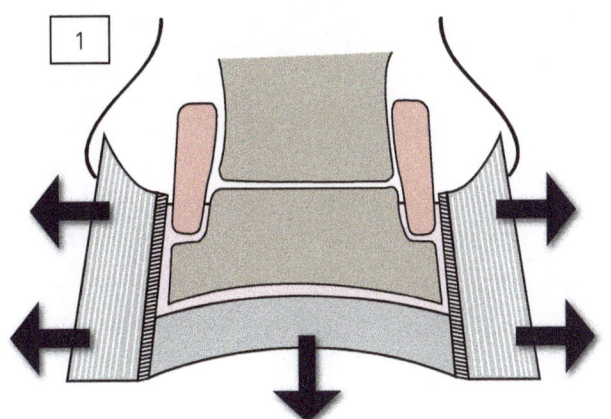

De neerwaartse druk van het gewicht van het paard maakt dat de hoefcapsule uitzet als de hoef de grond raakt.

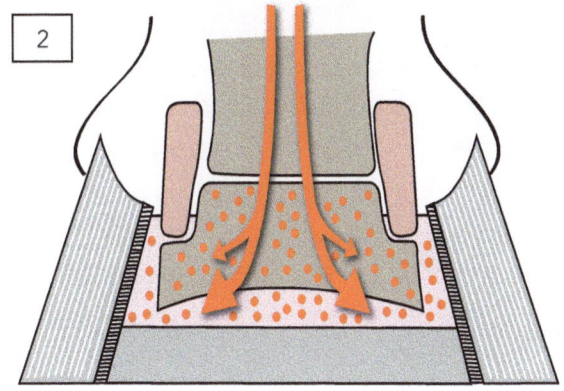

Er ontstaat een vacuüm waardoor de hoef bloed aanzuigt vanuit de aanvoerende slag-aderen van het been. Het bloed- en haar-vatenstelsel van de hoef, de hoeflederhuid en de poreuze holtes van het hoefbeen vullen zich met bloed.

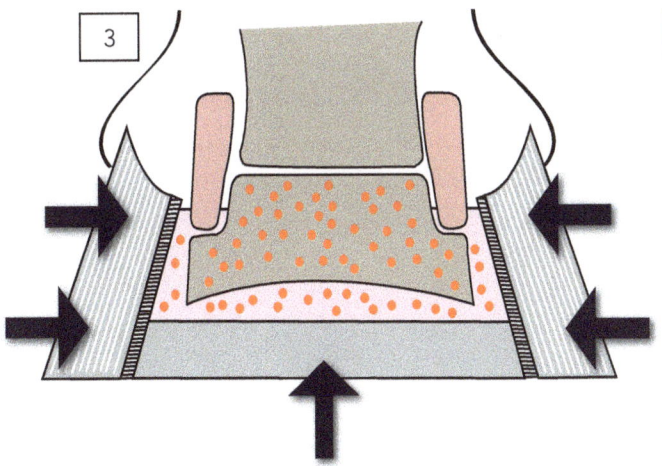

De hoefcapsule vernauwt weer zodra de hoef begint af te rollen en uiteindelijk vrij van de grond komt.

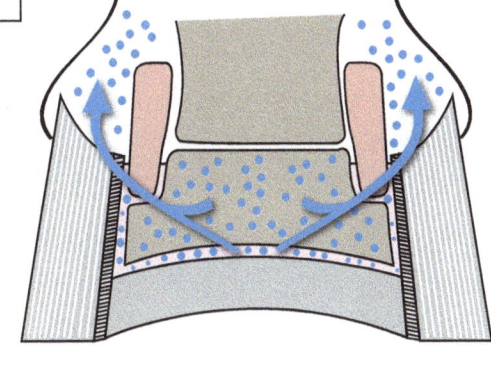

Dit vernauwen maakt dat het bloed de hoefcapsule verlaat en omhoog de afvoerende aderen van het been in gaat.

HOEFBALLEN

De hoefballen vinden we waar de hielen overgaan in de kootholte. Het is het hoornige gedeelte direct boven – en verbonden met – de hielen. Aan de palmaire zijde van de hoef gaan ze over in de straal. De structuur van de hoefballen is gelijk aan die van een gezonde, goed gehydrateerde straal.

> ➤ De anatomische plaatsaanduiding 'palmair' verwijst alleen naar de voorbenen en -hoeven. Hebben we het over achterbenen, dan zouden we de term 'plantair' moeten gebruiken. Voor de leesbaarheid en omdat het bijna uitsluitend de voorbenen zijn die aangedaan raken, hanteren we in dit boek de term 'palmair' voor zowel voor- als achterhoeven.

De hoefballen fungeren als elastische, schokdempende overgang tussen de kootholte enerzijds en de hoefwand en straal anderzijds. Zij zijn essentieel voor het goed functioneren van het hoefmechanisme. Bovendien beschermen ze de hielen.

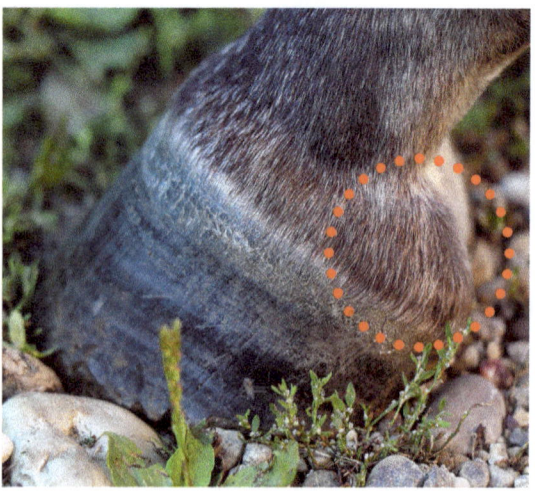

Gezonde en goed ontwikkelde hoefballen
(foto: Goran Horvat)

STRAAL

De straal vormt zoals gezegd samen met de hoefballen een doorlopend geheel. De haarlijn markeert de overgang tussen de straal en de hoefballen. Deze haarlijn hoort recht te zijn en parallel met de ondergrond te lopen.

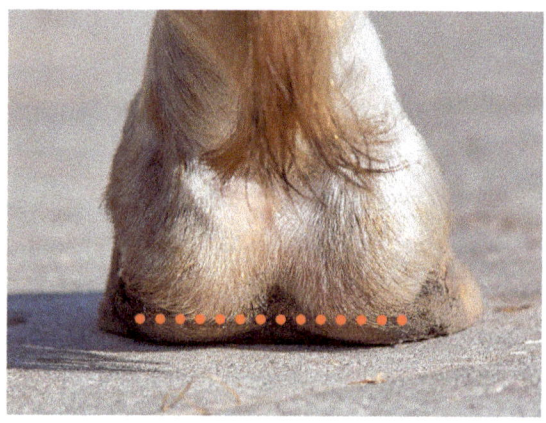

Rechte haarlijn
(foto: Sharon Hendriks)

De punt van de straal wordt apex genoemd. In een onbekapte hoef lijkt deze punt van de straal vaak driehoekig en verder naar voren te liggen. De echte apex is echter rond en loopt naadloos over in de zool. Een gezonde straal vormt een mooie gelijkbenige driehoek die breed is aan de achterzijde. Hij neemt 2/3 van de lengte van de hoef in.

> ➤ Het breedste deel van de hoef bevindt zich precies halverwege de hoef, tussen de apex van de straal en het uiteinde van de steunsels.

STRAALCONTACT EN HOEFGROEI

Contact tussen de straal en de ondergrond is van invloed op de hoefgroei. Druk van de ondergrond op de straal (en indirect op het onderliggende straalkussen) dragen sterk bij aan het hoefmechanisme (zie kadertekst 'Hoefmechanisme' op pagina 22). Een optimaal hoefmechanisme zorgt voor een goede doorbloeding van de hoef met de daarbij behorende aanvoer van zuurstofrijk bloed en voedingsstoffen en de afvoer van koolzuurrijk (zuurstofarm) bloed en afvalstoffen. Dit leidt tot een gezondere hoef met een betere groei en sneller herstel van weefselschade.

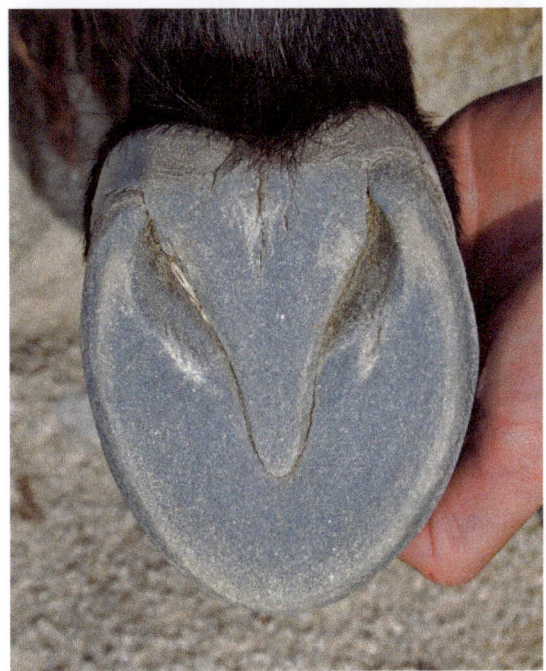

Een goed ontwikkelde straal is hard en rubberachtig. Bodemcontact vergroot de dichtheid van het straalweefsel. De buitenste laag van de straal wordt er harder door. Daarnaast is bodemcontact van groot belang voor soepele beweging. Het paard voelt met zijn straal waar het loopt.

Gezonde en goed ontwikkelde straal
(foto: Heleen Davies)

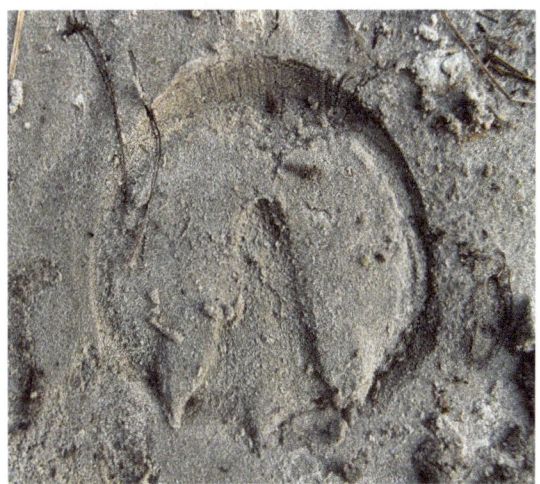

Bodemcontact van de straal
(foto: Elegantgowns)

Het uitzetten van de hoefcapsule wordt mede mogelijk gemaakt doordat de straal als een uitzetverbinding fungeert. Hierdoor draagt het bij aan de schok- en trillingsdemping en aan het hoefmechanisme. De neerwaartse druk van het paardenlichaam wordt voor een groot deel opgevangen door de straal. De straal draagt bovendien bij aan de grip op de ondergrond.

Middelste straalgroeve

Midden op de straal vinden we de middelste straalgroeve. Deze verdeelt de straal in twee straalschenkels. De middelste straalgroeve fungeert als een scharnier en draagt bij aan de veerkracht en daarmee het schok- en trillings-dempende vermogen van de straal.

In een gezonde hoef loopt de middelste straal-groeve net zo ver door als de lengte van de steunsels; tot halverwege de straal dus. De middelste straalgroeve hoort breed en ondiep te zijn. Helaas hebben veel hoeven een diepe, smalle middelste straalgroeve. Dit zien we zó vaak, dat menigeen denkt dat dit normaal is. Bij paarden met rotstraal (pododermatitis) vin-den we vaak dit soort middelste straalgroeven.

Zijdelingse straalgroeven

Aan weerszijden van de straal liggen de zijde-lingse straalgroeven. Deze lopen vanaf de hielen tot halverwege de straal. Net zo lang als de steunsels en de middelste straalgroeve dus. Op de bodem van de zijdelingse straalgroeven is de overgang tussen de straalschenkels en de steunsels.

Zool

In de ruimte binnen de hoefwand en de straal en steunsels zien we de zool liggen. Het hoorn-weefsel van de zool is stevig en elastisch. Een gezonde zool is concaaf (hol). Deze holling representeert de natuurlijke welving van de palmaire zijde van het hoefbeen waaraan hij bevestigd is. Het hoogste punt van de holling vinden we waar de zool de apex van de straal raakt. De holle vorm draagt bij aan het hoefme-chanisme en daarmee aan een goede doorbloe-ding en schok- en trillingsdemping.

Witte lijn

De witte lijn is waar de hoefwand en de zool in elkaar overgaan. Aan de onderkant van de hoef is de witte lijn zichtbaar als een vuilgelige lijn tussen de hoefwand en de zool. Het is een kwetsbaar deel van de hoef dat vijf keer minder sterk is dan de hoefwand. De witte lijn fungeert als flexibele verbinding tussen de hoefwand en de zool ten behoeve van het hoefmechanisme. Een gezonde, stevig aangehechte witte lijn is niet breder dan 1 à 2 millimeter.

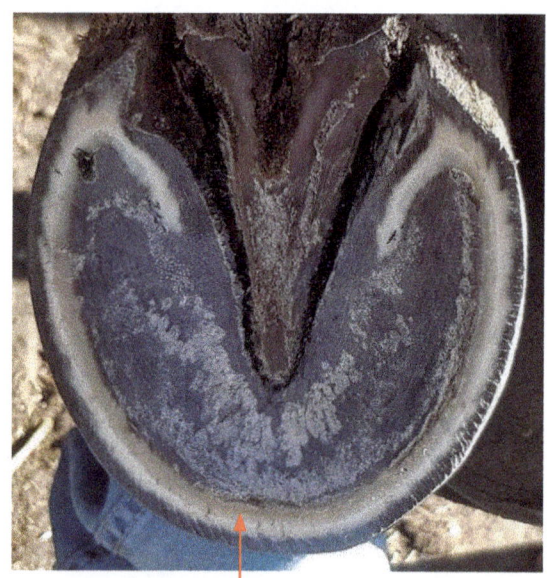

Witte lijn
(foto: Wesley De Candt)

Perioplum

Het perioplum (zoomhoorn) is een ongepig-menteerde, zachte, vettige en flexibele hoorn-laag. Het is het equivalent van de nagelriem van onze vingers. Het is ook een onderdeel van de hoefcapsule, maar heeft geen relevantie met betrekking tot hoefkatrolontsteking.

GEWRICHTEN, SLIJM-BEURZEN, LIGAMENTEN EN PEZEN

GEWRICHT

Een gewricht is een geheel van twee of meer aan elkaar verbonden botten (in de anatomie beenderen genoemd) die ten opzichte van elkaar kunnen bewegen. Dit kunnen bewegen noemt men articuleren. Een andere benaming voor gewricht is articulatie, naar de Latijnse benaming *articulus*.

GEWRICHTSVLAK EN -KRAAKBEEN

Het deel van het bot dat het andere bot raakt heet het gewrichtsvlak. De gewrichtsvlakken zijn bedekt met een dunne laag hard, glasachtig maar elastisch gewrichtskraakbeen. Het spiegelgladde oppervlak zorgt dat de gewrichtsvlakken, gesmeerd door het op de volgende pagina beschreven synoviaal vocht, goed over elkaar kunnen glijden. Daarnaast heeft het door zijn veerkrachtige structuur een trillingsdempende werking en zorgt het voor een gelijkmatige drukverdeling op het onderliggende botweefsel. Dit type kraakbeenweefsel wordt hyalien kraakbeen genoemd. De ruimte tussen de gewrichtsvlakken heet de gewrichtsspleet.

KRAAKBEENMATRIX

Hyalien kraakbeen bestaat uit kraakbeencellen (chondroblasten en chondrocyten) en extracellulaire kraakbeenmatrix. Chondroblasten zijn onvolwassen kraakbeencellen die verantwoordelijk zijn voor de kraakbeenontwikkeling. Zodra een chondroblast omgeven is door extracellulaire kraakbeenmatrix is hij volwassen en wordt hij chondrocyt genoemd. Chondrocyten zijn verantwoordelijk voor kraakbeenbehoud.

De kraakbeencellen leggen een structuur van collageenvezels aan. Zij produceren verder proteoglycanen, hyaluronan en het elastische eiwit elastine. Dit geheel wordt de kraakbeenmatrix genoemd. De chondrocyten produceren verder zowel lipiden (vetten) als enzymen die oud collageen en oude proteoglycanen afbreken.

Proteoglycanen zijn suikerachtige verbindingen die watermoleculen aantrekken. Hyaluronan (een bepaald type samengestelde suiker) kan ook grote hoeveelheden water aan zich binden. Het watergehalte in de kraakbeenmatrix bepaalt mede het trillingsdempend vermogen daarvan. Op pagina 149, onder 'Chondroprotectiva', gaan we dieper in op de histologie van het gewrichtskraakbeen.

> ➤ Hyalien kraakbeen bestaat voor circa 90% uit water. Hierdoor is het niet zichtbaar op een röntgenfoto.

SUBCHONDRAAL BOT

Het botweefsel dat direct onder het gewrichtskraakbeen ligt heet subchondraal bot. Dit botweefsel heeft een zekere veerkracht die schokken deels kan opvangen en neutraliseren. Subchondraal bot is rijk gevasculariseerd. Botvorming en -afbraak (botremodellering) vinden continu plaats.

GEWRICHTSKAPSEL EN -HOLTE

Het hoefgewricht, waar het in dit boek veel over zal gaan, is in tegenstelling tot bijvoorbeeld rugwervels een vrij beweeglijk gewricht. Het wordt omsloten door het gewrichtskapsel. Het vezelachtige bindweefsel van de buitenwand van het gewrichtskapsel geeft het gewricht stevigheid en stabiliteit. Het maakt het ook tot een gesloten ruimte: de gewrichtsholte.

Synoviaal vocht

Het hoef-, kroon- en kootgewricht zijn synoviale gewrichten. Dit wil zeggen dat de gewrichtsholte – een uniek kenmerk van een synoviaal gewricht – gevuld is met synoviaal vocht (ook: synovia). Deze stroperige gewrichtsvloeistof fungeert als een smeermiddel voor het gewricht. Het maakt het kraakbeen – en daarmee het gewricht – soepeler en gladder. Het heeft een zuigende werking die de beenderen als het ware naar elkaar toe trekt.

> ➤ Ter vergelijking: In een gezond synoviaal gewricht is de wrijving tussen twee gewrichtsvlakken tienmaal lager dan die tussen twee blokken smeltend ijs.

Het synoviaal vocht vormt een dun laagje aan het oppervlak van het gewrichtskraakbeen en dringt door in holtes en onregelmatigheden in het gewrichtskraakbeenoppervlak.

Diffusie

Het gewrichtskraakbeen bevat geen bloed- of lymfevaten. De kraakbeencellen worden vanuit het synoviaal vocht met voedingsstoffen en zuurstof gevoed. Dit gebeurt door diffusie; een vorm van passief transport waarbij een stof zich verplaatst van een plaats met een hoge concentratie van deze stof naar een plaats met een lage concentratie. De afbraakproducten van het kraakbeen worden eveneens via diffusie door het synoviaal vocht verwerkt. Door het ontbreken van bloed- of lymfevaten verloopt opbouw en herstel van gewrichtskraakbeen significant trager dan bij botweefsel het geval is.

Synoviaal vlies

Synoviaal vocht wordt geproduceerd door een slijmvlies dat het omgeeft. Dit zeer goed doorbloede vlies heet het synoviaal vlies (ook: synovium) en maakt als binnenwand deel uit van het gewrichtskapsel. Oud en vervuild synoviaal vocht wordt door het synoviaal vlies weer opgenomen. Het synoviaal vlies kan ook ontstekingseiwitten (cytokines) en enzymen aanmaken. Het speelt daarmee een rol in het ontstekingsproces.

Ligamenten

Dit geheel wordt door ligamenten bij elkaar gehouden. We gaan verderop dieper in op deze gewrichtsbanden (pagina 34).

Kootgewricht

Het kootgewricht wordt gevormd door het pijpbeen en het kootbeen. De populaire benaming voor kootgewricht is kogel.

Pijpbeen

Het pijpbeen (*os metacarpale*) is vergelijkbaar met een middenhandsbeentje in onze vingers.

Kootbeen

Het kootbeen (*phalanx proximalis*, eerste falanx, PI) is vergelijkbaar met het eerste kootje in onze vingers en tenen.

Sesambeentjes

Aan de achterzijde van het kootgewricht liggen twee proximale sesambeentjes. Ze fungeren als katrol voor de buigpezen. Een ontsteking van deze sesambeentjes staat bekend als kogelkatrolontsteking (sesamoïdose). Dit lijkt in veel opzichten op hoefkatrolontsteking en gaat er ook vaak mee samen, maar valt buiten het kader van dit boek.

KROON- EN HOEFGEWRICHT

De hoef bevat twee gewrichten. Deze zijn het kroon- en het hoefgewricht. Het kroongewricht wordt gevormd door het kootbeen en het kroonbeen. Het hoefgewricht is een meervoudig gewricht dat gevormd wordt door het kroonbeen, het hoefbeen en het straalbeen.

KROONBEEN

Het kroonbeen (*phalanx media*, tweede falanx, P2) is vergelijkbaar met het tweede kootje in onze vingers en tenen. Het grootse deel van dit bot is voelbaar boven de hoefwand. Het gewrichtsvlak bevindt zich in de hoefcapsule.

HOEFBEEN

Het hoefbeen (*phalanx distalis*, derde falanx, P3) is het onderste bot in de hoef. Het is vergelijkbaar met het derde kootje in onze vingers en tenen. Het bevindt zich geheel in de hoefcapsule en is daardoor zichtbaar noch voelbaar. Het hoefbeen vormt het 'fundament' van het frontale deel van de hoef.

Het breedste deel van het hoefbeen bevindt zich recht onder het roterende middelpunt van het hoefgewricht. Het bepaalt de plaatst waar de hoef het breedst is.

Het hoefbeen is halfrond en maanvormig vanaf de cranio-dorsale zijde bekeken; wigvormig vanaf de laterale en mediale zijde bekeken. De mediale zijde is vaak iets steiler dan de laterale zijde. De onderzijde heeft een welving. Het hoefbeen loopt aan de palmaire zijde uit in twee hoefbeentakken.

Dorso-proximaal aan het hoefbeen bevindt zich het puntig kroonuitsteeksel (ook: leuning) waar de strekpees aanhecht.

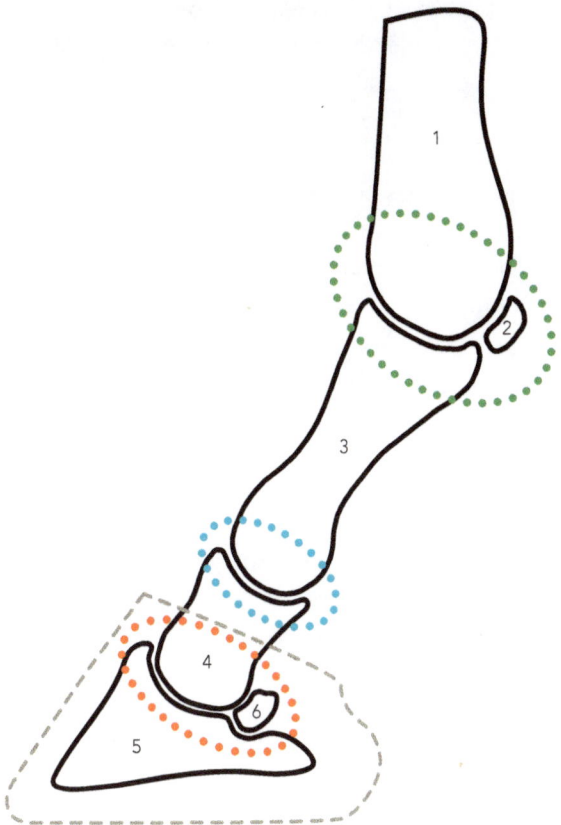

Botten en gewrichten in het onderbeen
1=pijpbeen
2=proximaal sesambeentje
3=kootbeen
4=kroonbeen
5=hoefbeen
6=straalbeen
groen=kootgewricht
blauw=kroongewricht
rood=hoefgewricht

De hoek en vorm van de voor- en zijkanten van het hoefbeen komen in een gezonde hoef overeen met de hoek en vorm van de omliggende hoefwand. Dit zorgt ervoor dat het hoefbeen enorme krachten kan opvangen.

Het hoefbeen van een achterhoef is met circa 55° iets steiler dan die van een voorhoef. Deze meet gemiddeld 45°. Belangrijker echter dan de exacte hoek, is de hoek die het hoefbeen maakt met het kroon- en kootbeen. Als deze drie botten netjes in elkaars verlengde liggen, terwijl het geheel steiler of flauwer staat dan de hier genoemde hoeken, is dat doorgaans beter dan wanneer er sprake is van een gebroken hoef-kootbeenas. We komen hier later in dit boek op terug (pagina 62).

> ➤ Bij een *achterwaarts* gebroken hoef-kootbeenas is de hoek van het hoefbeen flauwer dan die van het kootbeen. Bij een *voorwaarts* gebroken hoef-kootbeenas is de hoek van het hoefbeen steiler dan die van het kootbeen.

GRONDPARALLEL
De hoek die het hoefbeen met de ondergrond maakt noemen we de palmaire hoek. Deze hoek ligt normaal gesproken tussen 2° en 5°. Als het paard in beweging komt, zal het gewicht van het paard maken dat het hoefbeen het straal-kussen (zie pagina 40) indrukt. Het hoefbeen kantelt hierdoor iets naar achter. Hierdoor komt het hoefbeen parallel met de ondergrond.

VASCULAIRE FORAMINA
Net als alle andere botten is het hoefbeen levend en actief weefsel. Naast lymfevaten en zenuwvezels lopen er enorm veel voedings-kanalen door het hoefbeen. Deze vasculaire foramina zorgen dat de bloedvaten het bot in en uit kunnen. Het hoefbeen is opvallend poreus.

STRAALBEEN

Het straalbeen (*os naviculare, os sesamoideum phalangis distale*) is een sesambeentje. Het distaal sesambeentje om precies te zijn. Het lijkt in vorm op een scheepje. De Latijnse benaming luidt dan ook *os naviculare* naar het woord *navis* dat 'schip' betekent. Het straalbeen ligt ingesloten tussen, en articuleert met, het hoef- en het kroonbeen. Het is met ligamenten bevestigd aan deze twee botten.

De voorvlakte is een gewrichtsvlak dat aansluit en articuleert met het kroonbeen. Over het midden loopt de sagittale beenkam die dient om zijdelingse beweging van het gewricht te beperken. Het aansluitend oppervlak met het kroonbeen is beduidend groter dan met het hoefbeen. Het is de dorsale zijde van het straal-been die aansluit en articuleert met het hoef-been. Deze aansluiting is smal maar kan de volledige breedte van het hoefgewricht innemen.

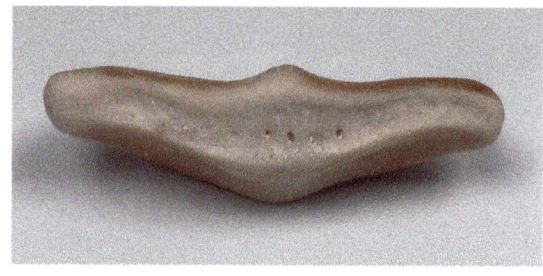

Sagittale beenkam
(foto: Lindsey Field)

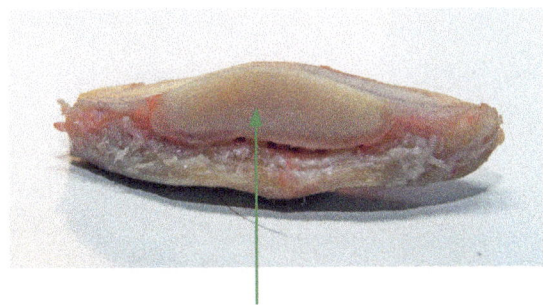

| Dorsale zijde van het straalbeen
(foto: Equinestudies)

Het straal- en hoefbeen bewegen gezamenlijk als een geheel. Hun gecombineerde gewrichtsvlakken zijn functioneel als één vlak te zien dat articuleert met het kroonbeen.

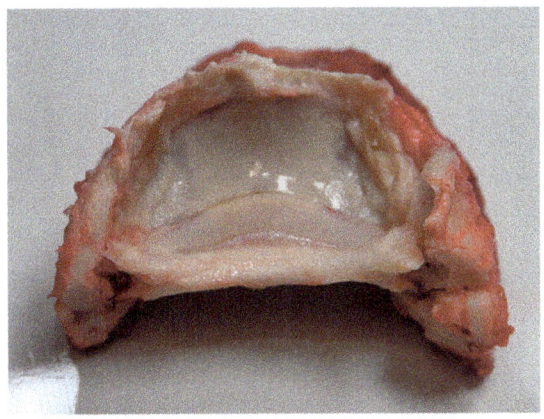

| Gecombineerde gewrichtsvlakken
| van het hoef- en straalbeen
(foto: Equinestudies)

Het straalbeen fungeert als een buffer om de kracht die de diepe buigpees overbrengt gelijkelijk te verdelen over de onderliggende structuren. De belangrijkste functie van het straalbeen is echter het waarborgen van een constante hoek tussen de diepe buigpees (zie pagina 36)

en het hoefbeen. Al ligt het straalbeen midden in het hoefgewricht, ingeklemd tussen twee botten, de grootste kracht heeft het te verduren van deze diepe buigpees.

HYALIEN KRAAKBEEN
Zoals je eerder hebt gelezen worden gewrichtsvlakken door een dun laagje hyalien gewrichtskraakbeen bedekt om het bewegen van het gewricht te vergemakkelijken. Uiteraard is dit ook het geval met de gewrichtsvlakken van het straalbeen.

VEZELKRAAKBEEN
De achtervlakte, waar de diepe buigpees over het straalbeen loopt, is voorzien van vezelkraakbeen. In dit geval zorgt het ervoor dat de pees zo soepel mogelijk over het straalbeen kan bewegen. Vaak zien we een ondiepe holling in het midden van de achtervlakte.

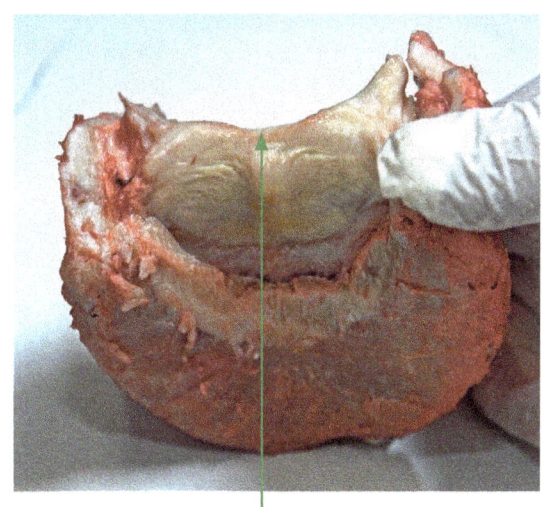

| Holling in de achtervlakte
| van het straalbeen
(foto: Equinestudies)

> ➤ Het straalbeen is voor ongeveer 80% bedekt met gewrichtskraakbeen. Bij andere beenderen is dit gemiddeld 30%.

STRAALBEENRANDEN

De bovenrand van het straalbeen wordt proximale straalbeenrand genoemd (groene lijn op de afbeelding); de onderrand heet distale straalbeenrand (blauwe lijn). Beide straalbeenranden zijn onder te verdelen in een articulaire en een ligamentaire straalbeenrand. Deze krijgen waar nodig ook de plaatsaanduiding proximaal of distaal. De articulaire straalbeenranden articuleren met respectievelijk het kroon- en het hoefbeen. De ligamentaire straalbeenranden bevinden zich daar waar de ligamenten (zie pagina 34) hechten.

CORTEX EN MERGHOLTE

Net als bijna alle andere botten bestaat het straalbeen uit een harde en een compacte buitenlaag die (*flexor*) *cortex* genoemd wordt en een sponsachtige mergholte (*cavitas medullaris*). Deze twee zijn op röntgenfoto's duidelijk te onderscheiden. De cortex bestaat uit de *substantia compacta*. De dikte hiervan verschilt van paard tot paard en is afhankelijk van het ras en het type paard, zijn trainingsniveau en de eventuele pathologie. Het zachte, sponsachtige gedeelte wordt *substantia spongiosa* genoemd of kortweg *spongiosa*. Spongiosa bestaat uit een netwerk van trabekels (*trabeculae*). Dit zijn dunne beenbalkjes die onder andere weerstand tegen druk geven en het beenmerg beschermen. Dit beenmerg vinden we in de ruimten tussen de trabekels.

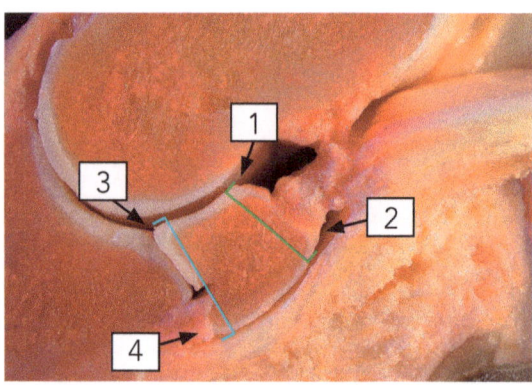

Straalbeenranden
groen=proximale straalbeenrand
blauw=distale straalbeenrand
1=articulaire proximale straalbeenrand
2=ligamentaire proximale straalbeenrand
3=articulaire distale straalbeenrand
4=ligamentaire distale straalbeenrand
(foto: Anatomy of the Equine, LLC)

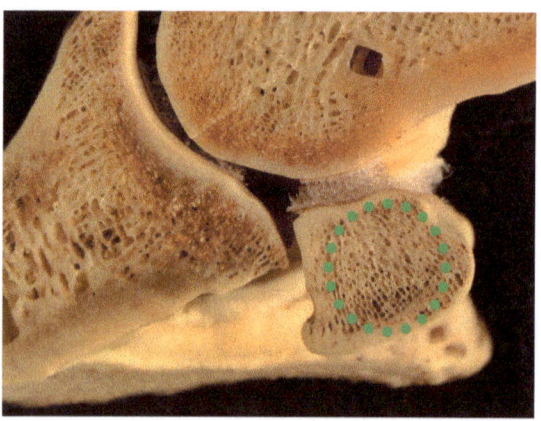

Trabekels in de substantia spongiosa van het straalbeen
(foto: Anatomy of the Equine, LLC.)

SYNOVIALE FOSSAE

Op het straalbeen vinden we synoviale fossae. Van deze met synoviaal vlies beklede botinstulpingen wordt verondersteld dat ze belangrijk

HET HOEFGEWRICHT IS EEN ORGAAN

Alle weefsels die samen een gewricht vormen zijn zo gevormd en ontwikkeld dat het gewricht onder hoge belasting met zo min mogelijk wrijving kan bewegen. Dit kan zijn doordat ze voor gladde oppervlakten zorgen, deze smeren, een schok- en/of trillingsdempende werking hebben of het geheel stabiliseren en stevigheid geven. Het functioneren van de onderdelen van het gewricht kan niet anders worden gezien dan in interactie en met bovenstaand gezamenlijk doel. Het hoefgewricht is daarmee in feite een orgaan.

zijn voor de smering van het gewricht. Hoe groter en talrijker ze zijn, hoe meer synoviaal vocht er is voor dit doel. Ze leggen een directe verbinding tussen de mergholte en de hoefgewrichtsholte.

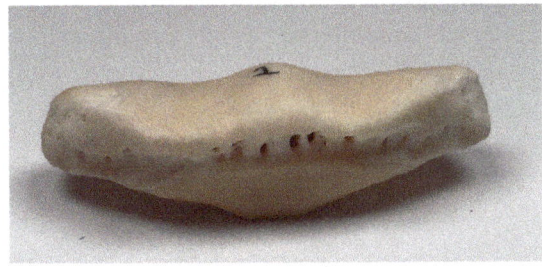

| Synoviale fossae in het straalbeen
(foto: Lindsey Field)

Ten onrechte werd lang gedacht dat bloedvaten door de fossae liepen die een belangrijke rol in de doorbloeding van het straalbeen speelden. Vanuit de doorbloedingstheorie, zoals omschreven op pagina 58, nam men aan dat de veranderingen aan de vasculaire kanalen, zoals ze destijds foutief werden genoemd, het gevolg waren van een vermindering of onderbreking van de bloedtoevoer. De aanwezigheid van deze voedingskanaaltjes echter, noch hun vorm of grootte zijn, niettegenstaande de nog steeds wijdverspreide hardnekkige overtuiging, geen

hard bewijs voor hoefkatrolontsteking. Er zijn kerngezonde paarden met enorme fossae; er zijn paarden met vergevorderde hoefkatrolontsteking zonder. Anatomische variatie is ook gerelateerd aan geslacht, leeftijd, ras en type van het paard. De frequentie en regelmaat van de training van het paard hebben ook invloed. Zelfs tussen de straalbeenderen van verschillende hoeven van één paard kunnen opvallende verschillen gevonden worden.

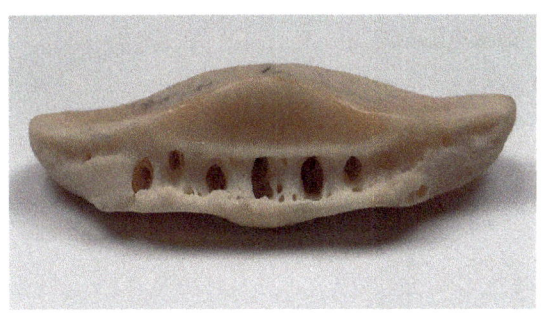

| Vergrote synoviale fossae in het straalbeen
(foto: Lindsey Field)

Vasculaire foramina
Net als het hoefbeen is het straalbeen voorzien van vasculaire foramina ten behoeve van de doorbloeding.

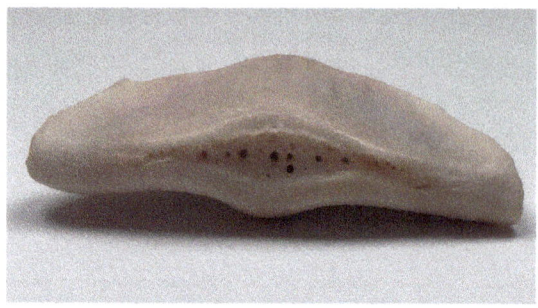

Vasculaire foramina in de proximale
straalbeenrand van het straalbeen
(foto: Lindsey Field)

Slijmbeurs van de hoefkatrol
(plastinaat: Christoph von Horst)

SLIJMBEURS

Een slijmbeurs is een met synoviaal vocht
gevuld zakje dat zorgt voor een zo wrijvingsarm
mogelijk contact tussen een pees en een bot.
Dit voorkomt drukplekken op de pees. Zonder
slijmbeurs zou het glijden van een pees over een
bot een pijnlijke aangelegenheid zijn. Het paardenbeen zit vol met grote en kleine slijmbeurzen. We beperken ons hier tot de slijmbeurs
van de hoefkatrol. Deze *bursa podotrochlearis*,
zoals hij in het Latijn heet, ligt tussen de diepe
buigpees en het straalbeen. Slijmbeurzen zijn
helaas ontstekingsgevoelig.

LIGAMENTEN

Een ligament is een vezelachtige bindweefselband die twee of meer botten, kraakbeenderen
en/of pezen met elkaar verbindt. Het dient
ter versteviging van het gewricht en om de
ongewenste zijdelingse en roterende beweging
daarvan te beperken. Een ligament heeft een
stabilisatiefunctie. Een andere benaming voor
ligament is gewrichtsband.

STRAALBEENLIGAMENTEN

Het straalbeen wordt door ligamenten op zijn
plaats in het hoefgewricht gehouden. Dit is een
complex geheel waarover anatomisten elkaar
met betrekking tot de naamgeving nog wel eens
in de haren willen vliegen. In het bestek van dit
boek beperken we ons tot drie ligamenten.

COLLATERAAL SESAMLIGAMENT

Deze bovenste straalbeenband hecht aan de
bovenzijde aan het kootbeen. Aan de onderzijde
is hij via aftakkingen verbonden met zowel het
hoefbeen als de proximale ligamentaire rand
van het straalbeen. De Latijnse benaming is
ligamentum sesamoideum collaterale.

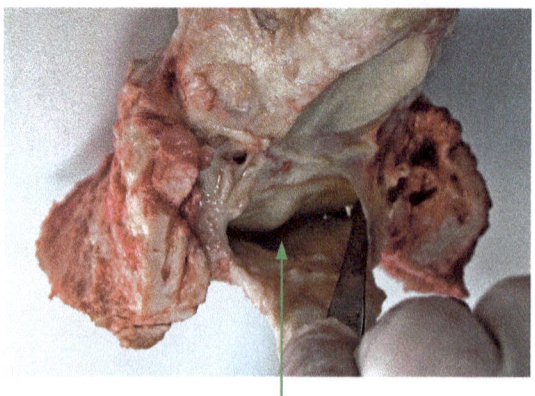

Slijmbeurs van de hoefkatrol
(foto: Equinestudies)

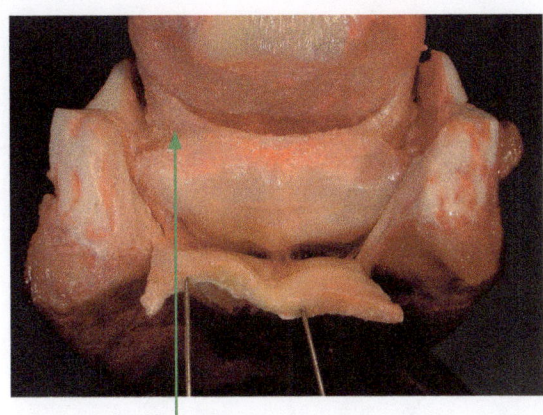

Collateraal sesamligament
(foto: Anatomy of the Equine, LLC.)

Sommige anatomieboeken noemen het geheel dat wij hier bespreken collateraal suspensory ligament. Zij benoemen de mediale en de laterale tak als collaterale sesamligamenten. Voor het gemak gebruiken we in dit boek de enkelvoudsvorm voor het hele ligament dat het straalbeen ondersteunt.

DISTAAL IMPARLIGAMENT

Deze onderste straalbeenband verbindt de onderzijde van het hoefbeen met de distale ligamentaire rand van het straalbeen. De Latijnse benaming is *ligamentum sesamoideum distale impar.*

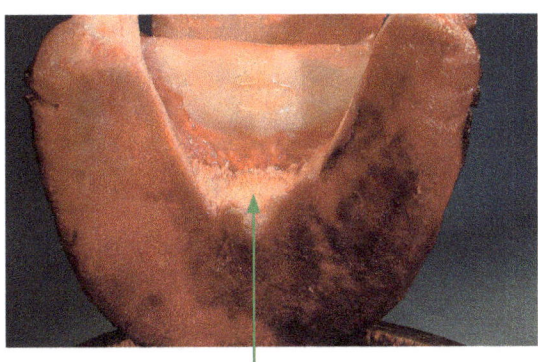

Distaal imparligament
(foto: Anatomy of the Equine, LLC.)

OVERIGE STRAALBEENLIGAMENTEN

Voor de volledigheid noemen nog de chondro-naviculaire ligamenten en het T-ligament, die het straalbeen ondersteunen. In het kader van dit boek zullen zij verder niet aan de orde komen.

DISTAAL CHECK-LIGAMENT

Het distaal check-ligament ondersteunt de diepe buigpees. Sommige anatomisten beschouwen dit ligament als deel van deze pees. Het hecht aan de achterkant van de voorknie en gaat halverwege het pijpbeen over in de diepe buigpees. De Latijnse benaming is *ligamentum accessorium.*

PEZEN

Een pees is een vezelachtige bindweefselband die de verbinding vormt tussen een spier en een bot of een andere structuur. Als de spier samentrekt wordt de trekkracht via de pees overgebracht op het bot waar deze aan vast zit. Het bot wordt hierdoor in beweging gebracht. Een pees heeft daarmee een bewegingsfunctie.

STREKPEES

Het paardenbeen bevat verschillende strek-pezen. De strekpees waar we het in het kader van dit boek over hebben heet in het Latijn de *extensor digitalis communis.* Voor het leesgemak zullen we hem vanaf hier kortweg strekpees noemen. Hij loopt aan de voorkant van het been en hecht aan de dorso-proximale zijde van het hoefbeen aan het puntig kroonuitsteeksel. Hoger in het been gaat hij over in de strekspier. Deze spier en pees zorgen samen voor het actief strekken van de voorknie, het koot-, kroon- en hoefgewricht. Eenvoudiger gezegd maken zij dat de hoef naar voren bewogen kan worden.

Deze strekkende beweging wordt extensie van gewrichten genoemd. De neerwaartse druk van het lichaam draagt passief bij aan de extensie van de gewrichten, zowel in stand als beweging.

hoefgewricht. De hoef beweegt hierdoor naar achteren. Deze buigende beweging wordt flexie van gewrichten genoemd.

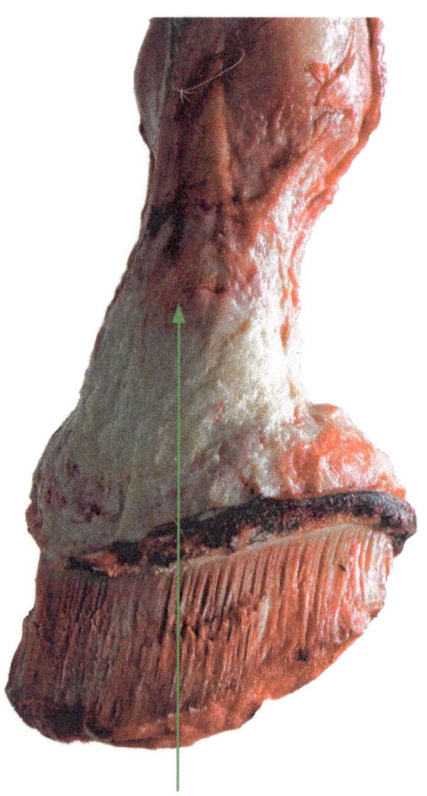

Strekpees
(foto: Equinestudies)

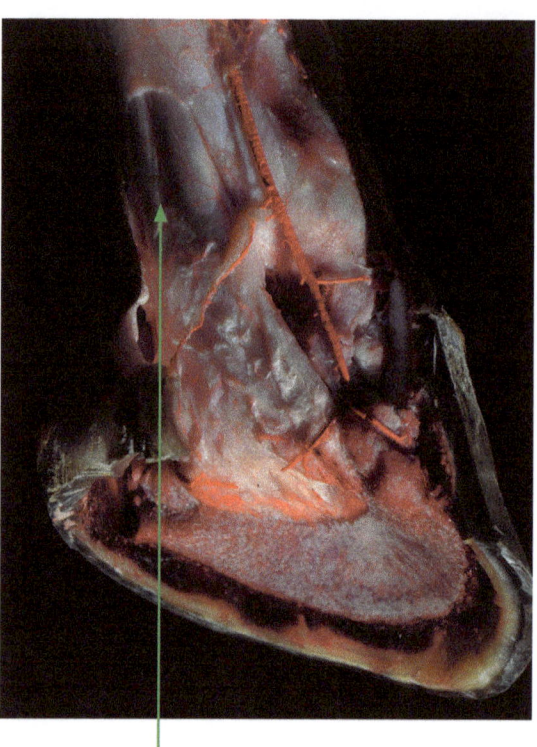

Diepe buigpees
(foto: Prof. Hassen Jerbi, Service d'anatomie, Ecole Nationale de Médecine Vétérinaire, Sidi Thabet, Tunesië)

DIEPE BUIGPEES

De diepe buigpees (*flexor digitalis profundus*) hecht aan de palmaire zijde van het hoefbeen aan een maanvormige richel. Hij loopt vanaf daar over het straalbeen, achterlangs het been, naar boven. Bovenaan gaat hij ter hoogte van de knie over in de diepe buigspier. Hij is goed voelbaar aan de achterkant van het onderbeen. Deze spier en pees zorgen samen voor het buigen van de voorknie, het koot-, kroon- en

OVERIGE PEZEN EN LIGAMENTEN

We vinden in de hoef nog een aantal oppervlakkige pezen en ligamenten. Het valt buiten het kader van dit boek om deze te bespreken.

PEESSCHEDEN

Een synoviale peesschede is een dubbelwandig, buisvormig bindweefsel dat om pezen heen zit waar deze van richting veranderen over een gewricht. Waar de diepe buigpees over

DOORBLOEDING VAN PEZEN

Er klopt iets niet aan de breed gedragen overtuiging dat pezen slecht doorbloed zouden zijn. De misvatting komt voort uit het witte uiterlijk van pezen. Dit zou duiden op een geringe doorbloeding. Dit is echter alleen het geval als ledematen voorafgaand aan een operatie worden afgebonden om een bloedleegte te creëren. Als gevolg hiervan kleuren pezen wit.

Snij je een pees in een goed doorbloed lichaamsdeel door dan zal deze op het snijvlak duidelijk bloeden. De doorbloeding is weliswaar lager dan die van een spier, maar een pees heeft ook een veel lagere zuurstofbehoefte. De pees is immers alleen een kabel die de kracht van de samentrekkende spier moet overbrengen op een bot. Voor deze samentrekking heeft een spier zuurstof nodig; een pees niet.

De doorbloeding van gezonde pezen is voldoende voor de aan- en afvoer van alles wat de pees nodig heeft en wat hij kwijt moet.

het straalbeen loopt, is deze voorzien van een dergelijke peesschede. De twee wanden kunnen over een relatief grote afstand ten opzichte van elkaar bewegen. De nauwe ruimte ertussen is gevuld met synoviaal vocht. Dit bevordert, net als de slijmbeurs, het vrijelijk bewegen van de pees. In wezen is een synoviale peesschede ook een slijmbeurs, zij het in een langgerekte vorm.

De binnenste wand is voor een deel vergroeid met de pees; de buitenwand met het omliggende weefsel. Dit omliggende weefsel is, onder andere ter hoogte van het straalbeen, een koker van vezelkraakbeen. Dit wordt een fibreuze peesschede genoemd. De fibreuze en de synoviale peesscheden houden de pees op zijn plaats en beschermen hem tegen wrijving en druk.

Net als gewone slijmbeurzen zijn peesscheden ontstekingsgevoelig. Een dergelijke ontsteking noemen we tendovaginitis. Overbelasting is hier een beruchte oorzaak van.

HOEFKATROLGEBIED

Het hoefkatrolgebied speelt een dusdanig belangrijke rol in het kader van hoefkatrol-ontsteking dat het hier als een anatomisch geheel beschreven wordt. Het hoefkatrolgebied (ook: hoefkatrolmechanisme) is het geheel van straalbeen, slijmbeurs met synoviaal vocht, het distale deel van de diepe buigpees, de ligamenten van het straalbeen, het hoefgewrichtskapsel, de zenuwen en bloedvaten. De officiële anatomische benaming voor dit geheel is *podotrochlea*.

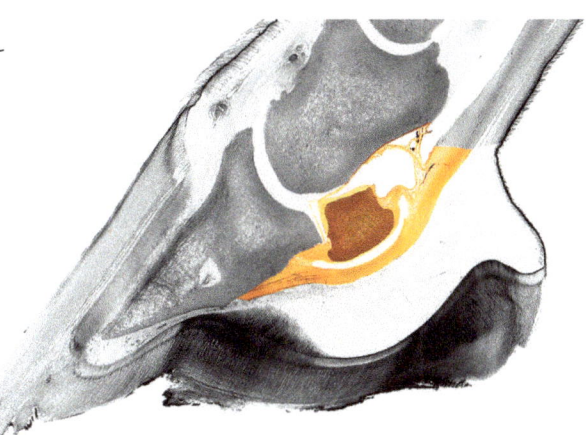

Hoefkatrolgebied
(plastinaat: Christoph von Horst)

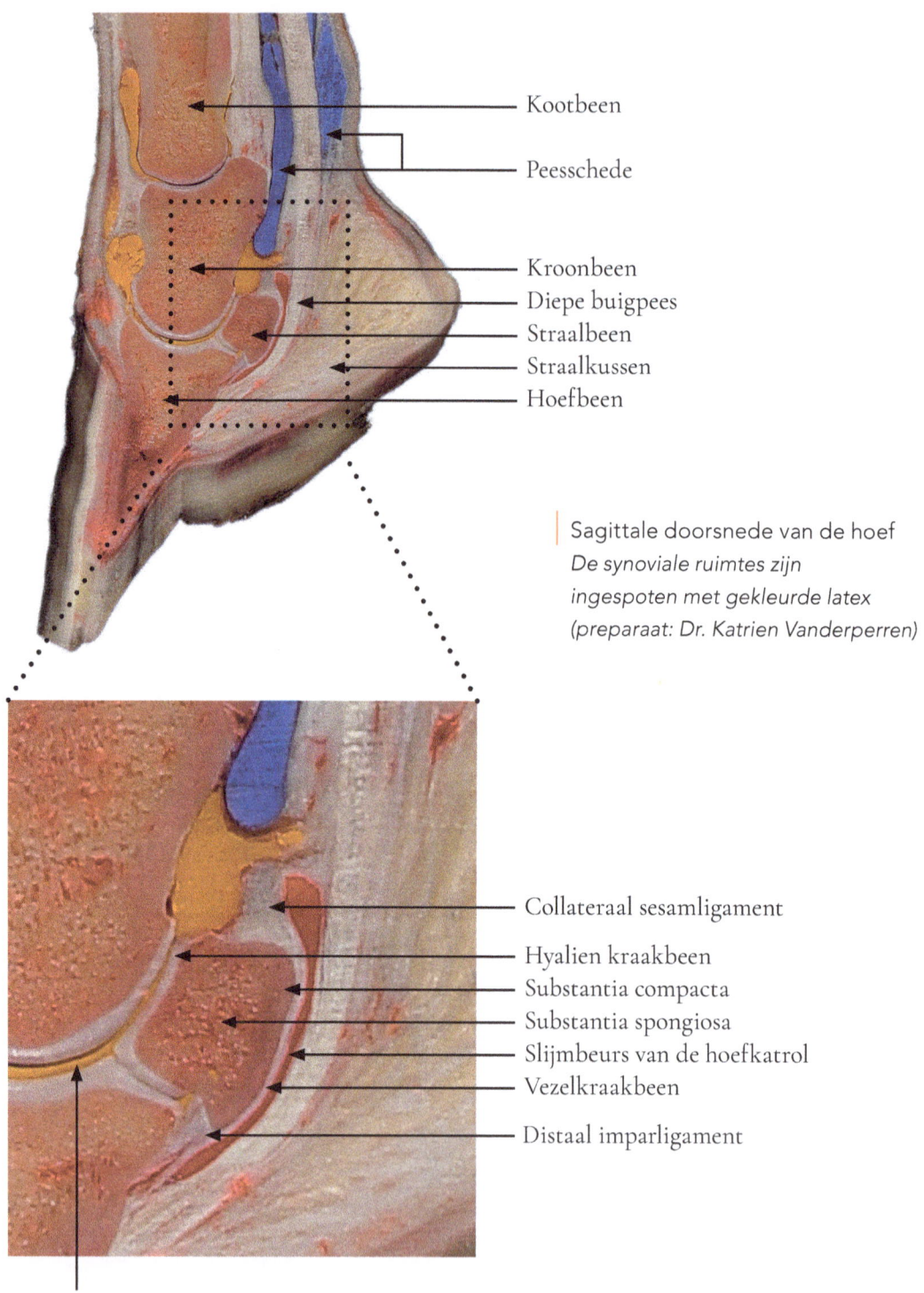

Kootbeen

Peesschede

Kroonbeen
Diepe buigpees
Straalbeen
Straalkussen
Hoefbeen

Sagittale doorsnede van de hoef
De synoviale ruimtes zijn
ingespoten met gekleurde latex
(preparaat: Dr. Katrien Vanderperren)

Collateraal sesamligament

Hyalien kraakbeen
Substantia compacta
Substantia spongiosa
Slijmbeurs van de hoefkatrol
Vezelkraakbeen
Distaal imparligament

Synoviale gewrichtsspleet

In de volksmond wordt het straalbeen soms aangeduid met de naam hoefkatrol. Dit omdat het fungeert als katrol (draaipunt) voor de diepe buigpees. Zoals je nu weet loopt deze pees over het straalbeen en de slijmbeurs naar het hoefbeen. De positie van het straalbeen zorgt ervoor dat de hoek waaronder de pees op het hoefbeen aankomt altijd gelijk is, ongeacht de stand van de gewrichten. In de onderstaande illustratie zien we hoe de hoek tussen het proximale en het distale gedeelte van de buigpees steiler is als het hoefgewricht in extensie staat. De hoek die het distale gedeelte met het hoefbeen maakt blijft echter ongewijzigd.

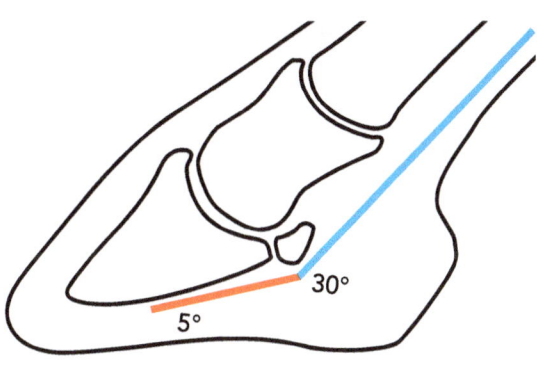

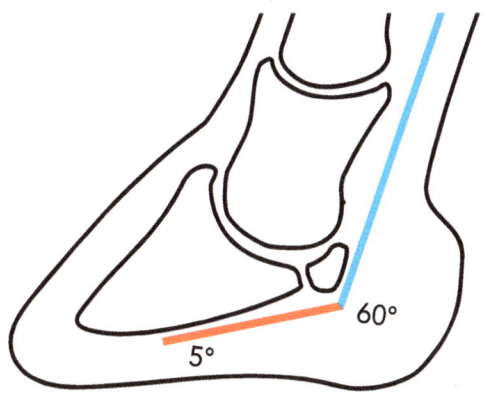

Constante hoek tussen de diepe buigpees en het hoefbeen

De diepe buigpees en de diepe buigspier oefenen verder een basiskracht uit als tegenwicht voor de neerwaartse druk van het lichaam. Die neerwaartse druk zou, bij een gebrekkig tegenwicht, maken dat de teen van de hoef opwipt. De hoef staat immers vóór de verticale lijn van de benen. Deze punten zorgen voor grote, constant herhalende krachten die op het straalbeen en de slijmbeurs inwerken.

HIELGEBIED

De schok- en trillingsdempende werking van de hieronder beschreven weefsels is cruciaal bij het ontstaan van hoefkatrolontsteking. Om die reden wordt ook het hielgebied hier als anatomisch geheel beschreven.

Naast de hiervoor beschreven straal en hoefballen vinden we in het hielgebied hoefkraakbeen, het straalkussen, zenuwen en bloedvaten en de hoeflederhuid die dit geheel omspant. Het caudale deel van de zool, de steunsels en de hielen vallen eveneens onder het hielgebied.

HOEFKRAAKBEEN
Achter in de hoef gaan de hoefbeentakken over in twee vleugels van lateraal hoefkraakbeen (kortweg: hoefkraakbeen). Dit ruitvormige kraakbeen hecht aan de hoefbeentakken. Het bovenste deel is goed voelbaar op de plek waar het bij de kootholte boven de hoefwand uitkomt. Het strekt zich naar achter uit, waar het de basis vormt voor de hoefballen. Aan de distale zijde raakt een deel van het kraakbeen de proximale kanten van de steunsels. De rest gaat naadloos over in het straalkussen. Naar voren toe ligt het over een deel van het hoefbeen heen.

Het hoefkraakbeen in de voorhoeven is in het algemeen dikker en langer dan in de achterhoeven. Waar het hoefbeen de basis is voor het dorsale deel van de hoef, is het hoefkraakbeen dat voor het palmaire deel. De flexibiliteit van dit kraakbeen vergemakkelijkt de beweeglijkheid van de hoef en daarmee het hoefmechanisme. Daarnaast zorgt het door zijn veerkracht ook voor schok- en trillingsdemping.

zenuwuiteinden kan het straalkussen letterlijk als het zenuwcentrum van de hoef worden beschouwd.

Een gezond straalkussen is in de kootholte als een veerkrachtige massa voelbaar tussen de beide hoefkraakbeenvleugels. Ten onrechte wordt dit deel door sommigen als hoefballen benoemd.

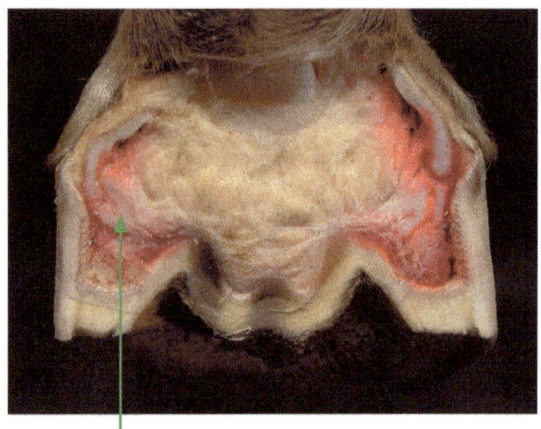

| Lateraal hoefkraakbeen
Transversale doorsnede van de hoef
(foto: Anatomy of the Equine, LLC.)

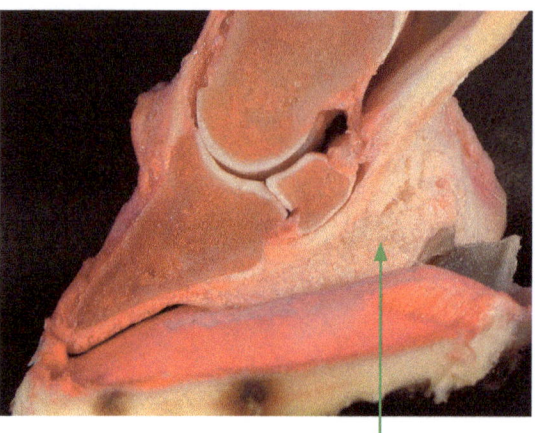

| Straalkussen
(foto: Anatomy of the Equine, LLC.)

STRAALKUSSEN

Het straalkussen (ook: digitaal kussen, palmair kussen of levende straal) is een wigvormig, elastisch bindweefsel dat tussen de straal aan de ene kant en het hoefkraakbeen, de diepe buigpees en hoefgewricht aan de andere kant ligt. Het bestaat uit het lijmvormend eiwit collageen, vezelkraakbeen, vet en klieren. Hoe meer vezelkraakbeen en hoe minder vet, hoe steviger het straalkussen is. Het straalkussen zit, net als al het andere onderhuidse bindweefsel, vol met slagaderen, aderen, haarvaten en lymfevaten. Door de grote hoeveelheid sensorische

STRAALKUSSENLIGAMENTEN EN MICROVASCULATUUR

Het straalkussen bevat kleine ligamenten, de chondropulvinale ligamenten (CPL) en chondrocompedo-ungulaire ligamenten (CPUL) genoemd, die bijdragen aan de schok- en trillingsdemping. Recht onder het hoefkatrolgebied zitten veel CPL. Verder in de richting van de hoefballen vinden we de CPUL. Tussen deze ligamenten liggen microscopisch kleine bloedvaatjes. De hoeveelheid microvaatjes is volgens professor Robert Bowker veel te groot om het omliggende weefsel van bloed te voorzien. Zijn theorie is dat de afvoer van kinetische energie hun belangrijkste functie is.

DE STRAALKUSSENS VAN EEN VEULEN

De ontwikkeling van een gezond straalkussen begint direct na de geboorte van een veulen. De stevige ondergrond waar wilde paarden op leven, in combinatie met de directe noodzaak om te bewegen, stimuleren het zachte, vetachtige straalkussenweefsel. Dit ontwikkelt zich hierdoor en gaat steeds meer chondrocyten bevatten.

Helaas is dit voor onze gedomesticeerde paarden meestal niet het geval. Het veulen wordt vaak op stal geboren en daar de eerste tijd op een zachte bodembedekking gehouden. Krijgt het uiteindelijk beweging, dan biedt de zachte weidegrond geenszins de benodigde tegendruk die noodzakelijk is voor een goede ontwikkeling van het straalkussen. Aan kilometers maken komen de meeste veulens ook al niet toe. Voeg daaraan toe dat schrikbarend veel mensen denken dat een veulen de eerste levensmaanden nog niet bekapt hoeft te worden en je begrijpt dat de straalkussens van dit veulen direct met een groeiachterstand beginnen.

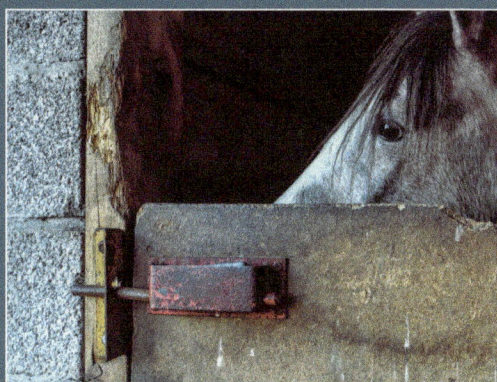

Beginnen op achterstand

Die energie, die afkomstig is van de impact van de hoef op de grond, is nodig om de weerstand van deze vaatjes te overwinnen als er bloed doorheen geperst wordt.

ZENUWEN

In de hoef zitten sensorische zenuwen (ook: gevoelszenuwen). Deze zenuwen vervullen onder andere een belangrijke rol in de pijnwaarneming, de tastzin en de waarneming van de positie van het eigen lichaam. Zenuwen liggen in een voering van zacht vezelig weefsel die zenuwschede genoemd wordt.

PALMAIRE DIGITALE ZENUWEN

Er lopen twee grote gevoelszenuwen naar het hoefkatrolgebied. Dit zijn de palmaire digitale zenuwen. De zenuw die aan de buitenzijde van het been ligt krijgt het voorvoegsel 'lateraal', die aan de binnenzijde 'mediaal'. Ze liggen ingebed tussen de diepe buigpees en de grote slagaderen en aderen die naar en van de hoef lopen. Deze zenuwen geleiden, al dan niet via allerlei aftakkingen, zenuwprikkels naar en van nagenoeg de hele hoef. Deze prikkelgeleiding heet innerveren. De zenuwen die het straalbeen innerveren maken dat dit botje een belangrijke bron van pijn aan het hoefgewricht kan zijn.

Het merendeel van deze zenuwen lopen door het collateraal sesamligament en het distaal imparligament. Dit is ook het geval met de zenuwen die de slijmbeurs van zenuwprikkels voorzien, zij het aan de onderzijde van deze ligamenten. Dit zijn ook gevoelszenuwen voor het deel van de diepe buigpees waar deze over de slijmbeurs loopt.

PROPRIOCEPTOREN

Proprioceptoren zijn tastorganen in de vorm van zenuwuiteinden die vaststellen waar de eigen lichaamsdelen zich bevinden. Ze zijn belangrijk voor de voortbeweging, het evenwicht en voor het lichaamsbewustzijn.

Stabilisatie en optimale beweging van gewrichten vergroten het vermogen om krachten in en op dat gewricht op te vangen. De mate waarin dit het geval is, is mede afhankelijk van de proprioceptoren. Lichaamsbewustzijn betreft immers ook het vermogen om de positie en beweging van een gewricht waar te nemen.

Het merendeel van de proprioceptoren bevindt zich in het straalkussen. Maar ook het gewrichtskapsel is rijkelijk voorzien van dit type zenuwuiteinden.

BLOEDVATENSTELSEL

De hoef is voorzien van een enorm bloedvatenstelsel. Het loopt om en door de beenderen heen. Het zorgt voor aanvoer van zuurstofrijk bloed vol voedingsstoffen en lichaamseigen stoffen zoals hormonen en enzymen en de afvoer van koolzuurrijk bloed en afvalstoffen.

Net boven de twee proximale sesambeentjes, die zich in het kootgewricht (de kogel) bevinden, splitst de grote mediale palmaire slagader zich in een mediale en een laterale tak. Deze twee slagaderen verzorgen de hoofdaanvoer van bloed naar de paardenhoef. De palmaire en laterale slagaderen (arteriën) vertakken zich enorm in een vlechtwerk van kleinere slagaderen (arteriolen) en haarvaten (capillairen) die het hoefweefsel van bloed voorzien. De afvoer van bloed gaat via een vergelijkbaar netwerk van kleine aderen (venulen), via grotere aderen naar de mediale en laterale palmaire aderen (venen).

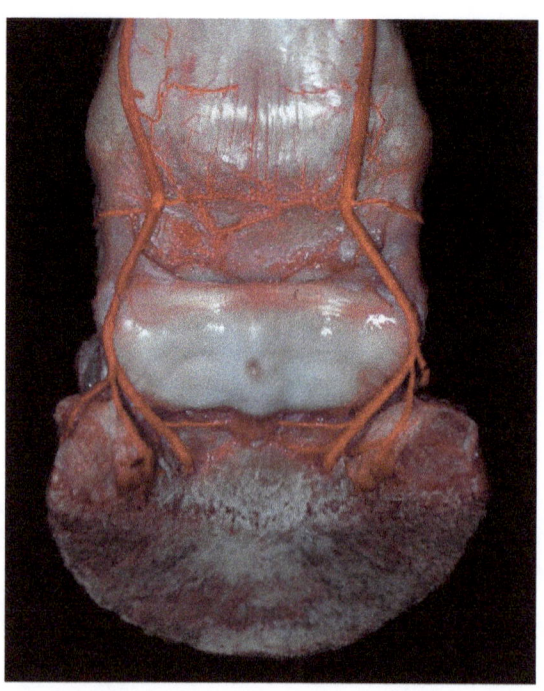

Mediale en laterale takken van de grote mediale palmaire slagader
(foto: Prof. Hassen Jerbi, Service d'anatomie, Ecole Nationale de Médecine Vétérinaire, Sidi Thabet, Tunesië)

ANASTOMOSEN

Aftakkingen van de slagaderen zijn onderling verbonden om zodoende ringen rondom de botten te vormen. Deze vaatverbindingen heten anastomosen. Alle doorbloede onderdelen van de hoef worden dankzij de hierboven genoemde vertakkingen (arteriolen en capillairen) en anastomosen langs verschillende zijden gevoed. Vooral het hielgebied wordt op deze manier ruimschoots van bloed voorzien. De slagaderen gaan, zoals je eerder hebt gelezen, via vasculaire foramina het straalbeen binnen.

COLLATERALE DOORBLOEDING

Er is meestal voor elk onderdeel van de hoef wel een primair bloedvat dat het belangrijkste aanvoerkanaal van bloed is. Raakt de bloedaanvoer langs dit bloedvat verstoord, dan wordt deze functie overgenomen door secundaire bloedvaten die daartoe groter worden. Dit fenomeen heet collaterale doorbloeding.

REVASCULARISATIE

Ook worden er ten bate van het herstellen van de bloedvoorziening nieuwe kleine slagadertjes en anastomosen gevormd. Dit fenomeen noemt men revascularisatie. Het maakt deel uit van collaterale doorbloeding.

SCHOK- EN TRILLINGSDEMPING

De massatraagheid van het bloed in de hoef draagt bij aan de schok- en trillingsdemping. Dit is te vergelijken met een hydraulische schokbreker. De eerdergenoemde poreusheid van het hoefbeen speelt hier een rol in. Het hoefbeen kan hierdoor veel bloed bevatten wat de totale bloedmassa en daarmee de schok- en trillingsdempende werking hiervan, in de hoef vergroot.

SCHOK- EN TRILLINGSDEMPING

Het is indrukwekkend hoeveel verschillende onderdelen van de hoef bijdragen aan de schok- en trillingsdemping:

- De zool en de weefsels in het hielgebied voeren een groot deel van de energie af die vrijkomt als de hoef de grond raakt.

- Zoals je net hebt gelezen dragen de massatraagheid van het bloed in de hoef en het bloedvatenstelsel ook bij aan het verminderen van het effect van de impact met de grond.

- De hoefwand fungeert als een bladveer. Het aan de achterzijde open drukken van die veer kost veel energie die aan de impact met de grond onttrokken wordt.

- De hoefwand absorbeert ook verticaal kracht. Het hoornmateriaal wordt bij de impact met de grond ingedrukt. Hoe meer de hoefwand wordt ingedrukt, hoe groter de tegenwerkende drukspanning en daarmee de schokabsorptie. Een hoog vochtgehalte en een optimale elasticiteit van de hoefwand zijn hierin essentiële factoren.

- Het flinterdunne laagje hyalien kraakbeen op de gewrichtsvlakken van het hoefgewricht is hard maar elastisch. Het vermindert de trillingen die op het onderliggend bot inwerken. Bovendien zorgt het dat de druk gelijk verdeeld wordt op dat botweefsel.

- De beweeglijkheid en elasticiteit van de hoeflederhuid en het onderhuids bindweefsel spelen een kleine, maar belangrijke rol met betrekking tot trillingsdemping.

In een gezonde hoef zijn al deze weefsels in goede conditie. Zij werken samen om schade aan de hoef en de rest van het paardenlichaam te voorkomen of te beperken.

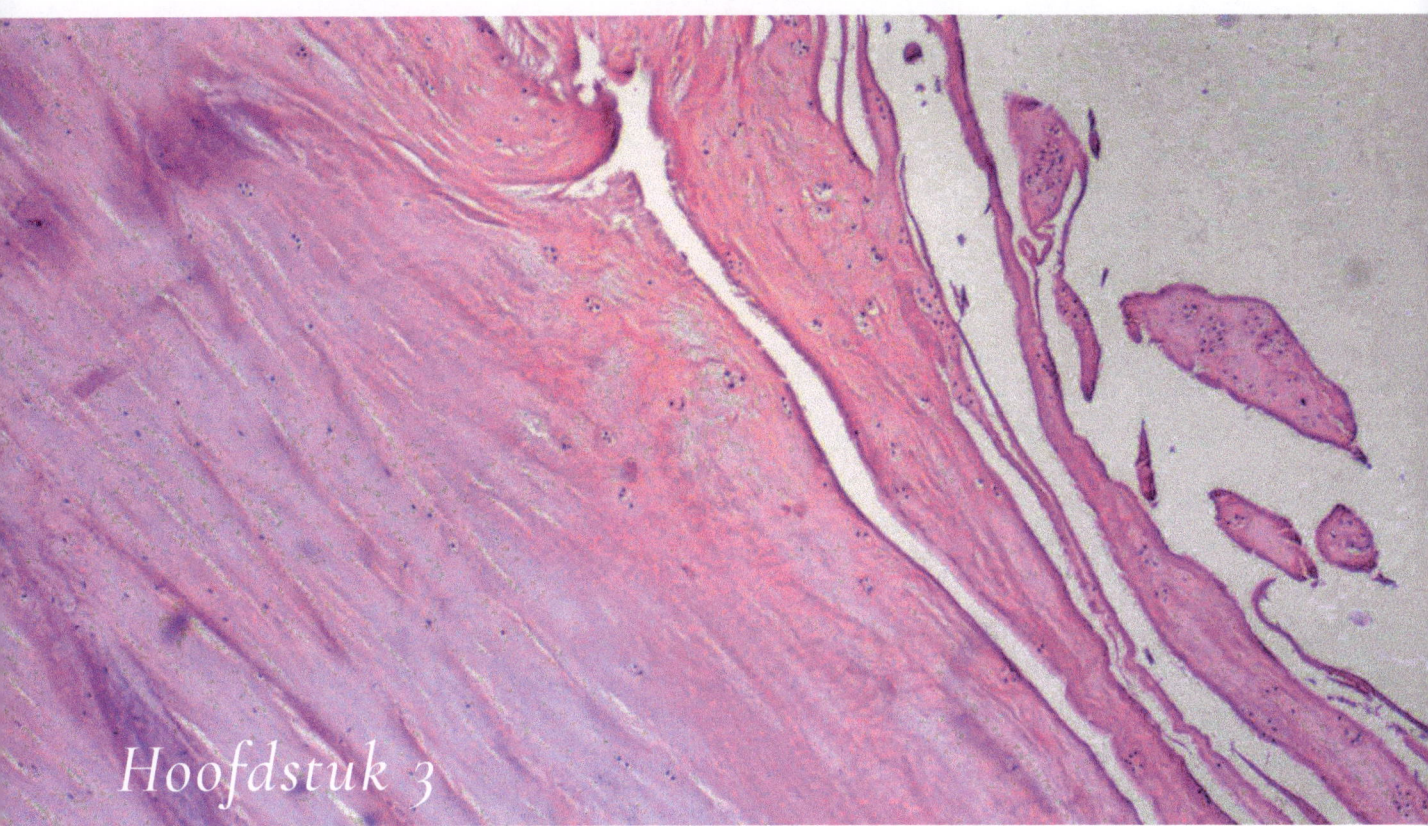

Hoofdstuk 3

BESCHRIJVING

Zoals zo vaak het geval is bij complexe problemen is er bij wetenschappers, dierenartsen en hoefverzorgers geen overeenstemming over de definitie van hoefkatrolontsteking. Een paard dat gevoeligheid vertoont achterin de hoef krijgt al snel het etiket 'hoefkatrolontsteking'.
In veel gevallen zal er 'slechts' sprake zijn van een of meer elementen van het palmair hoefpijnsyndroom. Om dit probleem aan te pakken zullen we in dit hoofdstuk proberen zo feitelijk mogelijk het ontstaan en verloop van hoefkatrolontsteking in kaart te brengen.

ZIEKTE, SYNDROOM OF ... ?

Door sommigen wordt hoefkatrolontsteking als ziekte beschouwd. Bij een ziekte is er sprake van een duidelijk gedefinieerd proces met een karakteristieke opeenvolging van klinische verschijnselen. Er zijn bij een ziekte één of meer oorzaken die aan de basis van de aandoening liggen. Anderen zijn het er min of meer over eens dat het meer een syndroom is dan een ziekte. Dit aangezien er sprake is van een combinatie van tezamen voorkomende samenhangende klinische verschijnselen, die gezamenlijk kenmerkend zijn voor een ziektetoestand, maar met verschillende of onduidelijke oorzaken. Een syndroom is een bredere definitie dan een ziekte. De eerste groep voert dan weer aan dat de klinische verschijnselen die niet in die karakteristieke opeenvolging passen, als hielpijn moeten worden omschreven. Een groeiend aantal wetenschappers, dierenartsen, trainers en hoefverzorgers ziet hoefkatrolontsteking noch als ziekte noch als syndroom. Volgens hen is het niets meer of minder dan een gevolg van verkeerde hoefverzorging in combinatie met verkeerde beweging en gebruik van het paard.

> ➤ We gebruiken in dit boek de term 'klinisch verschijnsel' in plaats van 'symptoom'. Het uit het Angelsaksische taalgebied afkomstige verschil ligt erin dat een klinisch verschijnsel objectief vast te stellen is, terwijl een symptoom een subjectieve ervaring betreft van degene die aan de betreffende kwaal lijdt.

DEFINITIE

Hoewel dit een belangrijk onderscheid is hanteren we in dit boek de volgende definitie:

> HOEFKATROLONTSTEKING
> Een onomkeerbare artrotische degeneratie van de achtervlakte van het straalbeen en de fibreuze peesschede, die gepaard kan gaan met een ontstekingsproces.

ARTROTISCHE DEGENERATIE
Bij een artrotische degeneratie wordt het gewrichtskraakbeen geleidelijk afgebroken. In de strikte zin van het woord is hoefkatrolontsteking geen artrose maar een artrose gerelateerde aandoening (vandaar ook het gebruik van het woord 'artrotisch'). Artrose is namelijk een degeneratie van het gewrichtskraakbeen en/of mislukte reparatie van gewrichtsschade en een gewricht is een geheel van twee of meer aan elkaar verbonden botten. De achtervlakte van het straalbeen raakt echter een pees en niet een ander bot.

PODOTROCHLEÏTIS
Het feit dat er niet altijd sprake is van een ontstekingsproces, maakt dat de term hoefkatrolontsteking de lading eigenlijk ook niet goed dekt. Om deze reden wordt de medische benaming *podotrochleïtis* als verouderd en foutief beschouwd. Het achtervoegsel '-itis' verwijst immers naar een ontsteking.

PODOTROCHLEOSE

De onderdelen van het hoefkatrolgebied worden samen de *podotrochlea* genoemd. Een modernere medische benaming voor hoefkatrolontsteking is *podotrochleose*. Het achtervoegsel '-ose' verwijst naar een aandoening. En hoewel dit dus een bredere definitie is dan die wij hier gebruiken, wordt ook deze benaming als verouderd gezien.

PALMAIR HOEFPIJNSYNDROOM

Moderne wetenschappers trekken geen harde grens meer bij het optreden van artrose. Zij zien een veelheid aan mogelijke aandoeningen achterin de hoef. Artrose in het hoefkatrolgebied is er daar één van, al dan niet als stadium van het proces dat we van oudsher hoefkatrolontsteking noemen. Zij spreken daarom van het palmair hoefpijnsyndroom.

Hier vallen klinische verschijnselen in de achterzijde van de hoef onder die weliswaar vaak de opmaat van hoefkatrolontsteking vormen, maar er strikt genomen niet onder vallen. Ook straalbeenlaesies die op zichzelf kunnen voorkomen, zoals cysten of fracturen, worden ertoe gerekend. De onomkeerbare schade aan het straalbeen wordt niet langer als zelfstandige aandoening gezien. Deze is niet meer of minder dan een van de fasen in het ontstaan en de ontwikkeling van het palmair hoefpijnsyndroom. In de kadertekst 'Waar(om) trekken we de grens?' op pagina 48 lees je waarom we in dit boek desondanks de benaming hoefkatrolontsteking gebruiken.

PALMAIRE HOEFPROBLEMEN

De lijst hoefproblemen die tot het palmair hoefpijnsyndroom gerekend kunnen worden is indrukwekkend. Deze hoefproblemen omvatten:

- Hoefgewrichtsontsteking (artritis)
- Gewrichtskapselontsteking (capsulitis)
- Gewrichtsvliesontsteking (synovitis)
- Trauma aan de diepe buigpees (al dan niet resulterend in tendinitis)
- Ligamentontsteking (desmitis)
- Slijmbeursontsteking (naviculaire bursitis)
- Cyste in het hoef- en/of straalbeen

- Hoef- en straalbeenfracturen
- Straalbeenpartitie (zie kadertekst op pagina 56)
- Metabole botziekten aan hoef- en/of straalbeen (osteoporose, osteomalacie)
- Verbening van het hoefkraakbeen
- Vaataandoeningen aan de slagaderen die het hielgebied voeden (o.a. vasculitis)
- Rotstraal en hoefkanker (pododermatitis)

Hoefabcessen, ernstige hoefbevangenheid, hoornzuilen en nageltred worden meestal buiten de definitie van het palmair hoefpijnsyndroom gehouden. Zij kunnen wel veel overeenkomsten in klinische verschijnselen vertonen. Met name de pijnreactie op deze problemen kan tot een verkeerde diagnose leiden.

WAAR(OM) TREKKEN WE DE GRENS?

Als palmair hoefpijnsyndroom de benaming is die op basis van voortschrijdend inzicht en wetenschappelijke kennis de voorkeur geniet, waarom draagt dit boek deze dan niet als hoofdtitel? De wetenschappers, dierenartsen, trainers en hoefverzorgers waar we het eerder over hadden zouden daar ongetwijfeld voorstanders van zijn. Om antwoord op deze vraag te geven moeten we even terug in de tijd.

Tot voor de komst van moderne beeldvormende technieken, waaronder met nadruk MRI, moesten we ons behelpen met röntgenfoto's. Weefselveranderingen die optreden bij palmaire hoefpijn in het algemeen en pijn afkomstig uit het hoefkatrolgebied in het bijzonder zijn met conventionele radiografie niet altijd goed zichtbaar te maken. Vooral in de ontwikkelingsfase blijven veel laesies onder de radar. Doordat artrose het eerste teken is dat op röntgenfoto's zichtbaar is bij paarden die kreupelheidsklachten vertonen, is dit als ondergrens gaan gelden. Hier moet nog bij opgemerkt worden dat artrose tussen het straalbeen en de fibreuze peesschede van de diepe buigpees niet zichtbaar is op een röntgenfoto.

Artrose is onomkeerbaar en daarmee ongeneeslijk. Ook al kunnen paarden met lichte artrose nog prima van een lang en pijnvrij leven genieten; paardeneigenaren, verzekeringsmaatschappijen en potentiële kopers van deze paarden denken daar helaas anders over. Dit is de reden dat we maar moeilijk afscheid kunnen nemen van het begrip hoefkatrolontsteking en enigszins geobsedeerd naar het kraakbeen in het hoefkatrolgebied blijven kijken. Bovendien is de benaming volledig ingeburgerd. Dit is dan ook waarom we in dit boek, tegen beter weten in, een verouderde term blijven gebruiken en de nadruk leggen op het hoefkatrolgebied. Laten we eerlijk zijn; als er geen hoefkatrolontsteking in de titel had gestaan, had jij het waarschijnlijk niet eens gevonden of gekocht.

Uiteraard sluit de benadering van dit boek aan op het idee dat alle weefsels achterin de hoef betrokken kunnen zijn bij het ziekteproces en dat dit proces zo vroeg mogelijk gestopt moet worden om te voorkomen dat het stadium van onomkeerbare kraakbeenschade bereikt wordt. Liever nog is er helemaal geen sprake van een ziekteproces en weten we dit in zijn geheel te voorkomen.

Waar nodig zullen we onderscheid maken tussen herstelbare weefselschade bij het palmair hoefpijnsyndroom en hoefkatrolontsteking. Deze laatste hadden we ook klassieke hoefkatrolontsteking kunnen noemen. Laat dat bij dezen dan gedaan zijn. In de rest van dit boek korten we dit af tot hoefkatrolontsteking.

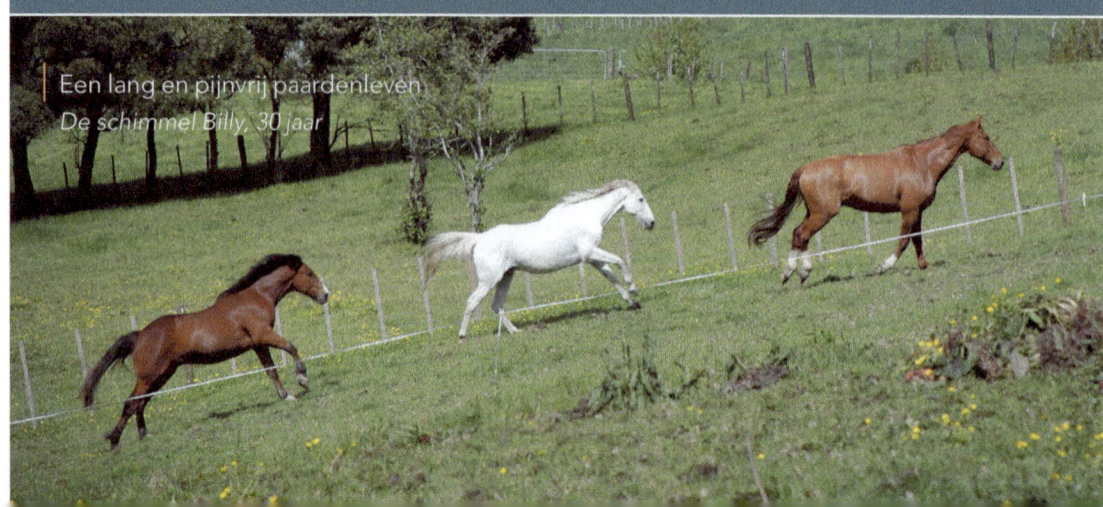

Een lang en pijnvrij paardenleven
De schimmel Billy, 30 jaar

PATHOFYSIOLOGIE EN PATHOGENESE

Waar de fysiologie de wetenschap is die zich bezighoudt met normale levensprocessen van mensen, niet-menselijke dieren en planten, doet de pathofysiologie dit met levensprocessen onder ziekelijke omstandigheden. Pathogenese is er een onderdeel van. Het omschrijft het ontstaan en de ontwikkeling van een aandoening of ziekte.

Je begrijpt dat als verschillende wetenschappers, dierenartsen en hoefverzorgers al geen overeenstemming kunnen vinden over een definitie, zij ook niet eensgezind zijn over het ontstaan en de ontwikkeling van hoefkatrolontsteking. De meeste overeenstemming lijkt evenwel te bestaan ten aanzien van de volgende pathofysiologie en pathogenese. Let wel, niet alle onderdelen ervan zullen bij elk geval van hoefkatrolontsteking aanwezig of eenvoudig aantoonbaar zijn.

KRAAKBEEN

De eerste twee weefsels in het hoefkatrolgebied die nagenoeg tegelijkertijd beschadigd raken zijn de achtervlakte van het straalbeen enerzijds en het vezelkraakbeen waar de fibreuze peesschede uit opgebouwd is anderzijds.

Op de achtervlakte van het straalbeen zitten twee straalbeenranden. De bovenste straalbeenrand wordt de proximale straalbeenrand genoemd. De onderste straalbeenrand heet de distale straalbeenrand. Als eerste raakt het vezelkraakbeen op de distale straalbeenrand beschadigd. Deze is groter en geprononceerder dan de proximale straalbeenrand en staat normaal gesproken al onder meer druk van de pees. Vervolgens is de proximale straalbeenrand aan de beurt. De distale straalbeenrand raakt, als gevolg van de meer geprononceerde vorm, niet alleen eerder maar ook ernstiger beschadigd dan de proximale straalbeenrand.

OF BEGINT HET AL EERDER?

We beperken ons hier tot de beschrijving van schade aan het hoefkatrolgebied. Eerder zijn er echter al zaken aan de hand die negatief bijdragen aan het ontstaan en ontwikkelen van de aandoening. Op pagina 40, onder 'Straalkussenligamenten en microvasculatuur', heb je gelezen dat er zich in het straalkussen ligamenten (CPL en CPUL) en microvaatjes bevinden die van belang zijn voor de afvoer van kinetische energie. De kwaliteit van de CPL, CPUL en microvaatjes loopt al achteruit lang voordat er schade aan het hoefkatrolgebied optreedt. Volgens professor Robert Bowker kan dit al vijf jaar voordien zijn. Als gevolg van de schade is het netwerk van ligamenten en bloedvaatjes niet langer in staat de energie, afkomstig van de impact van de hoef, op de grond op te vangen. Omliggend bot- en bindweefsel zal vanaf dit moment sterker onderhevig zijn aan de inwerking van die energie. Het proces dat uiteindelijk tot degeneratie zal leiden is hiermee ingezet.

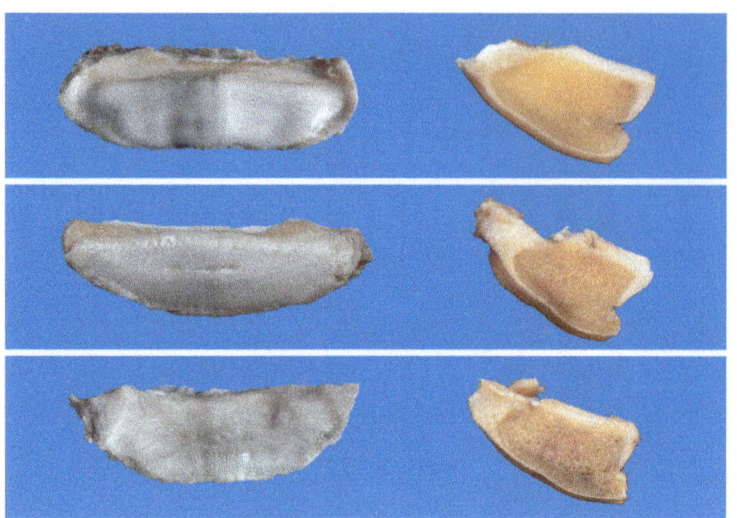

Progressieve schade aan het kraakbeen op de achtervlakte van het straalbeen
(foto's: Dr. Marcin Komosa)

Links distaal gezien, rechts sagittaal

boven: gezond straalbeen
midden: lichte verdunning
van het kraakbeen
onder: verregaande verdunning

Gestaag breidt de schade aan het straalbeen zich uit van de straalbeenranden naar de rest van het kraakbeen op de achtervlakte. De beschadiging van het kraakbeen bestaat uit verdunning en verruwing van het weefsel. De structuur van het weefsel verandert ook. De wetenschap is er nog niet helemaal zeker van wat deze structuurverandering veroorzaakt. Men veronderstelt dat overmatige warmte-ontwikkeling, veroorzaakt door het schuren van de diepe buigpees, een belangrijke rol speelt. Aangezien kraakbeen niet geïnnerveerd is ervaart het paard in dit stadium nog geen pijn aan het straalbeen of aan de pees.

> ➤ Verdunning en verruwing van kraakbeen op de achtervlakte van het straalbeen wordt ook waargenomen bij paarden die geen symptomen van hoefkatrolontsteking vertonen en 100% rad lopen.

Bij het hier beschreven proces verpulvert het kraakbeen en komt als vlokken (villi) in het synoviaal vocht terecht. Naarmate dit alles vordert kunnen hele stukken bot bloot komen te liggen. Dit gaat wel gepaard met flinke pijn. Het kraakbeen, of wat daarvan over is, kan uiteindelijk gaan ontsteken.

PEESSCHEDE

Vrijwel gelijktijdig met de aantasting van de achtervlakte van het straalbeen raakt het vezelkraakbeen waar de fibreuze peesschede uit opgebouwd is, beschadigd. Het oppervlak wordt ruw. De peesschede verdunt. De schade aan de fibreuze peesschede gaat gepaard met beschadigingen aan de synoviale pees-schede. De beschadiging aan de peesschede wordt in sommige bronnen buiten de strikte definitie van hoefkatrolontsteking gerekend. Ervan uitgaande dat het kraakbeen op het straalbeen dan net iets eerder beschadigt dan de peesschede, zou er dus sprake van hoef-katrolontsteking kunnen zijn bij een nog onbeschadigde peesschede.

SYNOVIALE ONTSTEKING

De kraakbeenvlokken in het synoviaal vocht worden door het lichaam als niet-lichaamseigen beschouwd. Als reactie komen er leukocyten (witte bloedlichaampjes) het gewricht binnen. De ontstekingsmediatoren (afweerstoffen) die zij afgeven veroorzaken een plaatselijke ontsteking. Dit is een aseptische ontsteking. Als gevolg van de ontsteking ontstaan er kleine scheurtjes in het al beschadigde kraakbeen. Hierdoor breken er steeds grotere stukken kraakbeen af. Zoals gezegd kan er tenslotte een deel van het bot bloot komen te liggen.

> ### ASEPTISCHE ONTSTEKING
> Ontsteking zonder infectie met ziekte-kiemen. Ook: steriele ontsteking.

SLIJMBEURS

Het synoviaal vlies dat de buitenzijde van de slijmbeurs van de hoefkatrol vormt raakt als gevolg van overbelasting door de diepe buigpees ontstoken. Dit is eveneens een aseptische ontsteking. Er is dan sprake van een slijmbeursontsteking (bursitis) of preciezer gezegd een naviculaire bursitis. De kenmerken van een bursitis zijn warmte, pijn, zwellingen en overproductie van synoviaal vocht. Dit laatste wordt synoviale effusie genoemd. De samenstelling van het vocht verandert ook, waardoor de smerende werking vermindert. De warmte wordt veroorzaakt door de verhoogde doorbloeding van de slijmbeurs. Deze hyperemie is een kenmerkend element van ontstekingen. Hyperemie draagt bij aan osteopenie (verminderde botmassa) van het straalbeen, waarover straks meer.

In sommige gevallen verdikt en verkalkt de wand van de slijmbeurs. De slijmbeurs rekt soms uit. Dit is pijnlijk. Er kunnen verklevingen ontstaan tussen de slijmbeurs en het straalbeen en tussen de slijmbeurs en de diepe buigpees. Dit wordt adhesie genoemd. De slijmbeurs kan uiteindelijk ook voor een groot deel verdwijnen.

> ### ADHESIE
> Een verkleving of vergroeiing van weefsels die onder normale omstandigheden niet met elkaar verbonden zijn.

DIEPE BUIGPEES

Het peesoppervlak van de diepe buigpees kan gaan verruwen. Het ruwe oppervlak van de pees leidt tot aanhoudende irritatie en bursitis. Stukjes collageenvezel komen los van de pees. Dit wordt fibrillatie genoemd (fibril=vezel).

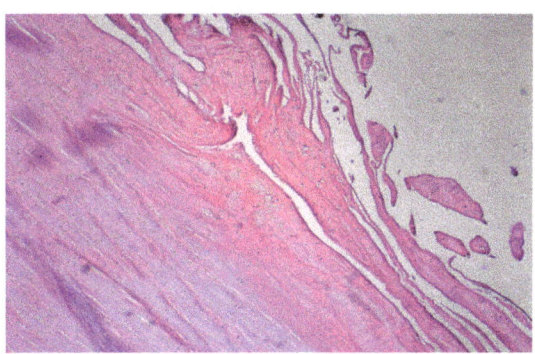

Fibrillatie van het oppervlak van de diepe buigpees waar deze de achtervlakte van het straalbeen raakt
(foto: Dr. Marcin Komosa)

De pees kan gedeeltelijk of geheel splijten of scheuren. Er kan bindweefselwoekering (fibrose) optreden alsook verkalking van de pees (calcificatie). Dit laatste geeft pijnlijke druk in de pees.

Na verloop van tijd kunnen er verklevingen ontstaan tussen de diepe buigpees enerzijds en het straalbeen en/of het collateraal sesamligament en het distaal imparligament anderzijds. Dit valt eveneens onder de noemer adhesie. De aanwezigheid van fibrillatie verhoogt de kans op adhesie.

LIGAMENTEN VAN HET STRAALBEEN

De ligamenten van het straalbeen kunnen gaan ontsteken (desmitis). Met name het distaal imparligament komt hierdoor onder grote druk te staan en kan verdikken. Circa 80% van de bloedvoorziening van het straalbeen gaat door dit ligament en wordt door deze druk sterk, soms zelfs tot nihil, gereduceerd.

In de ligamenten kan verkalking optreden. Op de plaats waar de ligamenten aan het straalbeen hechten kunnen enthesofyten ontstaan. Deze botuitgroeisels zijn een vorm van verstoorde botremodellering, waarover hieronder meer. Enthesofyten zijn een reactie van het bot(vlies) op veranderende krachten die de gewrichtsbanden erop uitoefenen. Enthesofyten gaan niet altijd met kreupelheid gepaard. In enkele gevallen kunnen enthesofyten afbreken. Hierdoor kunnen de ligamenten afscheuren.

STRAALBEEN

SUBCHONDRAAL BOT

Het pal onder het kraakbeen gelegen bot wordt subchondraal bot genoemd. Waar voorheen het vezelkraakbeen de inwerkende kracht van de buigpees opving moet het subchondrale bot dit nu deels doen. Onder invloed van het ruwe beschadigde oppervlak van de diepe buigpees raakt dit botweefsel van het straalbeen beschadigd. Dit resulteert in verstoorde botremodellering, verhoogde intra-ossale druk, sclerose, cystevorming, bot- en beenmergoedeem en soms straalbeenfissuren en -fracturen.

BOTREMODELLERING

Bot is levend en actief weefsel dat constant beïnvloed wordt door mechanische, hormonale en voedingsfactoren. Botvorming en -afbraak vinden continu plaats. Dit proces wordt botremodellering genoemd. Het is een natuurlijke en normale lichaamsfunctie. Botremodellering kan optreden als normale reactie op biomechanische krachten of als gevolg van veranderingen in de lichaamsbouw of houding van een paard.

Botremodellering bestaat dus uit enerzijds botvorming (ossificatie) en anderzijds botafbraak (resorptie). Deze twee subprocessen raken bij hoefkatrolontsteking beide uit balans.

OSSIFICATIE

In het stadium van hoefkatrolontsteking dat wij hier bespreken is er sprake van verstoorde botremodellering. Het lichaam begint met - helaas ondoelmatige - herstelwerkzaamheden in de vorm van versnelde en overmatige botgroei. Het probeert zo het gewrichtsoppervlak te vergroten en meer stabiliteit aan het gewricht te geven. Eerst verandert de vorm van het straalbeen van rond gebogen naar puntig. Vervolgens ontstaan er puntvormige botuitgroeisels op het straalbeen. Deze botwoekeringen heten osteofyten. In de volksmond worden ze sporen of haken genoemd. Net als de hiervóór besproken enthesofyten leiden osteofyten niet per definitie tot kreupelheid.

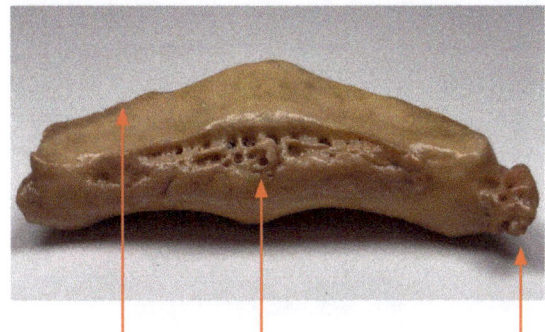

Exostosen
(foto: Lindsey Field)

Het verschil tussen enthesofyten en osteofyten is de plaats waar zij ontstaan. Osteofyten ontstaan op (de randen van) gewrichtsvlakken, enthesofyten op de aanhechting van gewrichtsbanden, pezen en gewrichtskapsels op beenderen. De overkoepelende term voor deze botuitgroeisels is exostosen.

Resorptie

Verhoogde druk van synoviaal vocht in het straalbeen veroorzaakt een overmatige resorptie. Deze treedt in twee vormen op: kegelvormig ('cones' in het Engels) en kolfvormig ('lollipops' in het Engels). 'Cones' worden door de meeste onderzoekers als normaal beschouwd, tenzij het er heel veel zijn of ze erg groot en diep zijn. 'Lollipops' worden vaker bij paarden met hoefkatrolontsteking waargenomen en hierom

als indicator worden beschouwd. Gezien het feit dat iets meer dan één op de tien van de paarden zonder hoefkatrolontsteking deze afwijkingen aan de synoviale fossae (voedingskanaaltjes) laat zien is het niet verstandig deze conclusie te delen. Bovendien is er geen verband aan te tonen tussen de aanwezigheid van lollipops en kreupelheid. Dit neemt niet weg dat circa 85% van de paarden met hoefkatrolontsteking resorptie laten zien op röntgenfoto's.

Verstoorde botremodellering – waaronder dus met enige reserve resorptie – is het eerste teken dat op röntgenfoto's zichtbaar is. Vanaf dit moment is de kwaal onomkeerbaar en is er dus, volgens de definitie die wij in dit boek hanteren, officieel sprake van hoefkatrolontsteking.

Het geresorbeerde bot wordt vervangen door vezelkraakbeen. De cortex (zie pagina 32) verdunt. Het onderscheid tussen de cortex en de mergholte vervaagt op röntgenfoto's. Dit is een belangrijk onderscheidende eigenschap. Bij circa 80% van de paarden met hoefkatrolontsteking is deze vervaging te zien, terwijl dit bij paarden zonder hoefkatrolontsteking minder dan 20% is.

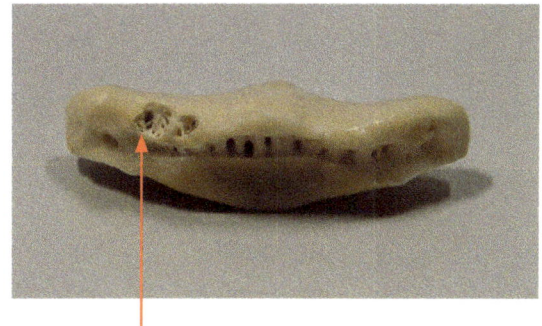

Verregaande schade aan het straalbeen
(foto: Equinestudies)

METABOLE BOTZIEKTEN:
BOTDEMINERALISATIE, OSTEOPENIE EN OSTEOPOROSE

De termen botdemineralisatie, osteopenie en osteoporose worden vaak door elkaar gebruikt. Osteopenie wordt daarbij als voorloper van osteoporose beschouwd. De grens tussen beide is echter, behalve met een botdichtheidsonderzoek, arbitrair en daardoor moeilijk te trekken. Is de demineralisatie beperkt, heeft het paard geen pijn en is de kwaliteit van het bot nog niet dermate verslechterd dat er een verhoogde kans op fissuren of fracturen is, dan spreekt men van osteopenie. Bij osteoporose is er sprake van gevorderde demineralisatie, pijn en een verhoogd breukrisico.

Het nadeel van het gebruik van de term demineralisatie is dat het botmineraalgehalte en de botdichtheid moeilijk met een gewone röntgenfoto zijn vast te stellen. Pas vanaf 30% verlies aan botdichtheid is een dergelijke foto accuraat.

Voor de leesbaarheid gebruiken we in dit boek zo veel mogelijk de term botdemineralisatie, tenzij de context anders voorschrijft.

Verhoogde intra-ossale druk

Zoals gezegd is er bij hoefkatrolontsteking, als gevolg van naviculaire bursitis, sprake van synoviale effusie. Doordat de synoviale fossae niet met kraakbeen bedekt zijn kan dit synoviaal vocht via deze botinstulpingen het straalbeen binnendringen. Dit verhoogt op pijnlijke wijze de zogeheten intra-ossale druk.

> ### Synoviale effusie
> Overproductie van synoviaal vocht.

Passieve hyperemie en osteopenie

Je hebt hiervoor gelezen dat ontsteking van het distaal imparligament zorgt dat de doorbloeding van het straalbeen verstoord raakt. Hoewel de totale bloedcirculatie daalt kan de bloeddruk wel toenemen. Aderen hebben een dunnere en soepelere wand dan slagaderen. Hierdoor worden aderen sterker afgeknepen dan slagaderen. De afvoer van bloed wordt daardoor lager dan de aanvoer. Het bloed hoopt zich op in het straalbeen: de druk neemt toe. Door deze passieve hyperemie in combinatie met een lagere bloedtoevoer treedt er osteopenie van het straalbeen op. Deze zou kunnen bijdragen aan het optreden van straalbeenfracturen.

Sclerose

De ziekelijke verdichting, verdikking en verharding van weefsel wordt sclerose genoemd. In het kader van hoefkatrolontsteking onderscheiden we subchondrale en trabeculaire sclerose.

Subchondrale sclerose

Door langdurige overbelasting ontstaan er kleine barstjes in het subchondrale botweefsel. De chondrocyten kunnen de gevraagde productie van proteoglycanen niet langer aan. Als reactie volgt een verhoogde vorming en een toename van de dichtheid van botweefsel. Dit proces wordt subchondrale sclerose genoemd.

Als reactie op verhoogde druk op het straalbeen kan er in een vroeger stadium al lichte subchondrale sclerose optreden. Als dit voldoende is om de verhoogde krachtinwerking op te vangen, zal het paard geen kreupelheidsklachten vertonen. Er is dan nog geen sprake van ossificatie. Op röntgenfoto's is deze sclerose al wel zichtbaar, maar doordat het paard geen klachten vertoont, valt het buiten de definitie van hoefkatrolontsteking die we in dit boek gebruiken.

TRABECULAIRE SCLEROSE

De trabekels (beenbalkjes) in de mergholte van het straalbeen kunnen ook scleroseren. Hierdoor verliezen zij hun vermogen om druk op te vangen. Deze trabeculaire sclerose leidt tot trekbelasting op het kraakbeen als gevolg waarvan de verbinding tussen het collageen en de rest van de kraakbeenmatrix verbreekt. Dit veroorzaakt een pijnlijke ontstekingsreactie.

Het totale volume trabeculair botweefsel neemt tot gemiddeld 15% toe in een door artrose aangetast gewricht. Röntgenstraling wordt door trabeculair bot niet doorgelaten. Hierdoor is het goed zichtbaar op röntgenfoto's.

CYSTEVORMING

Er vormen zich kleine holtes in het subchondrale botweefsel die zich vullen met synoviaal vocht. Via de hierboven genoemde barstjes staan deze cysten in contact met de gewrichtsholte. Synoviale effusie heeft als gevolg dat er bij elke stap die het paard maakt synoviaal vocht in de cysten geperst wordt. Deze subchondrale cystes dragen ook bij aan het eerdergenoemde vervagen van de overgang tussen cortex en mergholte.

BOT- EN BEENMERGOEDEEM

Er hoopt zich vocht op in het botweefsel (intraossaal oedeem) en/of het beenmerg (medullair oedeem). Dit is het gevolg van een fase van een ontstekingsreactie, waarbij er weefselvloeistof en cellen uit de bloedvaten treden (exsudatie). Oedeemvorming kan leiden tot ischemie en daarmee tot botnecrose (het afsterven van botweefsel).

STRAALBEENFISSUREN EN -FRACTUREN

In sommige gevallen ontstaan er fissuren en fracturen in het straalbeen. Hierbij kunnen kleine stukjes bot loskomen van met name de articulaire distale straalbeenrand. Dit laatste noemt men chipfracturen.

BINDWEEFSEL

Rondom het hoefgewricht treedt na enige tijd op meerdere plaatsen, waaronder met name in het gewrichtskapsel, verkalking van bindweefsel op (calcificatie). Ook zien we het gewrichtskapsel soms verdikken als gevolg van bindweefselwoekeringen (fibrose) die op hun beurt een ontstekingsreactie zijn. Bij ontstekingen treden er vloeistof en cellen uit de bloedvaten. Dit proces heet exsudatie en draagt ook bij aan de verdikking van het gewrichtskapsel.

STRAALBEENPARTITIE

Een zeldzaam palmair hoefprobleem dat speciale aandacht verdient, is partitie van het straalbeen. Dit is een aangeboren afwijking waarbij het straalbeen uit twee of drie delen bestaat. Men vermoedt dat de oorzaak ligt in een doorbloedingsprobleem tijdens de embryonale ontwikkeling. Bij het opgroeiende paard zorgt chronisch repetitieve biomechanische inwerking op de plaatsen waar de deling plaats heeft gevonden voor degeneratieve veranderingen, waaronder met name subchondrale cystes. Chronische kreupelheid met een slechte prognose is het gevolg. Een straalbeenpartitie wordt op een röntgenfoto makkelijk verkeerd aangezien voor een straalbeenfractuur.

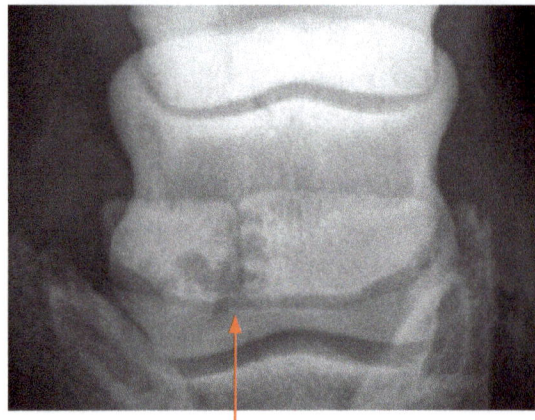

Straalbeenpartitie
(foto: Ellen van der Zaag)

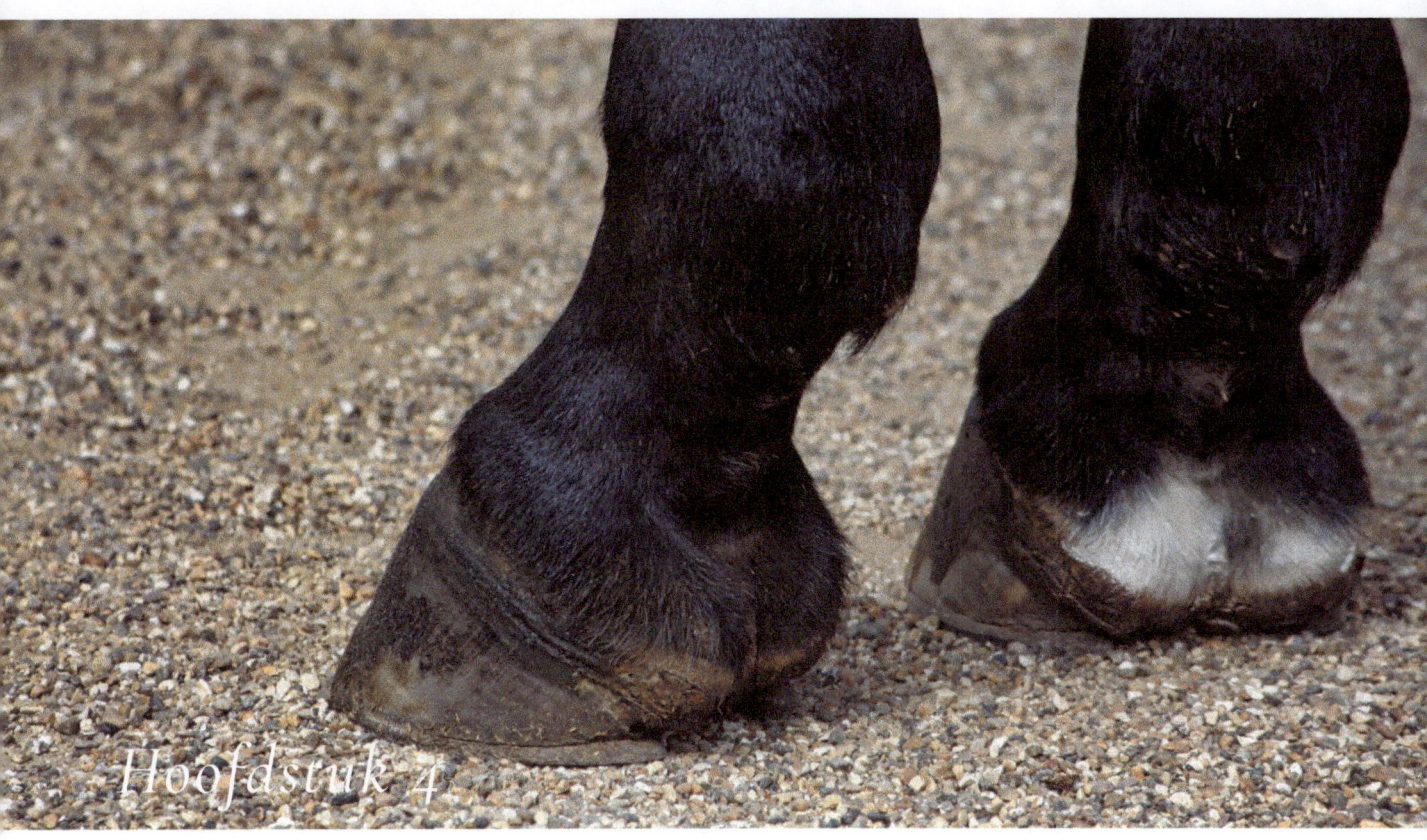

Hoofdstuk 4

THEORIEËN EN OORZAKEN

DR. JAMES ROONEY IS EEN VAN DE MEEST GEZAGHEBBENDE EN BAANBREKENDE
ONDERZOEKERS OP HET GEBIED VAN DE BIOMECHANICA VAN HOEFKATROLONTSTEKING.
VAN HEM KOMT DE VOLGENDE UITSPRAAK OVER WETENSCHAPPELIJK ONDERZOEK
NAAR DE AANDOENING: "ONDANKS DUIZENDEN OF MISSCHIEN WEL MILJOENEN
WOORDEN BLIJFT HOEFKATROLONTSTEKING EEN ONDERWERP VAN VERWARRING
EN FOUTEN". NIETTEGENSTAANDE DEZE IETWAT PESSIMISTISCHE FORMULERING
ZULLEN WE IN DIT HOOFDSTUK DE GANGBARE THEORIEËN EN OORZAKEN ONDER
DE LOEP NEMEN.

THEORIEËN

Hoefkatrolontsteking is niet te reproduceren in een levend paard. Hierdoor blijven het ontstaan en verloop van de aandoening in zekere mate speculatief. Waar er vroeger drie verschillende theorieën los van elkaar gehanteerd werden, is dat tegenwoordig niet meer het geval. Op al deze theorieën bestaat namelijk kritiek. Zo verklaren sommige theorieën wel de histologische veranderingen maar geven ze geen antwoord op de vraag waarom sommige paarden geen klachten vertonen terwijl er wel overduidelijke aantasting van weefsel te zien is. Er zijn ook veel gevallen van hoefkatrolontsteking waarbij er geen veranderingen aan het straalbeen te zien zijn terwijl het paard wel kreupel is. Voor sommige theorieën ontbreekt simpelweg overtuigend wetenschappelijk bewijs. Een ander probleem is dat sommige theorieën wel verklaren wát er gebeurt maar niet waardoor dit gebeurt.

MEERVOUDIGE PATHOGENESETHEORIE

De drie theorieën worden tegenwoordig beschouwd als onderdelen van een meervoudige pathogenesetheorie. Deze onderdelen hebben achtereenvolgens betrekking op:

- Doorbloeding
- Overbelasting
- Degeneratieve gewrichtsaandoening

DOORBLOEDINGSTHEORIE

De doorbloedingstheorie richt zich op een zuurstoftekort in het straalbeen als gevolg van een vermindering of onderbreking van de bloedtoevoer. Bloedpropjes (ook: microtromboses) in de kleine slagaderen die het straalbeen voeden zouden de ischemie veroorzaken. Als reactie op ischemie ontwikkelt zich collaterale doorbloeding inclusief revascularisatie (zie pagina 43).

> ### ISCHEMIE
> Onvoldoende toevoer van bloed naar een weefsel met zuurstoftekort als gevolg, meestal resulterend in de verstoring van het celmetabolisme en daardoor celdood.

> ### METABOLISME
> Het geheel van fysieke en chemische processen die plaatsgrijpen in levende cellen ten behoeve van het in stand houden, de afbraak en opbouw van weefsel en de productie van energie.

Door de toegenomen hoeveelheid bloedvaten die nu het straalbeen binnengaan wordt het straalbeen poreuzer. Dit wordt verondersteld bij te dragen aan de vormverandering van dit bot. Afgestorven botweefsel wordt door het lichaam verwijderd. Dit zou de structuurverandering van het straalbeen, zoals die op röntgenfoto's te zien is, moeten verklaren. De pijn die met hoefkatrolontsteking gepaard gaat wordt ook deels verklaard door ischemie. Naarmate de ischemie langer voortduurt zou er subchondraal botweefsel afsterven. Als dit necrotisch weefsel door het hyalien kraakbeen heen breekt zou dit de diepe buigpees in staat stellen zich aan het straalbeen te hechten.

De grote domper op deze theorie is dat deze nooit bekrachtigd is geworden door gedegen wetenschappelijk onderzoek. Hoewel er veranderingen in de doorbloeding vastgesteld zijn, zijn noch de veronderstelde bloedpropjes, noch het afsterven van het botweefsel, noch de totale afsluiting van bloedvaten ooit aangetoond. De verstoppingen van kleine slagadertjes die de onderzoeker Colles in 1979 vond waren het gevolg van bloedstolling die altijd optreedt na de dood.

Tegenwoordig worden doorbloedingsproblemen niet meer als primaire oorzaak beschouwd. Helaas worden er op basis van deze theorie nog veel vasodilatieve en stollingsremmende medicijnen voorgeschreven. Op pagina 153 zullen we deze medicijnen bespreken.

> VASODILITATIE
> Het verwijden van de bloedvaten door glad spierweefsel in de bloedvatwand.

Naast de bloedpropjes werd er ook van uitgegaan dat kleine bloedvaatjes een verdikte spierwand hadden, wat de doorbloeding belemmerde. Vrij snel kwam men tot de conclusie dat dit soort bloedvaten niet afwijkend zijn en op verscheidene plekken in het lichaam voorkomen.

> Er is een onderzoek gedaan waarbij bloedvaten afgesloten werden. Vervolgens werden er meer en wijdere bloedvaten aangetoond. Vanuit de neiging om hun hypothese graag bevestigd te zien, vergaten de onderzoekers andere mogelijke oorzaken uit te sluiten. Bij een ander onderzoek werden er allerlei veranderingen waargenomen die ook bij hoefkatrolontsteking optreden. Alleen bleef kreupelheid uit evenals veranderingen aan het straalbeen.

OVERBELASTINGSTHEORIE

De oorzaak is volgens de overbelastingstheorie te vinden in teveel druk en wrijving als gevolg van repetitieve verhoogde krachten tussen de diepe buigpees en de achtervlakte van het straalbeen. Men veronderstelt dat de structurele veranderingen aan het gewrichtskraakbeen en de fibreuze peesschede het gevolg zijn van overmatige warmte-ontwikkeling veroorzaakt door deze wrijving. De trillingen als gevolg van teenlanden, zoals omschreven vanaf pagina 66, worden er ook mee in verband gebracht. De overbelastingstheorie verklaart ook de naviculaire bursitis, botremodellering en de trabeculaire en subchondrale sclerose.

Overbelasting kan zowel ontstaan door overmatige fysiologische belasting die wordt uitgeoefend op een hoef met een normale conformatie als door normale belasting die wordt uitgeoefend op een hoef met een abnormale conformatie. Uiteraard kan er ook sprake zijn van overmatige belasting op een hoef met een abnormale conformatie.

DEGENERATIEVE GEWRICHTSAANDOENINGSTHEORIE

Osteoartrose is een chronische degeneratieve gewrichtsaandoening waarbij gewrichtskraakbeen en subchondraal bot wordt aangetast. Deze aantasting wordt geïnitieerd en bevorderd door langdurige overbelasting van het – in dit geval – straalbeen.

Er bestaan sterke overeenkomsten tussen osteoartrose en hoefkatrolontsteking. Onder andere veranderingen aan het kraakbeen, het subchondraal bot en de mergholte van het straalbeen en het synoviaal vlies van de slijmbeurs zijn karakteristiek voor beide aandoeningen, evenals adhesies. De veranderingen van het bot leiden tot botoedeem en verhoogde druk in de bloedvaten van het straalbeen. Dit levert veel pijn op. Uitgaande van de overeenkomsten worden paarden met hoefkatrolontsteking, met wisselend succes, behandeld alsof er sprake is van osteoartrose.

> ➤ Beruchte vormen van osteoartrose bij paarden zijn spat (spronggewricht) en overhoef (hoef- of kroongewricht).

OORZAKEN

Er is bij hoefkatrolontsteking doorgaans sprake van meer oorzaken. Sommige liggen in het verleden en zijn niet of nauwelijks terug te draaien. Andere oorzaken zijn prima aan te pakken. Oorzaken zijn te vinden op de volgende gebieden:

- Erfelijkheid
- Conformatie
- Gebrekkige doorbloeding
- Overbelasting
- Hoefverzorging

ERFELIJKHEID

Statistieken tonen aan dat met name het in West-Europa gefokte warmbloedpaard gevoelig blijkt te zijn voor het ontwikkelen van hoefkatrolontsteking. Naast het feit dat een erfelijke aanleg het ontstaan van hoefkatrolontsteking mede kan veroorzaken, is het mogelijk dat het verloop van de aandoening erdoor versterkt of versneld wordt.

> ➤ Jammer genoeg ligt de nadruk iets te vaak op de hengst. Er zijn akelig veel merries met 'goede papieren' die in de sport niet meer mee kunnen komen en daarom tot fokmerrie gedegradeerd worden. Als hun verminderde sportprestaties te wijten waren aan hoefkatrolontsteking, kunnen zij uiteraard net zo goed bepaalde eigenschappen doorgeven aan het veulen, als de hengst.

OVERERFBARE EIGENSCHAPPEN

Een van de overerfbare eigenschappen die bij kunnen dragen aan het ontstaan van hoefkatrolontsteking zijn smalle, steile hoeven. Een achterwaarts gebroken hoef-kootbeenas wordt ook genoemd als overerfbare medeoorzaak van hoefkatrolontsteking, evenals een steile schouderlijn. Bij sommige paardenrassen, waaronder het KWPN-paard, zien we vaker straalbeenderen met een concave (holronde) of golvende vorm. Deze vormen worden in verband gebracht met een hogere kans op het ontwikkelen van hoefkatrolontsteking.

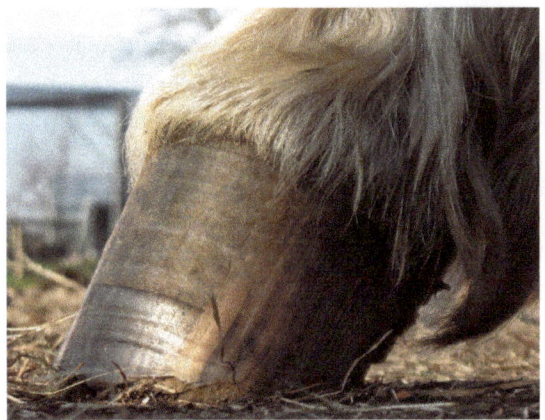

Smalle, steile hoef

Als we aannemen dat hoefkatrolontsteking een vorm van osteoartrose is, moeten we hier ook melden dat er een erfelijke component in het ontstaan van deze gewrichtsaandoening bekend is.

Quarter horses zijn ook oververtegenwoordigd in de cijfers. Dit valt te verklaren uit het feit dat zij vaak overbouwd zijn, waardoor er te veel kracht op de voorhoeven komt. Voeg daar aan toe dat kleine hoeven bij dit ras graag gezien zien. Onder 'Conformatie' en 'Overbelasting'

lees je straks hoe deze erfelijke en door fokkerij versterkte eigenschappen negatief kunnen bijdragen aan de incidentie van hoefkatrolontsteking bij quarter horses.

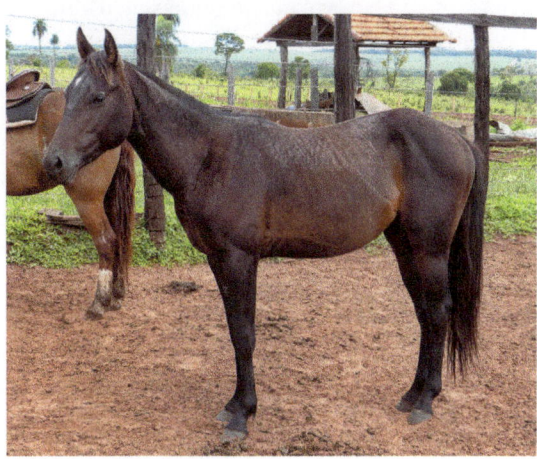

Overbouwde quarter horse

FOKBELEID

Een goed fokbeleid, waarbij niet langer met paarden met hoefkatrolontsteking gefokt wordt, laat vrijwel direct een afname van de incidentie van de aandoening zien. Dit is bijvoorbeeld gebleken sinds er in het fokprogramma van het KWPN, het BWP (Belgisch Warmbloedpaard) en het KFPS (Koninklijk Friesch Paarden Stamboek) strikt geselecteerd wordt op ondubbelzinnige klinische verschijnselen van hoefkatrolontsteking bij de hengsten.

CONFORMATIE

De conformatie van een paard beschrijft in hoeverre zijn feitelijke anatomische kenmerken conform zijn aan de ideale kenmerken. Beenstand en hoefvorm zijn onderdelen van de conformatie van een paard die van invloed kunnen zijn op de ontwikkeling van hoefkatrolontsteking. Al moet hierbij wel opgemerkt worden dat wetenschappelijke onderbouwing voor deze breed gedragen overtuiging smal is.

Beenstand

Het kootbeen maakt deel uit van het kootgewricht (de kogel). Een belangrijke taak van dit gewricht is schok- en trillingsdemping. Een steil kootbeen draagt hier minder goed aan bij. De kinetische energie van de impact bij het neerzetten en afwikkelen van de hoef moet echter érgens heen. Het hoefkatrolgebied is een van de onderdelen van het onderbeen die de schok- en trillingsdempende taak van het kootgewricht overnemen en daardoor overbelast worden. Dit levert een verhoogd risico op het ontwikkelen van hoefkatrolontsteking op.

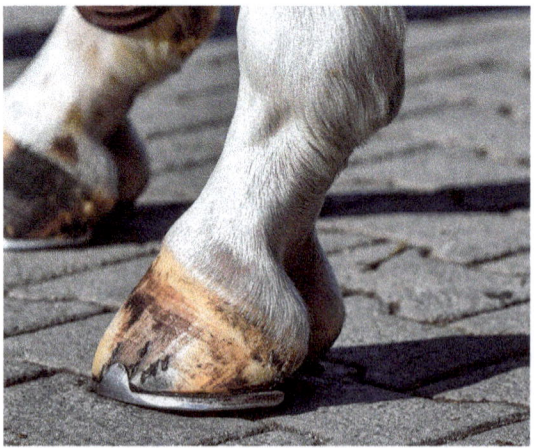

Steil kootbeen

Hoef-kootbeenas

Een achterwaarts gebroken hoef-kootbeenas wordt gezien als een factor in het ontstaan van palmaire hoefpijn. Deze afwijking, die we bij circa 25% van de paarden met hoefkatrolontsteking zien, liggen het koot-, kroon- en hoefbeen niet in elkaars verlengde. De hoek van het hoefbeen is flauwer dan die van het kootbeen (zie illustratie op pagina 63). Deze beenstand kan tot verschillende problemen leiden:

- Er ontstaat een verhoogde spanning op de diepe buigpees waardoor andere weefsels in het hiel- en hoefkatrolgebied ook onder grotere druk komen te staan. Met name de slijmbeurs van de hoefkatrol en het straalbeen hebben te lijden onder deze druk.
- Deze beenstand draagt bij aan het ontstaan van ondergeschoven hielen, terwijl lage, ondergeschoven hielen in combinatie met lange tenen juist weer een oorzaak kunnen zijn van deze afwijking. Verderop lees je hoe ondergeschoven hielen negatief bijdragen aan hoefkatrolontsteking (pagina 72).
- We zien in de hoeven van deze paarden vaak een negatieve palmaire hoek van het hoefbeen (Op pagina 80 gaan we hier dieper op in).
- De doorbloeding van het hielgebied raakt verstoord doordat het chronisch overbelast wordt. Deze overbelasting is het gevolg van een verkeerde positie van het zwaartepunt, dat te ver naar achteren ligt.
- Er kunnen scheuren en flares in de hielen ontstaan. De achterzijde van de straal kan kneuzen.
- Het afwikkelen van de hoeven verloopt niet optimaal.
- Het paard kan als gevolg van alle hierboven genoemde problemen gaan teenlanden. Op teenlanden gaan we straks uitgebreid in.

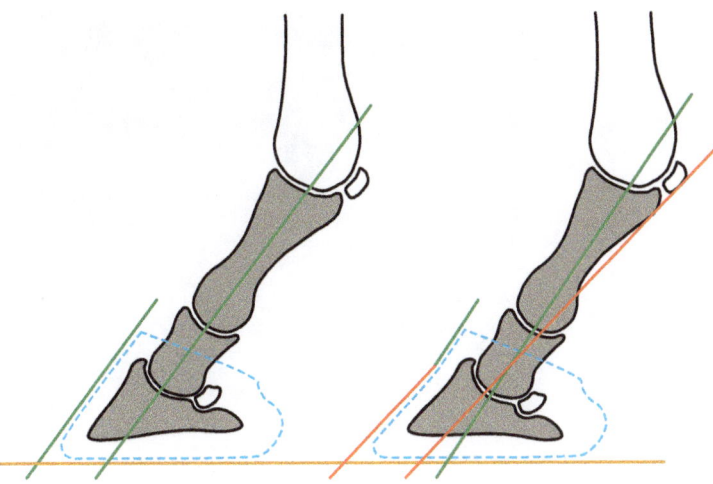

Correcte hoef-kootbeenas
vs. achterwaarts gebroken
hoef-kootbeenas

HOEFVORM

Friese paarden en quarter horses hebben
vaak kleine hoeven in verhouding tot hun
lichaamsgewicht. Hierdoor is de druk per
vierkante centimeter van de onderzijde van
de hoef groter dan bij paarden met grotere
hoeven. De vuistregel is: meer dan 5,5 kilogram
druk per vierkante centimeter hoefoppervlak
betekent overbelasting van het hoefkatrolgebied. Bovendien treden er bij een relatief grote
belasting vaker kneuzingen op. Betreft het
botkneuzingen (botoedeem), dan kan dit leiden
tot artrosevorming.

Conformatieproblemen hogerop in het been
kunnen maken dat één van de voorhoeven
hoger en steiler wordt. Dit vermindert het
schok- en trillingsdempend vermogen van die
hoef en stimuleert teenlanden.

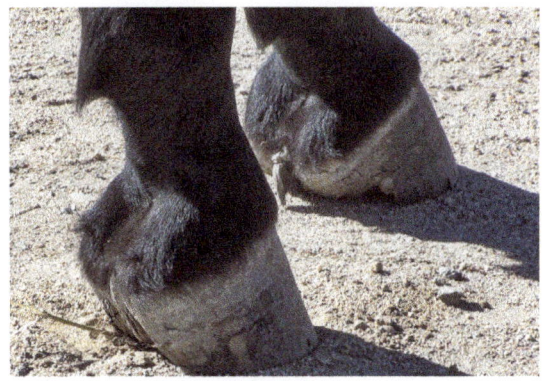

Eén hoge, steile hoef
(foto: Dr. Kerry Ridgway)

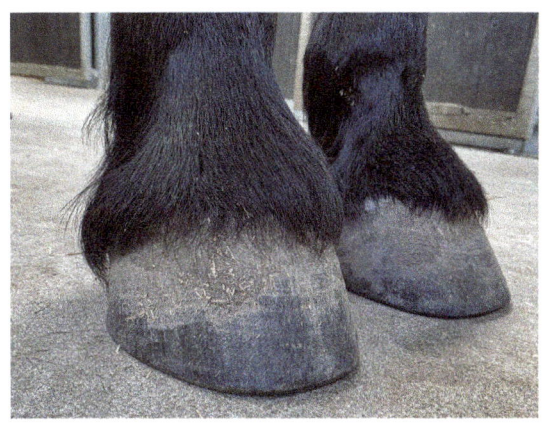

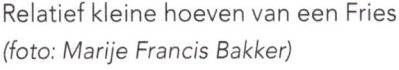

Relatief kleine hoeven van een Fries
(foto: Marije Francis Bakker)

GEBREKKIGE DOORBLOEDING

Het belang van een goede doorbloeding kan niet genoeg benadrukt worden. Doorbloeding zorgt voor aanvoer van zuurstofrijk bloed vol voedingsstoffen en lichaamseigen stoffen en afvoer van koolzuurrijk bloed en afvalstoffen. Een goede doorbloeding zorgt voor een optimale ontwikkeling van alle weefsels in de hoef. We kunnen stellen dat nagenoeg al deze weefsels een rol vervullen in de schok- en trillingsdemping. Een gebrekkige doorbloeding heeft dus indirect een negatief effect op de schok- en trillingsdemping. Voor het herstel van natuurlijke gewrichtsslijtage is een goede doorbloeding ook van groot belang. Tekortkomingen in huisvesting en beweging alsook bekapfouten en hoefbeslag dragen allemaal negatief bij aan de doorbloeding.

OVERBELASTING

Hoefkatrol is voor een deel te vergelijken met RSI (*repetitive strain injury*). Langdurige, al dan niet intensieve, training zorgt voor een gedurige overbelasting. Zeker als het paard daarbij geen kans krijgt om van de belasting te herstellen, verhoogt dit de kans op het ontwikkelen van hoefkatrolontsteking aanzienlijk.

Paarden die intensief gebruikt worden in de disciplines 'reining', 'barrel racing' en 'pole bending' in de westernsport, springpaarden, politiepaarden en paarden die veel aangespannen over de weg lopen, lopen als gevolg van overbelasting een verhoogd risico.

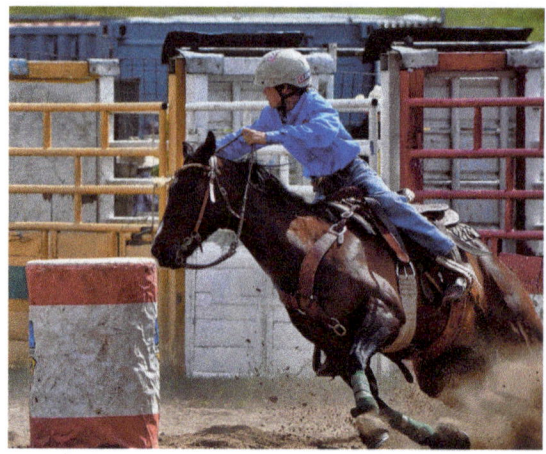

Overbelasting in de westernsport

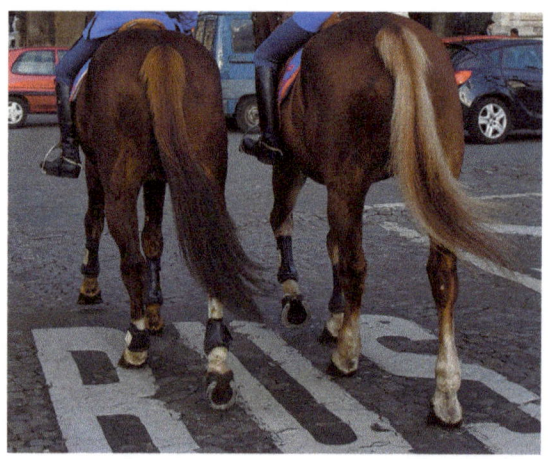

Dubbel risico voor politiepaarden: rondom beslagen en langdurig bewegen over een harde ondergrond

Meer algemeen kunnen we zeggen dat alle gebruik van het paard waarbij er te grote kracht op het hoefkatrolgebied komt te staan bijdraagt aan het ontstaan of verergeren van hoefkatrolontsteking. We zullen nu naar de belangrijkste oorzaken van overbelasting kijken.

RIJTECHNIEK EN TRAINING

Een verkeerde rijtechniek waarbij er geen rekening wordt gehouden met de natuurlijke scheefheid van het paard is ook bekend als risicofactor. Deze rijtechniek zorgt voor overbelasting van het linker- of rechtervoorbeen.

Training op een te harde, ongelijke of slechte kwaliteit bodem zorgt voor overbelasting.

Laag, diep en rond rijden – de zogenoemde rollkür – belast de voorbenen te veel en te lang in verhouding tot de belasting van de achterbenen. Met name in hogere tempi is dit het geval.

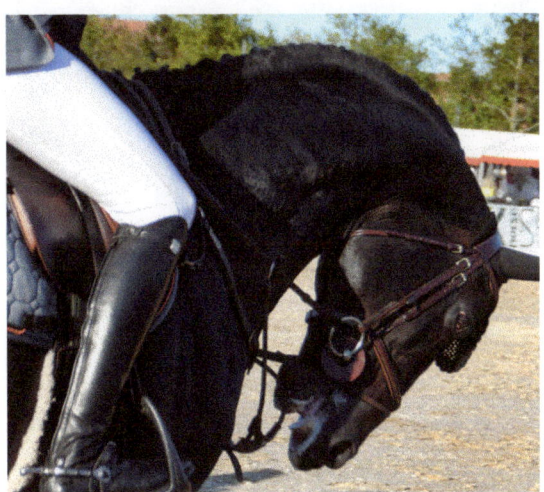

Rollkür
(foto: Veronika Merlin)

Dressuurkunststukjes als piaffe en pirouette belasten de achterhoeven te veel, met name als ze te lang, te vaak of op een verkeerde manier uitgevoerd worden. Verderop lees je waarom het vooral de voorhoeven zijn die lijden onder hoefkatrolontsteking (pagina 86). In dit voorbeeld kan overbelasting van de achterhoeven maken dat het paard na de piaffe of pirouette meer op de voorhand gaat lopen om zijn achterhoeven

tijdelijk te ontzien. Bij een niet correct uitgevoerde piaffe worden de voorbenen onder het lijf in plaats van onder de schouder geplaatst, waardoor de koot overstrekt raakt en het hoefkatrolgebied direct overbelast wordt.

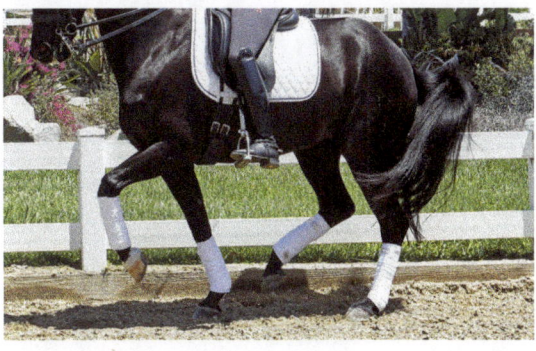

Overstrekte koot bij piaffe
(foto: Veronika Merlin)

Het inzetten van allerhande dwangmiddelen zoals martingaal en slofteugel of het rijden met een te harde hand om het paard te verzamelen brengt eveneens te veel kracht op de voorbenen van het paard.

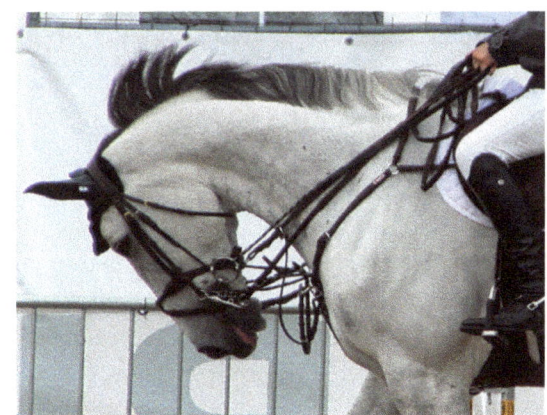

Dwangmiddelen
(foto: Veronika Merlin)

Het te steil en te hard landen na een sprong zorgt voor overbelasting van de voorhoeven.

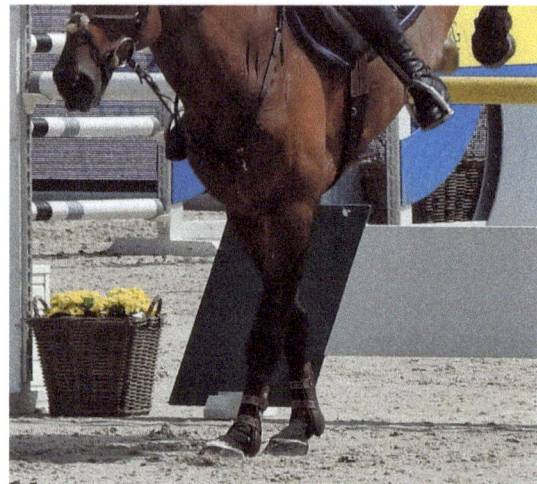

Steil landen na een sprong
(foto: Christophe Meiresonne)

Teenlanden

Het is uitermate belangrijk dat een paard zijn hoeven correct op de ondergrond zet en vervolgens netjes afwikkelt. Doet hij dat niet, dan kan dat zowel het gevolg als een oorzaak van hoef- of beenproblemen zijn. Uiteraard kan het ook een combinatie van beide zijn. Het is helaas niet altijd even eenvoudig om vast te stellen hoe het paard zijn hoeven plaatst. Daarbij hoeft het ook zeker niet zo te zijn dat een verkeerde plaatsing of afwikkeling altijd het gevolg of een oorzaak van hoef- of beenproblemen is. Vooral in de achterbenen zijn er nog wel eens afwijkingen te zien die toch van geringe betekenis zijn. Een essentieel onderdeel van dit plaatsen en afwikkelen van de hoef is de landing. Dit kan zowel een hiel-, een teen- of een vlakke landing zijn.

Hiellanding

Bij flexie van het onderbeen zijn de voorknie, het koot-, kroon- en hoefgewricht naar achter gebogen. Het been heeft dan een bolle vorm.

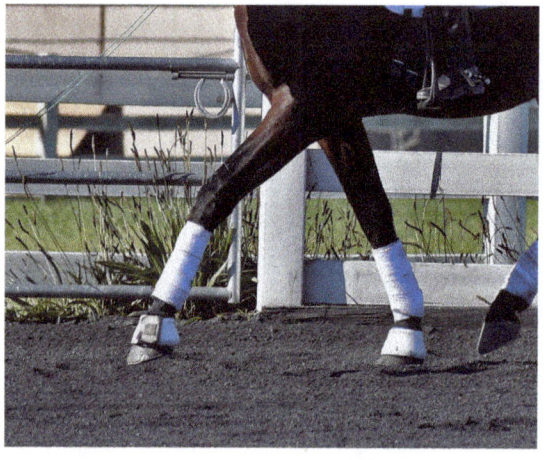

Linkervoorbeen in flexie

Bij extensie van het onderbeen zijn de voorknie, het koot-, kroon-en hoefgewricht naar voren gestrekt. Het been heeft dan een holle vorm.

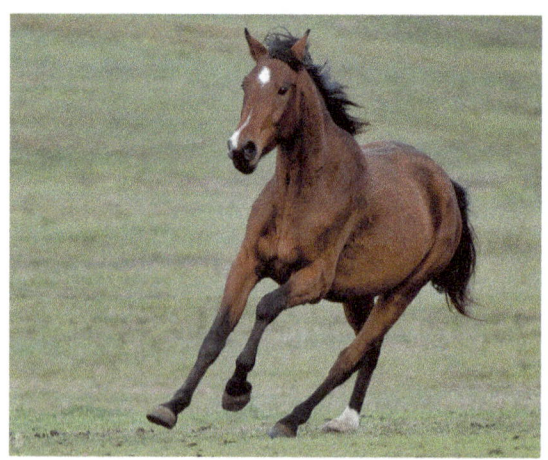

Rechtervoorbeen in extensie
(foto: Jean-Pierre Duretz)

Voordat de hoef de grond raakt zal het been van de bolle vorm naar de holle vorm gaan. Hierdoor is het de hiel die als eerste de grond raakt. Vandaar de naam hiellanden.

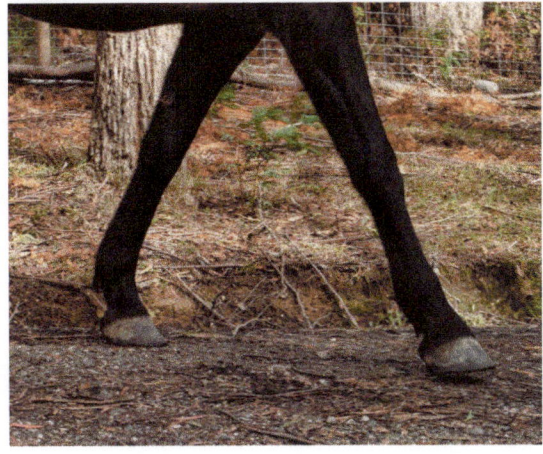

Hiellanding
(foto: Jen Clingly)

SCHOK- EN TRILLINGSDEMPING

Alle onderdelen van het onderbeen staan bij een hiellanding perfect ten opzichte van elkaar om de krachten op te vangen die vrijkomen bij het neerzetten en afwikkelen van de hoef. In de kadertekst op pagina 43 heb je gelezen welke onderdelen van de hoef allemaal bijdragen aan de schok- en trillingsdemping.

DOORBLOEDING

Bij een hiellanding is ook de doorbloeding van de hoef optimaal. De weefsels in de hoef worden goed voorzien van zuurstof, voedingsstoffen en lichaamseigen stoffen. Koolzuurrijk bloed en afvalstoffen worden snel afgevoerd.

PEESBELASTING

Het belangrijkste van alles is dat de kracht die op de diepe buigpees wordt uitgeoefend niet te groot wordt. De spanning van de diepe buigpees neemt tijdens een hiellanding toe, doordat het kootgewricht (de kogel) na de landing van de hoef daalt. Het hoefgewricht draait tegelijkertijd naar achteren. De spanning op de pees neemt hierdoor juist af. Beide krachten compenseren elkaar netjes. Naarmate de hoef verder afwikkelt, neemt de kracht op de diepe buigpees allengs af.

Een fit paard met goed ontwikkelde gangen, gezonde, onbeslagen en goed bekapte hoeven zal in snelle gangen (draf en sneller) op een goede veerkrachtige bodem altijd hiellanden.

TEENLANDING

Als het been zijn bolle vorm nog heeft als de hoef de grond raakt, zal de teen als eerste de grond raken. Vandaar de naam teenlanden.

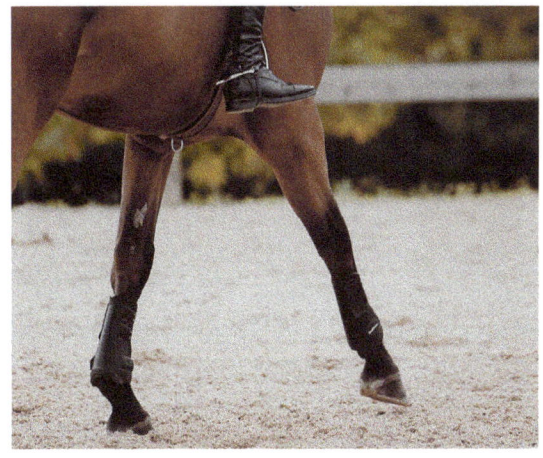

Teenlanding
(foto: Laila Klinsmann)

Schok- en trillingsdemping

De onderdelen van het onderbeen staan bij een teenlanding niet optimaal ten opzichte van elkaar om de krachten op te vangen die vrijkomen bij het neerzetten en afwikkelen van de hoef. Alles wat hierover op de vorige bladzijde beschreven is, geldt in het geval van een teenlanding in veel mindere mate.

Doorbloeding

De doorbloeding van de hoef is minder goed bij een teenlanding. De weefsels in de hoef blijven deels verstoken van zuurstof, voedingsstoffen en lichaamseigen stoffen. Koolzuurrijk bloed en afvalstoffen blijven gedeeltelijk achter in de hoef.

Peesbelasting

Het hoefgewricht draait in eerste instantie naar voren waardoor de kracht die op de diepe buigpees uitgeoefend wordt niet af- maar juist toeneemt. De kogel zal nog steeds neerwaarts bewegen en eveneens de spanning op de diepe buigpees verhogen.

Er zijn in dit scenario dus twee factoren die de spanning verhogen. De frictie tussen de diepe buigpees en het straalbeen wordt onverantwoord hoog. Frictie veroorzaakt overmatige warmte-ontwikkeling. De frictie en de resulterende warmte zorgen voor verdunning, verruwing en structuurverandering van het kraakbeen op de achtervlakte van het straalbeen enerzijds en het vezelkraakbeen waar de fibreuze peesschede uit is opgebouwd anderzijds.

Het schok- en trillingsdempend vermogen van de hoef raakt verstoord. De voorzijde van de hoef krijgt de grootste klap te verduren en dat is nu juist waar geen flexibele weefsels aanwezig

zijn die hierop berekend zijn. De voorzijde van de hoef veert simpelweg niet zoals de achterzijde dat doet. Het straalbeen wordt bovendien te veel betrokken bij de schokabsorptie.

Trillingen

Bij een teenlanding ontstaan er trillingen in de hoef die een piek veroorzaken in de kracht die de diepe buigpees uitoefent op het straalbeen. Ook deze trillingen zorgen voor een overmatige warmte-ontwikkeling. De trillingen treden vaker of sterker op bij bewegen over een harde ondergrond.

Slijtage

De dorsale zijde van de hoef slijt te veel in verhouding tot de palmaire zijde. De slijtage voorin de hoef zorgt voor gevoeligheid aldaar. Het gebrek aan slijtage achterin de hoef zorgt voor te hoge hielen.

Traumatische hoefbevangenheid

Langdurige, repetitieve belasting van de dorsale zijde van de hoef kan traumatische hoefbevangenheid in de hand werken. Bij deze vorm van hoefbevangenheid raakt de verbinding tussen de hoefwand en het hoefbeen (de lamellenverbinding, zie pagina 19), die niet gebouwd is op schokabsorptie, beschadigd.

> ➤ Je kunt uitgebreid lezen over hoefbevangenheid in het boek 'Hoefbevangenheid : begrijpen, genezen, voorkomen' (ISBN 978-90-825191-9-8) en op de website hoefbevangen.info

BOTDEMINERALISATIE

Structureel teenlanden kan maken dat de punt van het hoefbeen onregelmatig of te weinig doorbloed wordt. Hierdoor kan het gaan demineraliseren. Het paard onttrekt magnesium en calcium aan het bot. De dichtheid van het bot vermindert, wat de kans op het ontstaan van hoefbeenfissuren en -fracturen vergroot.

VOORHOEVEN VS. ACHTERHOEVEN

Paarden hebben de neiging meer met de voorhoeven te teenlanden dan met de achterhoeven.

VLAKKE LANDING

In stap zetten paarden, als het goed is, de hoef vlak op de grond. In dit geval staat en blijft de diepe buigpees ook in correcte spanning over de gewrichten. Sommige paarden landen ook vlak in andere gangen. De schok- en trillingsdemping is in dat geval iets minder dan bij een hiellanding, maar beter dan bij een teenlanding. In het kader van hoefkatrolontsteking is het evenwel logischer vlaklanders bij de hiellanders te rekenen.

Zonder opname met een hogesnelheidscamera of de slow motion functie van moderne telefoons is het vaak niet mogelijk om te bepalen of het paard met de hiel landt of juist vlak. Een fractie van een seconde voordat de hiel de grond raakt kan de hoef nog iets kantelen en alsnog vlak landen. Voor het blote oog lijkt er sprake te zijn van een hiellanding.

> ➤ Aangezien de term 'vlakke en/of hiellanding' de leesbaarheid van dit boek niet ten goede komt, zullen we beide vormen vanaf hier aanduiden met 'hiellanding'.

OORZAKEN TEENLANDEN

De lijst met oorzaken van teenlanden is lang. Zoals zo vaak is er in veel gevallen sprake van meerdere oorzaken. We zullen kijken naar oorzaken die hun oorsprong vinden in:
- Het hielgebied
- Het hoefkatrolgebied
- Het teen- en kwartiergebied
- Pijn of ongemak elders in het lichaam
- Hoefbeslag
- Het harnachement
- De spring- en dressuursport

HIELGEBIED

Een of meer weefsels in het hielgebied zijn slecht ontwikkeld, ziek of beschadigd. Om de pijn te ontlopen of om het gebrek aan schok- en trillingsdemping op te vangen gaat het paard teenlanden.

> HIELGEBIED
>
> Het deel van de hoef dat bestaat uit de straal, hoefballen, het hoefkraakbeen en straalkussen, de zenuwen en bloedvaten, de hoeflederhuid die dit geheel omspant, het caudale deel van de zool, de steunsels en de hielen.

1. Onderontwikkelde, zieke of beschadigde straal en/of straalkussen
- De ontwikkeling van de straalkussens en stralen begint op dag één van het leven van een paard. Helaas is dat voor gedomesticeerde paarden zeker niet altijd het geval. Veulenhoefjes worden meestal te weinig en ondoelmatig gestimuleerd (zie kadertekst 'De straalkussens van een veulen' op pagina 41).

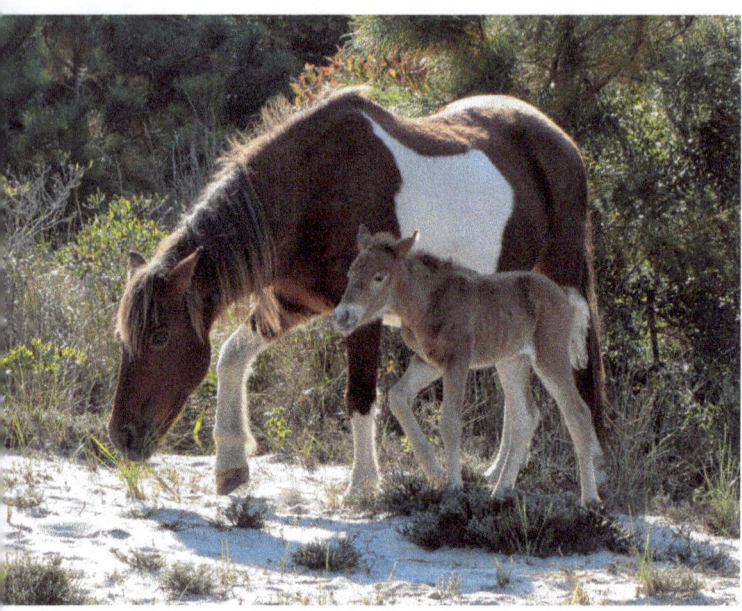

Veulenhoefjes moeten
direct gestimuleerd worden
(foto: Skeeze)

- In de eerste levensjaren moeten de stralen en straalkussens dus regelmatig en doelmatig belast worden. Overbelasting is zeker ook niet gewenst. Rond het vijfde levensjaar verandert de structuur van het straalkussen. Overmatige belasting vóór die leeftijd heeft een ongunstig effect op de ontwikkeling ervan. Veel paarden worden te jong beleerd. Dit is een veel voorkomende oorzaak van overbelasting.
- Niet alleen een tekort aan beweging zorgt voor matige stralen en straalkussens. De ondergrond waarop het paard beweegt heeft ook invloed. Zoals eerder gezegd is een harde, ongelijke of slechte kwaliteit bodem ongewenst in verband met overbelasting. Een te zachte bodem daarentegen zorgt weer voor te weinig stimulering van straal en straalkussen.

- Samengeknepen hielen kunnen maken dat het straalkussen splijt. De pijn die dit veroorzaakt dwingt het paard om meer op de teen te gaan landen. Straks lees je meer over de hielen.
- Vergevorderde rotstraal en straalkanker (pododermatitis) kunnen het straalkussen aantasten en pijn veroorzaken. Los daarvan zijn beide problemen al pijnlijk genoeg om dit effect te hebben.

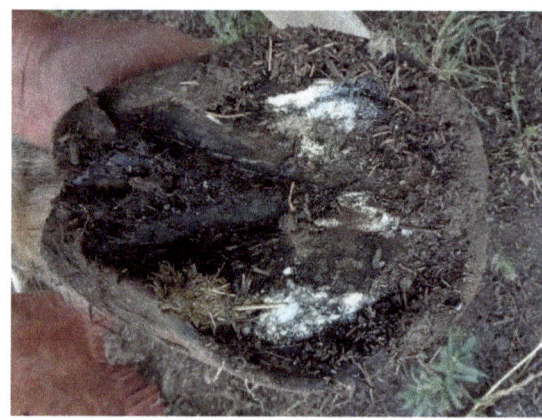

Rotstraal kan bijdragen aan teenlanden

> Rotstraal kan zó pijnlijk zijn dat het paard er kreupelheidsklachten door kan vertonen die veel op die van hoefkatrolontsteking lijken. Onderschat het probleem niet. Rotstraal moet altijd behandeld worden. Overleg met je hoefverzorger of dierenarts over de beste behandeling.

2. Onderontwikkeld of beschadigd hoefkraakbeen.
- Gezond hoefkraakbeen neemt 30 tot 40% van de breedte van de hoef in. Bij paarden met hoefkatrolontsteking ligt dit rond

de 10%. Het schok- en trillingsdempend vermogen neemt catastrofaal af bij een dergelijke onderontwikkeling.

- Verbeend hoefkraakbeen is een verharding van het hoefkraakbeen door kalkafzetting. Het wordt ook verkalking of verbening van het hoefkraakbeen genoemd. In ernstige gevallen verkalkt ook de verbinding tussen het hoefkraakbeen en het hoefbeen.
  - ‣ De vorm van de hoef wordt allengs nauwer, wat ook -bijdraagt aan pijn en een slechte doorbloeding. Uiteindelijk kan het hoefkraakbeen breken.
  - ‣ De oorzaak wordt gezocht in overbelasting al dan niet in combinatie met erfelijke aanleg.
  - ‣ Oudere paarden en bepaalde rassen lopen een hoger risico. Evenzo beslagen paarden. Het beslagen paard kan de hoeven niet goed afwikkelen. Een slecht afwikkelende hoef resulteert in overbelasting van het kraakbeenweefsel.
  - ‣ Hoefkraakbeenverbening zorgt in de meeste gevallen niet voor pijn.

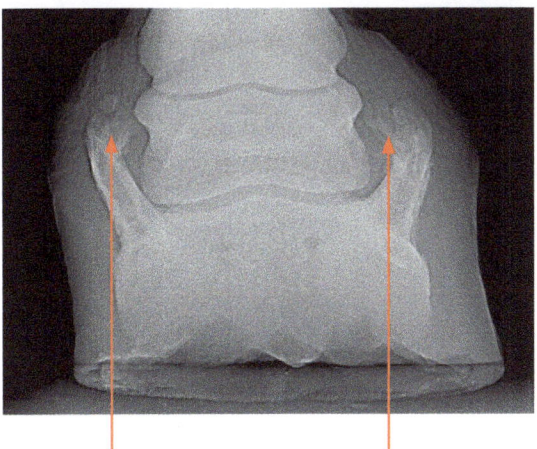

Röntgenfoto waarop hoefkraakbeenverbening zichtbaar is

> ➤ Op röntgenfoto's is gezond kraakbeen niet zichtbaar. Verkalkt kraakbeen is dat wel.

- Hoefkraakbeenfistel. Dit is een chronische ontsteking van het hoefkraakbeen, die meestal het gevolg is van een hoefbalbetrapping.

3. Ontsteking aan de hiellederhuid. Ook dit kan het gevolg zijn van een hoefbalbetrapping.

4. Zoolkneuzing of -abces
- Bij een zoolkneuzing raakt de zoollederhuid beschadigd. Beschadigde bloedvaatjes laten een bloeduitstorting zien in de zool.
- De oorzaak is nagenoeg altijd het trappen op een hard voorwerp, zoals een kiezelsteentje. Zoals je verderop zult lezen, kunnen ook de steunsels de boosdoener zijn.
- Beslagen paarden zullen probleemloos op – of eigenlijk boven – een steentje staan dat kleiner is dan de dikte van het ijzer. Trappen ze daarentegen eens op een steentje dat groter is, dan zal de zool eerder en ernstiger kneuzen. Deze zool is immers weinig gewend en niet zo hard als die van een onbeslagen hoef. De zool van een beslagen hoef is bovendien minder beweeglijk en kan daardoor oneffenheden minder goed opvangen.
- Paarden met dunne zolen lopen uiteraard een groter risico dan paarden met dikke, stevige zolen. Evenzo voor kwalitatief slechte versus goede zoolhoorn.
- Paarden die gehuisvest zijn op een uitdagende ondergrond zullen stevigere zolen hebben en dus minder snel last krijgen van zoolkneuzingen. Er wordt gezegd dat je je

paard zou moeten huisvesten op dezelfde ondergrond als waarop je hem blootsvoets wilt kunnen rijden.

- Een zoolkneuzing is niet altijd pijnlijk. Dringen er echter bacteriën door de plaatselijk dunnere zool naar binnen, dan kan dit leiden tot een zoolabces. Een zoolabces is wel altijd erg pijnlijk.
- Paarden met PPID (Pituitary Pars Intermedia Dysfunction, foutief bekend als het syndroom van Cushing) zijn vatbaarder voor zoolabcessen.
- Bij hoefbevangen paarden waarbij het hoefbeen begint te kantelen, zien we ook zoolkneuzingen. Deze zijn maanvormig en bevinden zich ter hoogte van de plaats waar de punt van het hoefbeen van binnenuit tegen de zoollederhuid aan drukt.

5. Hieldefecten
- Te hoge hielen
  › Als de hoef belast wordt bewegen de hielen naar buiten. Bovenaan de hoef is de beweging juist naar binnen gericht. Dit geeft pijn aan de weefsels binnenin de hoef. Deze pijn zorgt ervoor dat het paard gaat teenlanden waardoor de hielen minder slijten en nog hoger worden. Een vicieuze cirkel is ontstaan.
  › Te hoge hielen maken dat er geen of te weinig contact tussen de straal en de bodem mogelijk is. Dit is niet goed voor het functioneren van het hoefmechanisme en de schok- en trillingsdemping. Voor de ontwikkeling van het straalkussen is het ontbreken van straalcontact funest.
  › Te hoge hielen maken dat de hoefcapsule als eerste de grond met de hielen raakt. Dit zouden we makkelijk verkeerd kunnen interpreteren als een correcte

hiellanding. Aan de binnenkant van de hoef is echter iets anders aan de hand. Het hoefbeen zal door de naar voren geforceerde stand alsnog als eerste met de punt de kracht van de landing opvangen.

- Ongelijke hielen
  › Als een van de hielen meer dan een halve centimeter hoger is dan de andere hiel, spreken we van ongelijke hielen. Dit zorgt voor een verkeerde drukverdeling in de hele achterzijde van de hoef. Bovendien verstoort dit het correct afwikkelen van de hoef.
  › In bijna alle gevallen zien we de vervorming terug in de hoefballen.

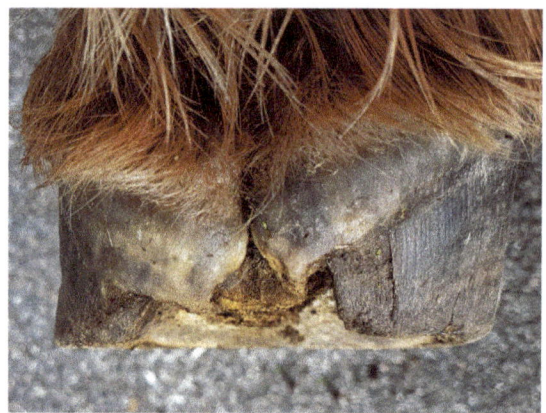

Ongelijke hielen

- Ondergeschoven hielen
  › De hielen zijn in dit geval te lang. De hoek die de hielen met de grond maken is flauwer dan hij zou moeten zijn. De hiel raakt hierdoor de grond te ver naar voren. In ernstige gevallen gaan de hoefballen meedragen. Aangezien zij hier niet op berekend zijn veroorzaakt dit pijn.

‣ Het dragende deel van de hielen komt verder naar voren, recht onder de hoef-katrol, te liggen in plaats van erachter. Dit veroorzaakt overbelasting en pijn in het hoefkatrolgebied.

‣ De weefsels in het hielgebied komen bij ondergeschoven hielen in de verdruk-king wat pijn veroorzaakt (zie kader-tekst 'Steunselboog' op pagina 74). Het straalkussen wordt als het ware geplet. De hiervoor genoemde abcessen vinden hun oorzaak soms ook in ondergescho-ven hielen.

‣ De doorbloeding in de achterzijde van de hoef raakt verstoord. Alle weefsels aldaar lijden hieronder. Ze kunnen atro-fiëren waardoor ze zowel pijnlijker wor-den als minder goed in staat zijn bij te dragen aan schok- en trillingsdemping.

‣ Ondergeschoven hielen trekken de steunsels naar voren. De steunsels kun-nen het risico op kneuzingen van de zool- en steunsellederhuid vergroten. De steunsels zijn in dit geval te vergelijken met een steentje in onze schoen.

‣ Kenmerkend voor ondergeschoven hielen zijn de hoornpijpjes die niet meer evenwijdig aan elkaar liggen. De hoek die de hiel met de grond maakt is flauwer dan de hoek die de teen maakt. Is dit verschil meer dan 5 graden, dan is er per definitie sprake van onderge-schoven hielen. Een tweede aanwijzing voor ondergeschoven hielen is een verhouding van minder dan 3:1 tussen teen- en hiellengte. Tenslotte zien we dat de kroonrand vaak een welving vertoont als gevolg van naar boven gedrukt hoefkraakbeen.

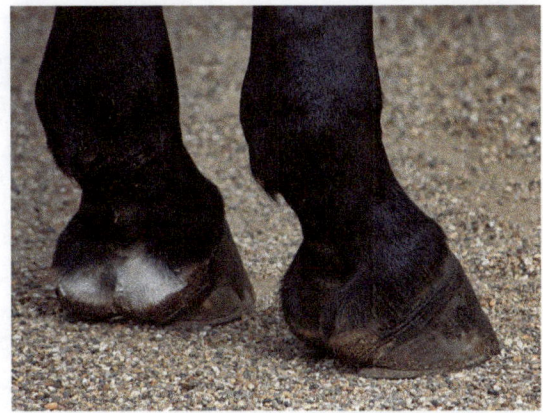

Ondergeschoven hielen

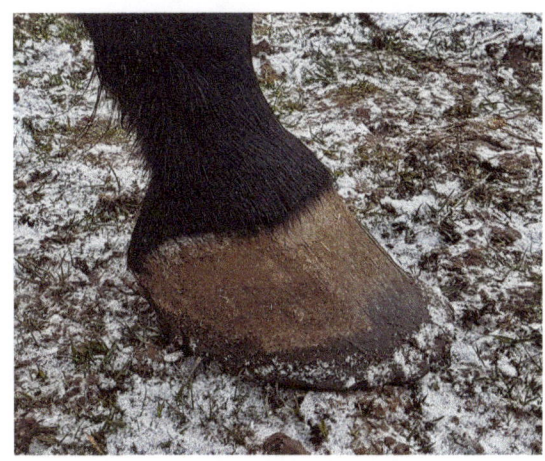

Gewelfde kroonrand

‣ Gekende oorzaken van ondergeschoven hielen zijn:
  – (Verkeerd) hoefbeslag, hoefbeslag met verhoogde takken of wiggen
  – Verkeerd of te weinig bekappen met als gevolg te lange tenen, te lange hoefwand (met name in de kwar-tieren), overgroeide steunsels en te hoge hielen

STEUNSELBOOG

Bij een anatomisch correcte hielhoogte, -lengte en -hoek zullen de hielen, zodra de hoef belast wordt, naar de achter- en buitenzijde uitzetten. Vervolgens wordt de boog die de steunsels – samen met de zool – aan de binnenzijde van de hoefcapsule vormen flauwer. Dit geeft ruimte aan de zachte weefsels in het hielgebied. Hierdoor kan het hoefbeen het straalkussen indrukken, iets naar achteren kantelen en zijn positie parallel met de grond innemen.

Bij ondergeschoven hielen gebeurt het tegenovergestelde. De hielen worden bij belasting naar voren gedwongen. De boog gevormd door de bovenzijde van de steunsels wordt steiler en brengt de zachte weefsels in verdrukking. Onder andere de pal erboven liggende steunsel-lederhuid, de zoollederhuid en het hoefkraakbeen worden bij elke stap pijnlijk overbelast. Ook het hoefkatrolgebied heeft stevig te lijden onder deze telkens terugkerende druk. Het paard zal gaan teenlanden om de pijn te ontlopen.

– Negatieve palmaire hoek van het hoefbeen (hier komen we straks op terug)
– Te zachte hoefwand
– Stand- en/of bewegingsproblemen
– Ernstig overgewicht (obesitas)
– Te zachte ondergrond in de leefomgeving
– Slecht ontwikkeld straalkussen
– Slecht ontwikkeld hoefkraakbeen

> ➤ Ondergeschoven hielen is de meest voorkomende afwijking in hoefvorm. Een onderzoek uit 1989 laat zien dat ruim 50% van de paarden met dit probleem te maken hebben. Een ander onderzoek, waarbij de onderzoekspopulatie hoefgerelateerde kreupelheidsproblemen had, kwam zelfs op bijna 80% uit.

• Samengeknepen hielen
  ‣ De hielen kunnen chronisch vervormen door een gebrek aan druk. Er treedt contractie (samentrekking) op. In een samengeknepen hielgebied is minder plaats voor de weefsels binnenin. Met name het hoefkraakbeen en het straalkussen komen in de verdrukking. We herhalen hier dat dit kan leiden tot omhooggedrukt kraakbeen en een gespleten straalkussen.
  ‣ Te lange tenen worden als mogelijke oorzaak gezien. Ze trekken de hielen als het ware naar voren toe. Hierdoor vernauwt de achterzijde van de hoef.
  ‣ Hoefbeslag en huisvesting op een te zachte ondergrond dragen ook bij aan het ontstaan van samengeknepen hielen.
  ‣ Kenmerkend voor samengeknepen hielen is een straalbreedte die minder is dan 2/3 van de straallengte.

HIELHOOGTE

De hielhoogte is de afstand van de haarlijn tot de grond (de rode lijn op foto in de volgende kolom). Deze moet niet verward worden met de hiellengte. De hiellengte is de afstand van de haarlijn tot waar de hiel de grond raakt (de blauwe lijn).

Over de ideale hielhoogte zijn de meningen verdeeld. Sommige hoefverzorgers verlagen de hielen tot op zoolniveau. Anderen laten een paar millimeter staan, of er wordt met standaardmaten als uitgangspunt gewerkt. Uiteindelijk verschilt het per paard welke hielhoogte het best past.

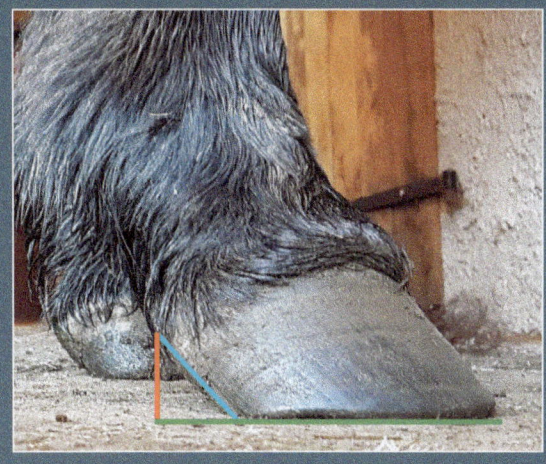

Hielhoogte en hiellengte

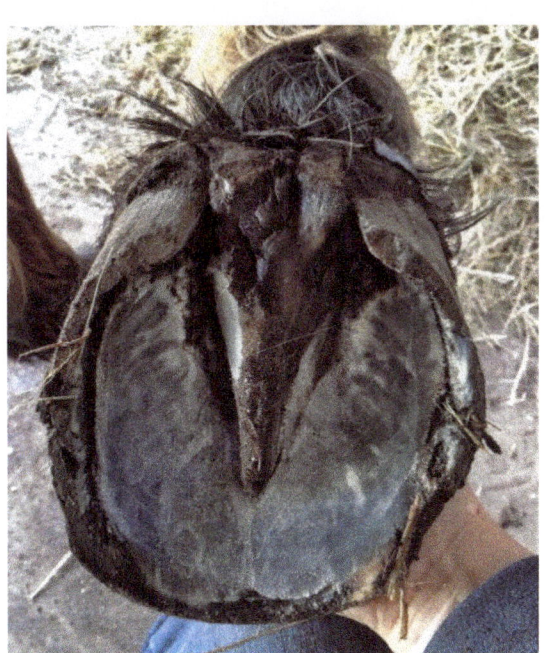

Samengeknepen hielen

6. Klemhoeven
   - Bij een klemhoef is de hele achterzijde van de hoef te nauw. De hielen plooien als het ware naar binnen toe. Dit kan zowel één- als tweezijdig zijn.
   - De hoefballen, straal en het straalkussen zijn in een klemhoef meestal slecht ontwikkeld.

7. Overgroeide steunsels
   - Overgroeide steunsels zijn steunsels die te lang zijn. Ze kunnen zo lang worden dat ze omver gedrukt worden en een deel van of de gehele zool bedekken.
   - Ze kunnen de kwartieren naar buiten duwen en flares veroorzaken. Dit hoeft niet in alle gevallen bij beide kwartieren van de hoef het geval te zijn. Een overgroeid steunsel aan één zijde van de hoef duwt

het kwartier aan die kant naar buiten. Hierdoor verliest de hoef zijn symmetrische vorm.

- Overgroeide steunsels kunnen een medeoorzaak zijn van ondergeschoven hielen.
- Het optimaal functioneren van het hoefmechanisme wordt belemmerd door overgroeide steunsels.
- Overgroeide steunsels worden bij belasting omhoog de hoefcapsule in geduwd. Daar brengen zij het straalkussen in de verdrukking wat pijn veroorzaakt. Erger nog is de druk die ze uitoefenen op de diepe buigpees.

> Overgroeide steunsels zijn een typisch huispaardenprobleem. Adequate huisvesting en beweging, zoals omschreven op pagina 181, en vooral regelmatig, anatomisch correct onderhoud van de onbeslagen hoef zullen dit probleem in alle gevallen weten te voorkomen.

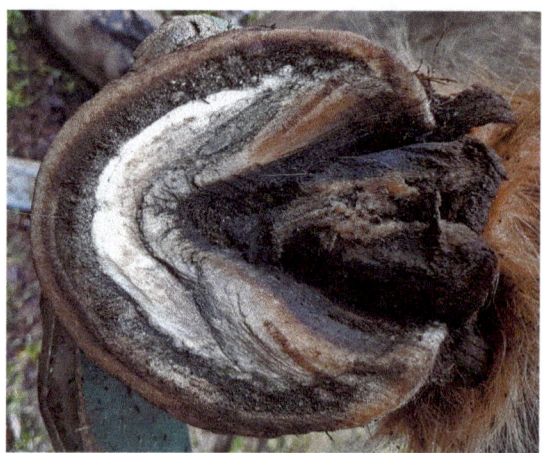

Overgroeide steunsels

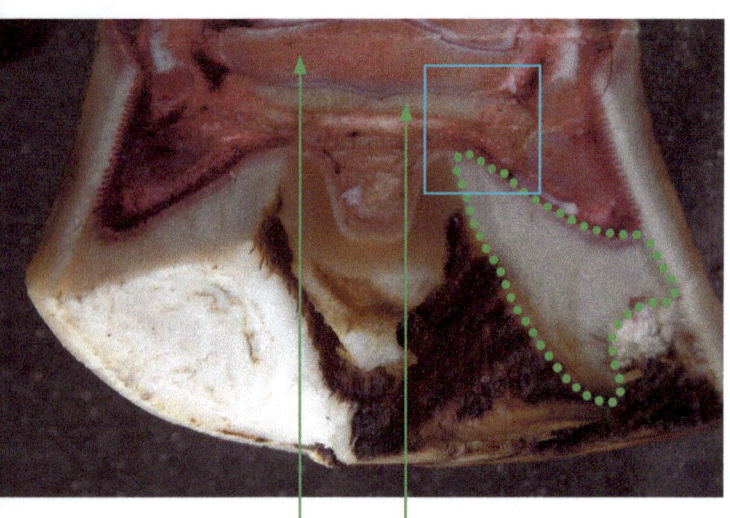

Straalbeen   Diepe buigpees

Druk op de diepe buigpees door overgroeide steunsels
(foto: Jantine Leeflang)

8. Hoefverzorging
- Hoefbeslag
  - Er is geen of te weinig contact tussen de straal en de bodem. Straalcontact is onontbeerlijk voor de ontwikkeling van het straalkussen.
  - Zelfs al is er sprake van een goed ontwikkelde, gezonde en onbeschadigde straal, dan nog verliest deze door beslag grotendeels een van zijn belangrijkste functies: schok- en trillingsdemping.

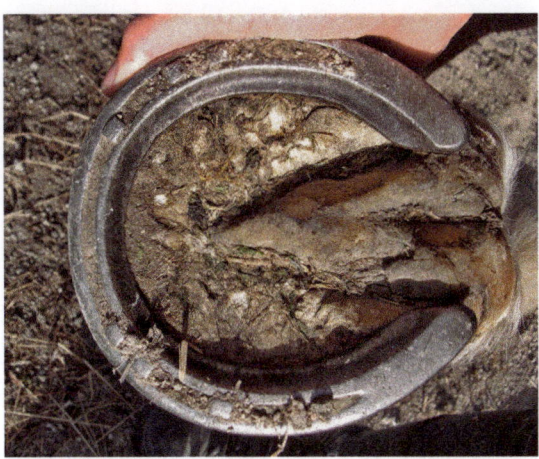

Te weinig straalcontact door hoefbeslag
(foto: Heleen Davies)

‣ Er treedt perifere belasting op
(zie kadertekst 'Perifere belasting' op
pagina 79).
‣ Te jong beslaan. De doorbloeding en
beweging van de hoef worden grotendeels belemmerd. Hierdoor blijven alle
schok- en trillingsdempende onderdelen
van de hoef achter in hun ontwikkeling.
Menig volwassen, beslagen paard loopt
als het ware op hoeven van een tweejarige. Aangezien de hoefbeentakken
pas rond het zesde levensjaar verbenen,
blijft het hoefbeen smal als het paard
voor die leeftijd regelmatig en langdurig beslagen wordt. Dit verhoogt de
kans op het ontstaan van klemhoef en
samengeknepen hielen.
‣ Verkeerd beslag (ijzer te klein, te ver
naar voren).
▪ Verkeerde bekapping
‣ Als het straalkussen te weinig gestimuleerd wordt blijft de ontwikkeling
achter. Een verkeerde bekapping kan dit
als volgt veroorzaken:

– Hielen te hoog
– Hoefwand te lang
– Straal grotendeels weggesneden
‣ Deze wijze van bekappen werkt, net
als hoefbeslag, perifere belasting in
de hand.

> ❯ Een V-vormige haarlijn is een
> indicatie van te weinig straalcontact.
> De straal kan onvoldoende tegendruk
> aan de neerwaartse kracht van het
> lichaam bieden. Het hele hoefge-
> wricht 'zinkt' in de hoefcapsule. Het
> hoefkraakbeen wordt zijdelings
> omhoog gestuwd. In heel wat anato-
> mieboeken staan hoeven afgebeeld
> met een V-vormige haarlijn alsof dit
> normaal is.

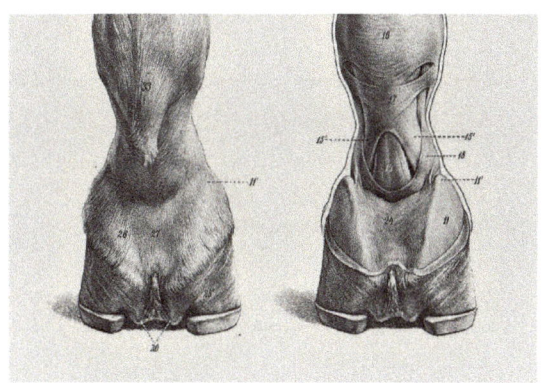

V-vormige haarlijn
in een oud anatomieboek
(illustratie: W. Ellenberger)

HOEFKATROLGEBIED
Een of meer weefsels in het hoefkatrolgebied
zijn slecht ontwikkeld, ziek of beschadigd.
Uiteraard heeft een paard dat werkelijk

hoefkatrolontsteking heeft ook pijn in het hoefkatrolgebied. Het zal op de teen landen en daarmee bijdragen aan de verergering van de problemen. Zoals je in het vorige hoofdstuk hebt gelezen kan deze pijn komen vanuit het kraakbeen rond de diepe buigpees, de diepe buigpees zelf, de slijmbeurs, het gewrichtskraakbeen op het straalbeen en het straalbeen zelf. Buiten deze door hoefkatrolontsteking veroorzaakte pijn kunnen deze weefsels uiteraard om een andere reden pijnlijk zijn.

1. Al deze weefsels kunnen onderhevig zijn aan ontstekingen. Deze ontstekingen kunnen – maar hoeven niet – ook klinische verschijnselen van hoefkatrolontsteking zijn.
   - Gewrichtsontsteking (artritis)
   - Gewrichtskapselontsteking (capsulitis)
   - Gewrichtsvliesontsteking (synovitis)
   - Gewrichtskraakbeenontsteking (osteochondritis)
   - Straalbeenontsteking (naviculaire osteitis)
   - Peesontsteking (tendinitis)
   - Peesschedeontsteking (tendovaginitis)
   - Slijmbeursontsteking (naviculaire bursitis)
   - Ligamentontsteking (desmitis)
   - Ontsteking van een pees- of ligamentaanhechting (enthesitis)
   - Vaatontsteking (vasculitis)

2. Osteochondrose (OC) of osteochondritis dissecans (OCD) in het hoefgewricht. Dit zijn ontwikkelingsstoornissen waarbij bot- of kraakbeendeeltjes los komen van het straal-, kroon- en/of hoefbeen.

3. Fractuur of -fissuur aan het straalbeen. Een fractuur is een breuk, een fissuur een scheur in het bot. Straalbeenfracturen -of fissuren zijn zeldzaam maar komen wel voor. Een cyste in het bot kan de oorzaak vormen van een straalbeenfractuur of -fissuur.

4. Straalbeenpartitie (zie kadertekst op pagina 56). De weefselschade die hier het gevolg van kan zijn, zorgt voor pijn.

5. Door langdurig gebruik van hoefbeslag wordt de hoef langzaam maar zeker samengeknepen. Hierdoor komt er pijnlijke druk op de weefsels in het hoefkatrolgebied.

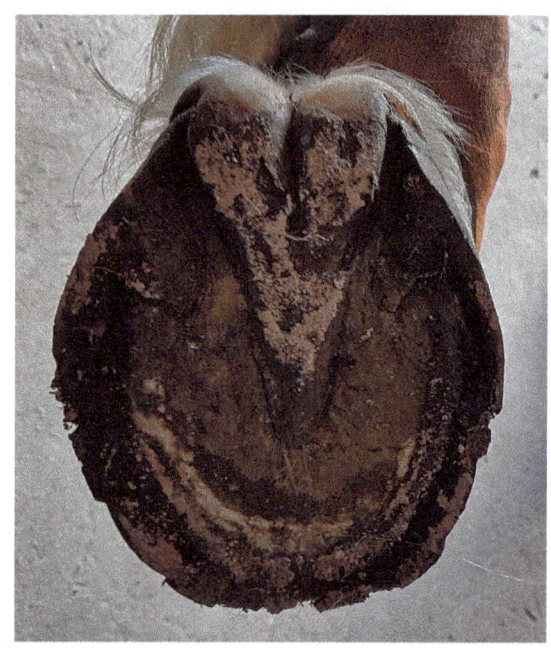

Samengeknepen hielen als gevolg van jarenlang hoefbeslag

Teen- en kwartiergebied
Een of meer weefsels in het teen- en kwartiergebied van de hoef zijn slecht ontwikkeld, ziek of beschadigd.

1. Te lange tenen
   - Bij lange tenen ligt het afwikkelpunt te ver naar voren. Als gevolg hiervan is het afwikkelen van de hoef niet bijtijds voltooid.

PERIFERE BELASTING

Als het grootste deel van de neerwaartse kracht van het lichaam op de hoef gedragen wordt door de hoefwand, en daarmee de lamellenverbinding, de kroon- en de wandlederhuid, spreken we van perifere belasting. Een goed voorbeeld hiervan is een hoef waarbij de hoefwand bij het bekappen te lang gelaten wordt. Helaas een praktijk die diep ingesleten is in de gewoonte van veel hoefsmeden. De traditionele benaming 'draagrand' getuigt hiervan. Zowel het rigoureus bijsnijden van de straal, het te kort snijden van de steunsels als het hol kappen van de zool dragen bij aan perifere belasting. Zelfs het netjes uitkrabben van de hoef verhoogt de perifere belasting. Samengepakte modder onder de hoef verbetert de krachtverdeling namelijk ook een beetje. Bij een beslagen hoef is de perifere belasting uiteraard nog groter.

Onderzoek uitgevoerd door Robert Bowker heeft aangetoond dat de bloedcirculatie in een perifeer belaste hoef bij elke stap even compleet stil komt te liggen. De schok- en trillingsdempende werking van de massatraagheid van het bloed is hierdoor veel lager. Alle weefsels in de hoef krijgen een grotere klap te verduren. Bowker heeft ook aangetoond dat hoe groter de perifere belasting is, hoe slechter de doorbloeding van alle weefsels in de hoef is. Met name de zool heeft hieronder te lijden. De bloedtoevoer naar de zoollederhuid vindt uitsluitend plaats via slagaderen die om de rand van het hoefbeen heen krullen. Bij perifere belasting worden deze slagaderen telkens afgeknepen. Dit heeft een negatief effect op de groei van zoolweefsel. Een hoefsmid of dierenarts die hoefbeslag aanraadt tot de zool wat dikker gegroeid is, houdt duidelijk geen rekening met dit gegeven of is er zelfs niet van op de hoogte.

STRAALKUSSEN

In een perifeer belaste hoef ondergaat het straalkussen niet de afwisselende druk en drukverlichting die het nodig heeft om zich goed te ontwikkelen, dan wel in goede gezondheid te blijven.

HUISVESTING

De ondergrond waar het paard over beweegt of op gehuisvest wordt speelt een grote rol. Hoe harder de ondergrond, hoe groter de perifere belasting. Aangezien een harde ondergrond wel positief bijdraagt aan een optimaal hoefmechanisme en daarmee een optimale doorbloeding is het zaak te zorgen dat de hoefwand kort gehouden wordt en het paard eventueel met hoefschoenen en zooltjes gereden wordt.

Met betrekking tot huisvesting zijn grind en zand de beste ondergrond gebleken om perifere belasting te minimaliseren. De kracht wordt door deze ondergrond gelijk verdeeld over de hele onderzijde van de hoef. De snelheid waarmee het bloed door de hoef stroomt gaat omlaag, waardoor alle bloedvaten goed gevuld raken. Stro biedt nauwelijks ondersteuning.

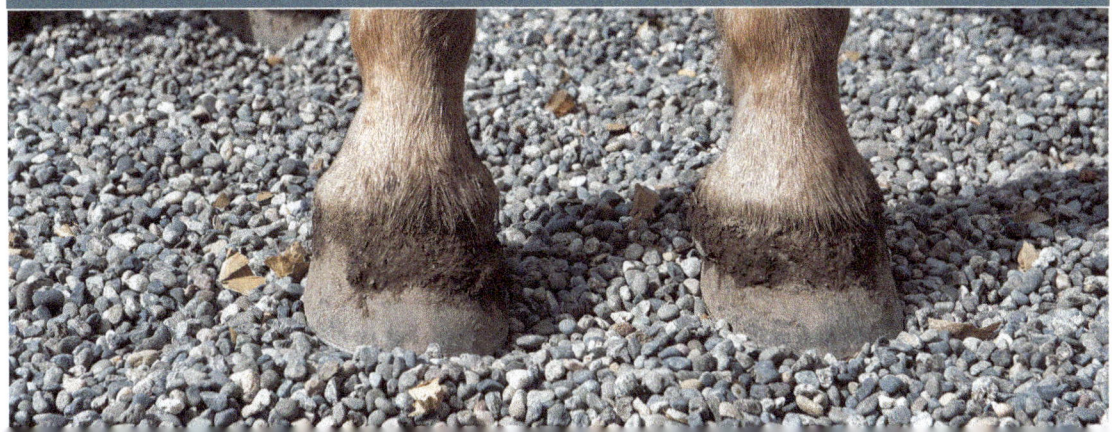

Het been begint te laat aan de extensie van de gewrichten en heeft daardoor nog niet de volledige holle vorm kunnen aannemen.

- Lange tenen zijn in eerste instantie het gevolg van domesticatie. Bij huispaarden is de verhouding tussen groei en slijtage van de hoefwand verstoord. Om het gebrek aan slijtage te compenseren roepen we de hulp in van een hoefverzorger. Ondanks diens goede bedoelingen kunnen te lange tenen dan de oorzaak zijn van verkeerd of te weinig bekappen. Bij paarden wiens eigenaar zelf de hoeven onderhoudt tussen de bezoeken van de hoefverzorger in zal dit probleem minder vaak voorkomen. Op het paard afgestemde huisvesting en beweging doen eveneens wonderen. Bij beslagen paarden slijten de tenen helemaal niet en zijn de tenen snel na het bezoek van de hoefsmid al te lang.
- Lamellaire onthechting zorgt ook voor een afwikkelpunt dat te ver naar voren ligt. Lamellaire onthechting is het verbreken van de verbinding tussen de hoefwand en het hoefbeen. Het is zichtbaar als een verbrede witte lijn Lamellaire onthechting duidt per definitie op hoefbevangenheid.

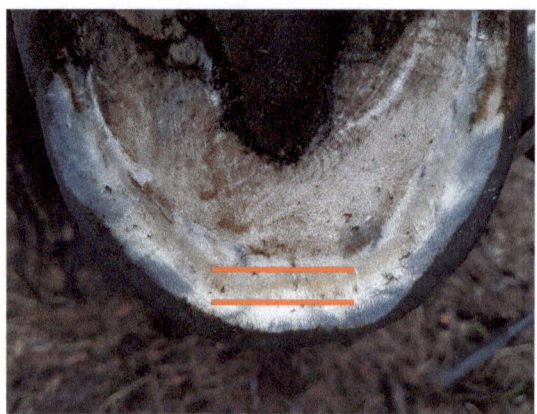

Verbrede witte lijn

- Behalve dat het aan de hoeven zelf te zien is, zijn paarden met te lange tenen te herkennen aan het feit dat ze vaak struikelen en de voorhoeven aantikken met de achterhoeven.

2. Fractuur of fissuur aan het hoefbeen
- Een fractuur of fissuur in één of beide hoefbeentakken zorgt voor pijn. Het paard gaat ook in dit geval op de teen landen in een poging de pijn te ontlopen.
- Een cyste kan de oorzaak zijn, maar ook trauma's kunnen het bot doen scheuren of breken:
  ‣ Struikelen
  ‣ Hard neerkomen na een sprong of steigeren
  ‣ Hard raken van hindernismateriaal
  ‣ Slaan tegen de box- of trailerwand

3. Beschadiging van de aanhechting tussen de diepe buigpees en het hoefbeen.

4. Negatieve palmaire hoek van het hoefbeen
- Een röntgenfoto van een gezond ontwikkelde en onderhouden hoef in rust laat een hoefbeen zien dat net niet parallel met de grond staat. Er is sprake van een positieve palmaire hoek. Dit wil zeggen dat het hoefbeen enkele graden voorover staat. Dit is meestal tussen 2° en 5°. Als het paard in beweging komt, zal het gewicht van het paard maken dat het hoefbeen het straalkussen indrukt. Het hoefbeen kantelt hierdoor iets naar achter. Hierdoor komt het parallel met de ondergrond.
- Bij sommige paarden is er sprake van een neutrale of zelfs negatieve palmaire hoek (negatieve P3). Het hoefgewricht verkeert in een constante staat van extensie (strekking). De kracht die de diepe buigspier in rust uitoefent op de diepe buigpees (de

spiertonus) zal zich geleidelijk aanpassen. De pees zelf wordt ook een paar millimeter langer. Dit neemt echter niet weg dat tijdens deze aanpassingsfase de druk van de diepe buigpees op het straalbeen te groot is. Bij een te grote negatieve P3 is het de vraag of beide aanpassingen het probleem geheel kunnen oplossen. Zelfs als het paard er niet door gaat teenlanden zorgt een negatieve P3 dus voor overbelasting van het hoefkatrolgebied.

- Hoger in het been gelegen gewrichten komen ook onder een constante spanning te staan. Al deze spanning en eventuele bijbehorende pijn maken dat het paard verkeerd gaat bewegen. Deze bewegingsaanpassing resulteert vaak in teenlanden.

- Paarden slapen meestal staand. De ligamenten en pezen dragen het gewicht van het paard terwijl de spieren in rust zijn. Bij constante extensie is dit niet het geval. Het paard raakt langzaam maar zeker oververmoeid. Vermoeide paarden zullen mede hierdoor vaker teenlanden.

- Zonder röntgenfoto's is een negatieve P3 van het hoefbeen niet onomstotelijk vast te stellen. De buitenkant van de hoef kan een ander beeld geven dan wat er zich binnenin de hoef afspeelt, al zijn er wel aanwijzingen. Lage, ondergeschoven hielen in combinatie met lange tenen, al dan niet met stevige flares in de kwartieren, kunnen een aanleiding zijn om foto's te laten maken. We zien ook vaak een bolling dorsaal in de hoefwand en groeringen die daar verder van elkaar af liggen dan bij de hielen. Een slecht ontwikkeld straalkussen biedt te weinig tegendruk aan het hoefbeen en wordt daarmee ook als oorzaak gezien. Tenslotte is aan de manier van bewegen (korte passen, teenlanden, niet voorwaarts) of staan (spanning in de schouders en achterover leunen, vergelijkbaar met de stand die hoefbevangen paarden vaak aannemen) ook af te leiden dat er misschien sprake is van een negatieve P3.

- De hyperextensie (overstrekking) van de gewrichten kan makkelijk verkeerd geïnterpreteerd worden als correct hiellanden. In sommige gevallen zien we bij deze paarden de voorbenen met de hiel landen terwijl de achterbenen op de teen landen.

- Een negatieve P3 kan zowel een oorzaak als een gevolg zijn van teenlanden.

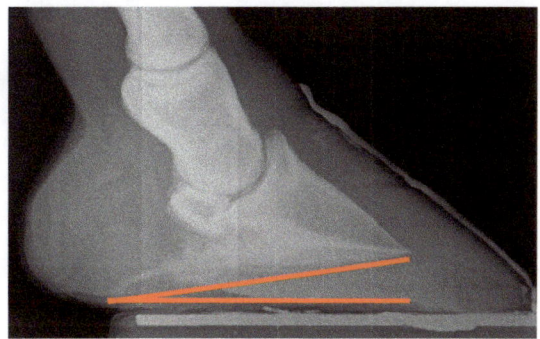

Röntgenfoto waarop een negatieve palmaire hoek zichtbaar is
(foto: The Chronicle of the horse)

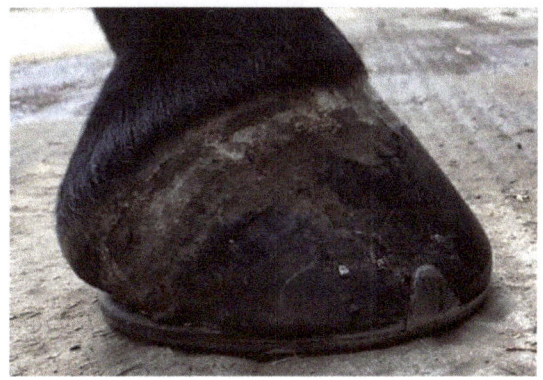

Negatieve palmaire hoek: bolling dorsaal in de hoefwand en lage, ondergeschoven hielen

VASTSTELLEN OF HET PAARD EEN TEEN- OF EEN HIELLANDER IS

Het overgaan van de gebogen (flexie) naar de gestrekte (extensie) vorm van het been gebeurt bij een teenlander niet, zoals het hoort, in de lucht maar net na het landen. Dit is een plotselinge beweging die voelbaar kan zijn als je het paard berijdt.

Visueel is ook vast te stellen hoe het paard zijn hoef neerzet. Gebruik hiervoor eventueel een laag bij de grond, op statief geplaatste videocamera waar je het paard een paar keer voorlangs laat lopen.

Digitale opnamen kun je later op een computer op lage snelheid of zelfs beeldje voor beeldje afspelen. Dit kan nuttig zijn. Het overgaan van flexie naar extensie gebeurt soms een fractie van een seconde vóórdat de hoef de grond raakt. Voor het trage menselijke oog kan het dan lijken dat het paard op de teen landt. De vertraagde film laat in dit geval zien dat het paard wel degelijk een hiellander is. Maak opnamen van alle gangen. Paarden die in stap teenlanden kunnen in draf overgaan op hiellanden en andersom.

In veel gevallen zul je bij een goed gebalanceerde hoef op de vertraagde beelden zien dat de laterale hiel de grond net iets eerder raakt dan dat de mediale hiel dit doet. Laat je hierdoor niet van de wijs brengen. Dit is bij het overgrote deel van de paarden het geval en daarmee normaal te noemen.

Pijn of ongemak elders in het lichaam

Paarden met chronische problemen in de achterhand kunnen, om de achterhand te ontlasten, de voorhand gaan overbelasten met teenlanden als gevolg. Onder andere, maar niet uitsluitend, de volgende problemen in de achterbenen kunnen maken dat het paard gaat teenlanden:

- Kreupelheidsproblemen in het kootgewricht (onder andere artrose en sesamoïdose) of de knie (onder andere artrose).
- Tendinitis of tendovaginitis aan de diepe buigpees
- Adhesies in de peesschede
- Desmitis van het distaal check-ligament

Oververmoeidheid kan maken dat het paard gaat teenlanden. De coördinatie neemt dan af. Hierdoor tilt het paard zijn benen minder goed op.

Hoefbeslag

Hierboven is beslag al een aantal keer genoemd. Naast de negatieve rol die beslag speelt bij de ontwikkeling van het straalkussen, de schok- en trillingsdemping en het bodemcontact kan het ook het afwikkelpunt negatief veranderen. Wat je hebt gelezen over te lange tenen gaat in dit geval ook op. Verderop bespreken we verder hoe beslag – maar ook bekapfouten – in het algemeen voor overbelasting zorgen (pagina 84).

Harnachement

Een slecht passend of beschadigd zadel veroorzaakt ongemak of zelfs pijn. Het paard zal proberen dit te ontlopen door anders te gaan bewegen. Elke beweging, anders dan een ontspannen beweging waarbij het hele lijf gelijkmatig gebruikt wordt, verhoogt de kans op teenlanden.

IS HIELLANDEN ALTIJD GOED?

Zoals pijn in het hielgebied van de hoef teenlanden kan bevorderen, kan dit andersom uiteraard ook het geval zijn. Het paard landt dan op de hiel om het teengedeelte te ontzien. Dit kan het geval zijn bij een abces aldaar, hoefbevangenheid, een hoornzuil, tendinitis van de strekpees, hoefbeenontsteking (P3 osteitis) of een hoefbeenfractuur of -fissuur.

Het paard loopt in dit geval kramperig. Het gedeelte van de passen waarbij het been zich nog achter de hoefafdruk van het tegenoverliggende been bevindt, de caudale fase genoemd (zie kadertekst op pagina 92), is verkort. Paarden met pijn in de teen landen vaak overdreven op de hiel. Op een harde ondergrond hoor je dat de landing van de hoef in twee fasen plaats vindt.

SPRING- EN DRESSUURSPORT

We noemen nogmaals het te steil en te hard landen na een sprong. Om die kostbare tienden van seconden te pakken worden springpaarden met een lage voorwaartse snelheid over de hindernissen gemanoeuvreerd. Bij een hoge voorwaartse snelheid zou het paard immers te ver doorschieten. Deze manier van springen zorgt dat het paard steil en hard, kort na de hindernis neerkomt. Anders dan op de teen landen is dan onmogelijk.

In de dressuursport zijn het met name de piaffe en de pirouette die het hielgebied overbelasten. Nu zal een paard niet enkel door het trainen van deze bewegingen op de teen gaan landen.

Wel kan het bijdragen aan een al bestaande neiging om dit te doen.

> ➤ Hoe vaker het paard teenlandt om een slecht ontwikkeld hielgebied te ontzien, hoe verder de kwaliteit van dit gebied achteruit gaat.

OVERGEWICHT

Bij paarden met ernstig overgewicht (obesitas) neemt de druk per vierkante centimeter op de onderzijde van de hoef toe. Dit heeft hetzelfde effect als te kleine hoeven bij een paard met een normaal gewicht, te weten: overbelasting van het hoefkatrolgebied en een verhoogde kans op kneuzingen (zie pagina 63, onder 'Hoefvorm'). Voortuderende zware overbelasting kan leiden tot artrosevorming.

> OBESITAS
> Vorm van overgewicht waarbij het vet min of meer gelijkmatig verdeeld is over het lichaam.

Rassen die een verhoogd risico op obesitas hebben zijn onder andere appaloosa's, morgans, cobs, new foresters, ijslanders, paso fino's en merens.

VEROUDERING

De biochemische samenstelling van de kraakbeenmatrix (zie pagina 27) verandert als gevolg van lichamelijke veroudering. Hierdoor wordt het kraakbeen minder soepel en glad. Het gewrichtskraakbeen wordt ook dunner met de jaren. Het trillingsdempend vermogen en daarmee de belastbaarheid van het gewricht neemt af. Als de krachtinwerking gelijk blijft is er sprake van relatieve overbelasting.

HUISVESTING

Verderop in dit boek komt het belang van een goede huisvesting uitgebreid aan de orde (pagina 181). Met betrekking tot overbelasting kunnen we hier alvast aangeven dat huisvesting in een stal of stand bij kan dragen aan het ontstaan of verergeren van hoefkatrolontsteking. Bij een paard dat voortdurend stilstaat is er een constante druk (lees: overbelasting) op het hoefkatrolgebied. Dit in tegenstelling tot een paard dat naar believen kan bewegen, waarbij er afwisselend sprake is van een druk en drukverlichting.

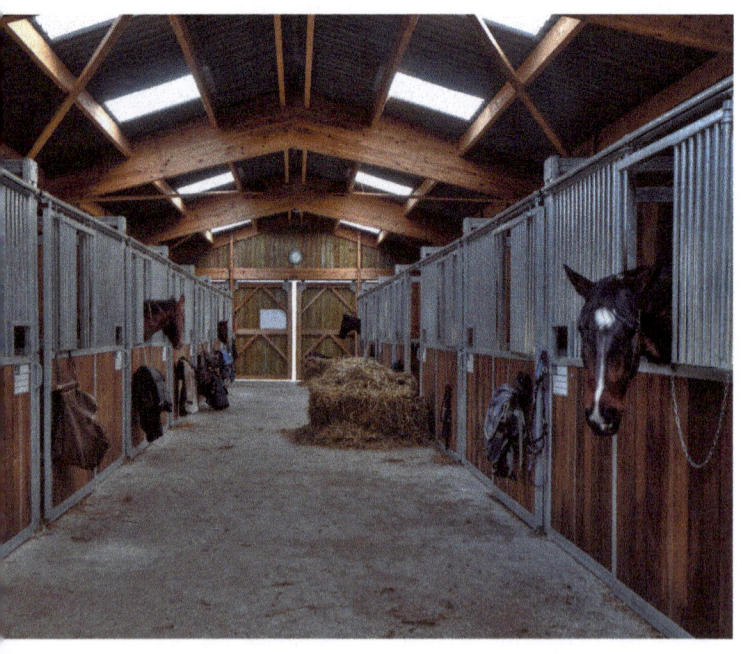

Stalhuisvesting kan bijdragen aan het ontstaan van hoefkatrolontsteking

HOEFVERZORGING

Hoefverzorging omvat bekappen en, technisch gezien, ook hoefbeslag. Laten we met deze laatste beginnen.

HOEFBESLAG

Hoefbeslag is uit den boze. Het hoefmechanisme kan niet optimaal functioneren in een beslagen hoef. Het hoefijzer en de hoefnagels fixeren de hoef in grote mate. Zuurstofrijk bloed gaat in beperkte mate naar de hoef; koolzuurrijk (zuurstofarm) bloed wordt slecht afgevoerd. Hetzelfde geldt voor aan- en afvoer van respectievelijk voedings- en afvalstoffen. Alle weefsels in de hoef lijden hieronder. Hun ontwikkeling stagneert en daarmee hun schok- en trillingsdempend vermogen.

Het traditioneel beslagen paard kan de hoeven niet goed afwikkelen. Een slecht afgewikkelde hoef resulteert o.a. in overbelasting van het kraakbeenweefsel. Bij hoefbeslag waarbij het afwikkelpunt naar achter wordt gesmeed is dit minder of niet het geval.

De straal kan bij gebrek aan bodemcontact niet voldoende stevig worden. Een stevige straal kan nu juist goede schok- en trillingsdemping bieden aan het hoefkatrolgebied. Straalcontact is verder onmisbaar voor de ontwikkeling van het straalkussen.

De hoef wordt samengeknepen. Hierdoor komt er druk op weefsels in het hiel- en hoefkatrolgebied.

Beslaan is prijziger dan bekappen. Helaas zijn er eigenaren die om die reden proberen te bezuinigen door de intervallen tussen de bezoekjes van de smid te rekken. Hierdoor wordt de teen te lang. Zeker ten opzichte van de hielen. Die slijten namelijk nog in enige mate doordat zij over de takken van het ijzer schuren. De eerdergenoemde achterwaartse gebroken hoef-kootbeenas is het resultaat.

Slecht passend beslag is ook berucht in het kader van hoefkatrolontsteking. Te kleine en te smalle ijzers vergroten de druk op het hoefkatrolgebied en leiden tot te smalle hoeven. Bij slecht passend beslag ligt het afwikkelpunt ook vaak te ver naar voren.

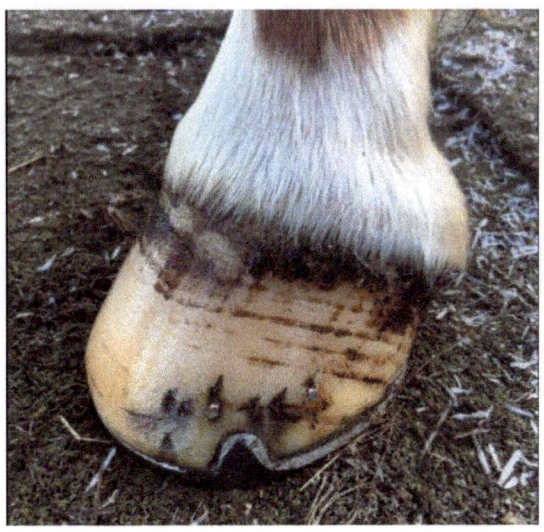

| Te klein beslag
(foto: Norma Crowe)

Bij een beslagen hoef treedt perifere belasting op (zie kadertekst 'Perifere belasting' op pagina 79).

BEKAPPEN

Een gezonde hoef is een perfecte schokbreker; een schokbreker die onderhoud nodig heeft. Correct en regelmatig bekappen is de boodschap. Dit begint al bij het veulen. Het klinkt voor de hand liggend, maar veulens moeten bekapt worden. Voor de ontwikkeling van met name het straalkussen en het hoefkraakbeen is een correcte en regelmatige bekapping van groot belang. We hebben het al eerder gezegd: menig volwassen, beslagen paard loopt op hoeven van een tweejarige.

Een niet correcte bekapping, die de inwendige structuur van de hoef niet respecteert, zorgt onder andere voor een onnatuurlijke druk in het hoefkatrolgebied. Soms is er sprake van eenmalige bekapfouten die met een enkele goede bekapping te corrigeren zijn; soms is het probleem het gevolg van stelselmatig verkeerd bekappen en zal een oplossing meer tijd kosten. Enkele voorbeelden:

- Te lange hoefwand (met name in de kwartieren). Dit veroorzaakt net als hoefbeslag perifere belasting.
- Te lange tenen in combinatie met lage hielen. Correct afwikkelen is niet mogelijk.
- Overgroeide steunsels.
- Te hoge, samengeknepen en/of ondergeschoven hielen. In dit laatste geval komt het dragende deel van de hielen verder naar voren te liggen, recht onder de hoefkatrol, in plaats van erachter. Bovendien wordt het dragend oppervlak van de hielen te klein.
- Verstoorde medio-laterale balans, flares, asymmetrie. Dit zal leiden tot een verkeerde drukverdeling op de hele hoef in het algemeen en op het hoefkatrolgebied in het bijzonder.

WAAROM ZIJN HET BIJNA ALLEEN DE VOORHOEVEN DIE AANGEDAAN RAKEN?

Het is maar zeer zelden dat we hoefkatrolontsteking in de achterhoeven aantreffen. Hier zijn vier verklaringen voor:

De eerste is gerelateerd aan de springsport als veel voorkomende oorzaak. Regelmatige overbelasting door te steil en te hard te landen na een sprong treedt enkel op in de voorbenen. Deze raken als eerste de grond en vangen de grootste klap op.

Ten tweede zijn er fysiologische verschillen. De wisselwerking tussen het hoef- en het kootgewricht verloopt in de achterbenen anders dan in de voorbenen. Het hoefgewricht in een achterbeen is al verder naar zijn neutrale positie gedraaid voordat het kootgewricht na de landing van de hoef daalt. Hierdoor is er minder peesbelasting, zoals omschreven op pagina 68. Ook is de verhouding tussen de verticale en de horizontale snelheid van de voorhoeven bij de landing groter dan het geval is bij achterhoeven. Het hoefkatrolgebied krijgt hierdoor meer krachten te verduren. Verder draagt een paard van nature ongeveer 60% van zijn gewicht op de voorhand en 40% op de achterhand. Als hij een ruiter draagt die niet helpt om meer met de achterhand te dragen, zal hij meer met de achterhand stuwen en dat met de voorhand opvangen.

De derde verklaring moet gezocht worden in het feit dat paarden in het algemeen geneigd zijn meer met de voorhoeven te teenlanden dan met de achterhoeven. Anatomisch is het zelfs lastig voor een paard om bij een normale paslengte te teenlanden met de achterhoeven.

Maar de belangrijkste verklaring luidt dat achterhoeven relatief sterker en gezonder zijn dan voorhoeven. Dit begint al bij het veulen. Een spelend veulen draait, steigert en zet vaart vanuit zijn achterhand. De kracht bij het voortbewegen komt meer uit de achterbenen dan de voorbenen voort. Dit blijft het geval als het paard opgroeit. Hierdoor ontwikkelen het straalkussen en het hoefkraakbeen zich eerder en beter in de achterhoeven dan in de voorhoeven. De doorbloeding van de achterhoeven is om deze reden ook beter.

Laten we ook niet vergeten dat er veel paarden zijn die alleen hoefijzers onder de voorhoeven getimmerd krijgen. Het valt te verdedigen dat er hier sprake is van een vicieuze cirkel. De voorhoeven zijn al van mindere kwaliteit en worden daarom beslagen. Dit leidt tot een verdere verslechtering, waardoor de hoefsmid zal zeggen dat het paard niet zonder ijzers kan.

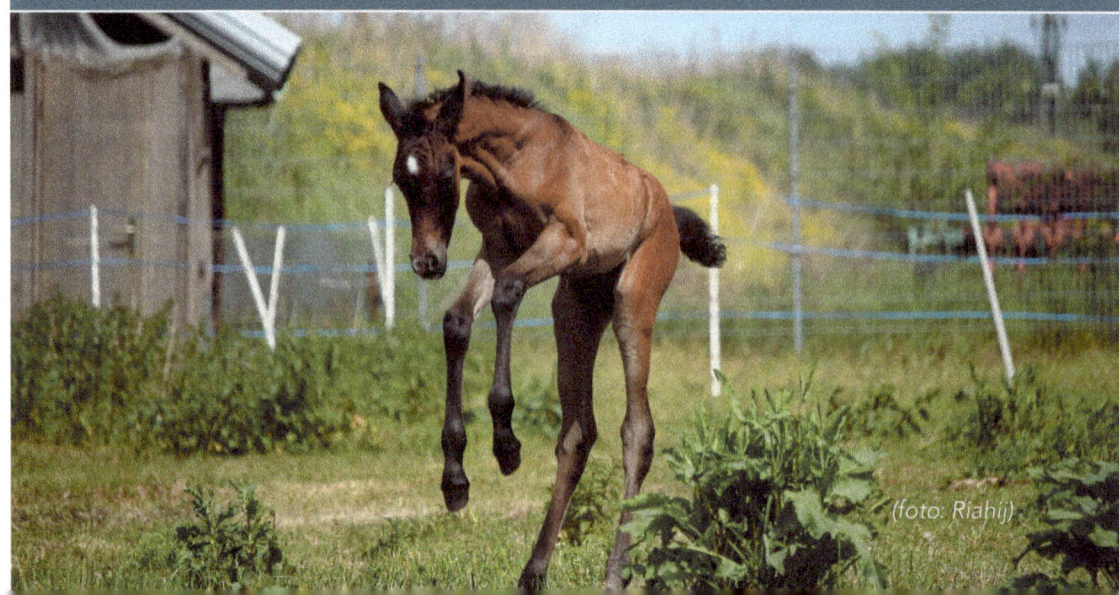

(foto: Riahij)

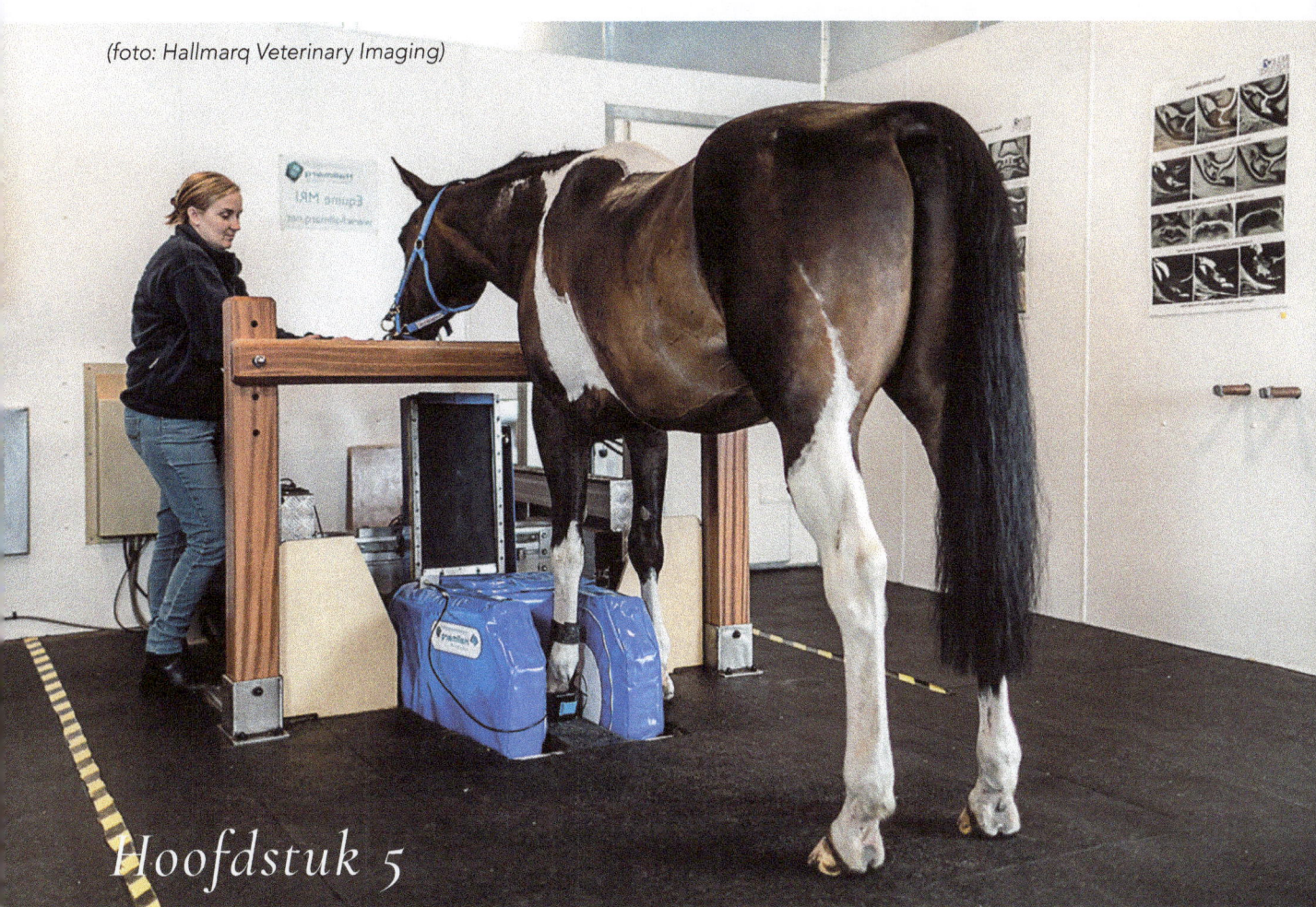

(foto: Hallmarq Veterinary Imaging)

Hoofdstuk 5

DIAGNOSTIEK
EN PROGNOSTIEK

HOEFKATROLONTSTEKING IS ONOMKEERBAAR EN ONGENEESLIJK, TERWIJL
VEEL ANDERE VORMEN VAN PALMAIRE HOEFPIJN PRIMA TE GENEZEN ZIJN.
WE MOETEN DAAROM GLASHELDER VASTSTELLEN DAT HET PAARD FEITELIJK
HOEFKATROLONTSTEKING HEEFT EN HOE ERNSTIG DEZE IS. EERDER KUNNEN
WE GEEN GEPASTE BEHANDELING STARTEN.

ALGEMEEN

HET BELANG VAN EEN JUISTE DIAGNOSE

Het kan niet vaak genoeg gezegd worden: paarden zonder schade aan het gewrichtskraakbeen op de achtervlakte van het straalbeen hebben geen hoefkatrolontsteking in de klassieke zin van het woord. Pas zodra er sprake is van verstoorde botremodellering is hoefkatrolontsteking onomkeerbaar. Dit klinkt eenvoudig. Toch kan het stellen van een juiste diagnose lastig zijn. Pijn in de straalbeenligamenten, de diepe buigpees of elders in het hoefgewricht dan aan het straalbeen, geven klinische verschijnselen die sterk op elkaar lijken. Met name ontsteking aan de diepe buigpees (tendinitis) en ligamentontsteking (desmitis) worden gemakkelijk voor hoefkatrolontsteking aangezien. Het gevaar van misdiagnose is niet gering. Problemen anders dan hoefkatrolontsteking vragen een andere behandeling. Een misdiagnose kan dus leiden tot een verkeerde behandeling.

Voor de prognose is een juiste diagnose ook belangrijk. Een paard met hoefkatrolontsteking geneest niet; een paard met allerhande complexe problemen in het hoefkatrolgebied kan wel herstellen. Dit onderscheid is voor het paard, de (nieuwe) eigenaar en de eventuele verzekeraar van groot belang.

KLINISCH HOEFKATROL

Deze term wordt te pas en vooral te onpas gebruikt als er op röntgenfoto's geen duidelijke klinische verschijnselen te zien zijn, terwijl het paard wel kreupelheidsklachten of onregelmatigheid vertoont. Ook als de klinische verschijnselen wel radiografisch aantoonbaar zijn maar niet te rijmen zijn met de mate van kreupelheid, wordt deze vage diagnose getrokken.

In veel gevallen betreft het een incomplete of incorrecte diagnose van palmaire hoefpijn (anders dan hoefkatrolontsteking). Botoedeem (botkneuzing), tendinitis van de diepe buigpees, desmitis van de straalbeenligamenten en naviculaire bursitis lijken wat klinische verschijnselen betreft genoeg op hoefkatrolontsteking om ermee verward te worden. Ook laaggradige hoefbevangenheid kan makkelijk als hoefkatrolontsteking geïnterpreteerd worden.

De misdiagnose kan te wijten zijn aan de misplaatste overtuiging van de dierenarts dat hoefkatrolontsteking enkel op basis van anamnese en klinisch onderzoek vast te stellen is. Gelukkig komen we dit soort dierenartsen steeds minder vaak tegen. Een andere reden ligt in de kostbaarheid of gebrekkige beschikbaarheid van bepaalde geavanceerde diagnostische beeldvormingstechnieken. Tenslotte zijn er mensen zonder veterinaire bevoegdheid die niet te beroerd zijn om elke pas uit de maat van je paard als teken van 'klinisch hoefkatrol' te benoemen.

Wordt je paard door de dierenarts of iemand anders in het hokje 'klinisch hoefkatrol' geplaatst, neem dit dan niet voor lief. Zie het als een aanleiding om serieus op zoek te gaan naar de werkelijke oorzaak van de klachten die je paard laat zien.

De diagnose is niet altijd direct te stellen. Soms is aanvullend onderzoek nodig of de mening van een andere vakspecialist, zoals een radioloog. Geef de dierenarts de tijd om de diagnose zo goed mogelijk te stellen.

Helaas zijn er dierenartsen en hoefsmeden die al te gemakkelijk elk paard met vage kreupelheidsklachten wegzetten als hebbende hoefkatrolontsteking of 'klinisch hoefkatrol'

(zie kadertekst). Sta er als eigenaar op dat de juiste diagnostische middelen gebruikt worden. Bovendien zijn er paarden die zowel beschadigd kraakbeen als een slecht straalbeen hebben en toch 100% rad lopen. Dit komt vooral voor bij oudere paarden. Het zou zinloos zijn deze dieren te diagnosticeren met hoefkatrolontsteking.

Samenvattend: wees oplettend en kritisch als je paard de diagnose hoefkatrolontsteking krijgt.

KREUPELHEIDSONDERZOEK

De hele diagnose van hoefkatrolontsteking valt onder de noemer kreupelheidsonderzoek te brengen. Dit onderzoek wordt door een dierenarts uitgevoerd. Hij is ook de aangewezen persoon om de uitkomsten te interpreteren. Bij de interpretatie van de uitkomsten van beeldvormend onderzoek kan hij de hulp inroepen van bijvoorbeeld een radioloog.

Het kreupelheidsonderzoek zal ten minste drie van de volgende onderdelen bevatten:
- Anamnese
- Klinisch onderzoek
- Diagnostische anesthesie
- Beeldvormend onderzoek

> ➤ Het is onmogelijk om enkel op basis van anamnese en klinisch onderzoek onomstotelijk de diagnose hoefkatrolontsteking te stellen. Een dierenarts die verder denkt te kunnen oordelen dan 'een aan zekerheid grenzende waarschijnlijkheid' overschat zichzelf schromelijk.

We zullen hier het ideale en volledig uitgevoerde kreupelheidsonderzoek beschrijven.

ANAMNESE

De dierenarts kijkt uitgebreid en met alle tijd naar het verleden van het paard. Hij zal veel vragen stellen om een zo compleet mogelijk beeld van de situatie te krijgen. Zo probeert hij samen met de eigenaar inzicht te krijgen in factoren die mogelijk een rol hebben gespeeld bij het ontstaan van de hoefkatrolontsteking. Met betrekking tot de prognose heeft hij ook informatie nodig. Welke zijn op dit moment bevorderende en belemmerende factoren voor herstel? Alle informatie die jij als eigenaar kunt geven is hierbij van belang. Wees daarom niet terughoudend of verlegen om jouw visie te delen met de dierenarts.

De volgende punten kunnen aan de orde komen:

- Erfelijke aanleg
  - Ras
  - Bloedlijn
- Leefomstandigheden
  - Hoe lang is het paard bij deze eigenaar?
  - Huisvesting en bewegingsmogelijkheden
- Gebruik
  - Wordt het paard gebruikt in de sport? In welke takken van de paardensport en met welke intensiteit?
  - Als het paard niet meer als zodanig gebruikt wordt, wil de dierenarts weten hoe het paard voorheen gebruikt werd en wanneer en waarom hiermee gestopt is.
  - Welke verwachtingen heeft de eigenaar over zowel het verloop van de ziekte als het toekomstig gebruik van het paard?
- Hoefverzorging
  - Wie is de hoefverzorger of hoefsmid en sinds wanneer?
  - Wie was zijn voorganger? Waarom is er gewisseld van hoefverzorger?
- Kreupelheid
  - Hoe heeft de kreupelheid zich geopenbaard en hoe heeft deze zich ontwikkeld?
  - De kreupelheid blijft in de beginfase vaak onopgemerkt. Een paard met hoefkatrolontsteking loopt in dit vroege stadium soms op het ene dan op het andere been kreupel. De kreupelheid varieert in ernst. Het paard heeft goede en slechte dagen. Na een periode van rust lijken de klachten tijdelijk minder. Na verloop van tijd worden de kreupelheidsklachten ernstiger en opvallender.

- Veterinaire geschiedenis
  - Is er al eerder een diagnose gesteld? Hoe luidde die? Zijn er pathologisch-anatomische verslagen, uitkomsten van beeldvormend onderzoek of behandelplannen beschikbaar?
  - Krijgt het paard medicijnen of supplementen? Welke? Blijken deze effectief te zijn?
  - Idem voor therapieën
  - Heeft het paard andere aandoeningen?
  - Heeft het paard overgewicht (obesitas)?
  - Wordt het paard, al dan niet met betrekking tot hoefkatrolontsteking, gezien en behandeld door andere specialisten? Zijn er pathologisch-anatomische verslagen of behandelplannen beschikbaar?

KLINISCH ONDERZOEK

Klinisch onderzoek bestaat uit inspectie, palpatie en belastingsonderzoek.

INSPECTIE

Inspectie is het systematisch bekijken en beoordelen van het lichaam en lichaamsdelen in stand en beweging. Dit gebeurt zowel op een afstand die het mogelijk maakt om het paard als geheel te beschouwen, als dichtbij om details waar te nemen. Inspectie kan alleen een volledig beeld geven als de waarnemer van voren, van opzij en van achteren naar het paard kijkt.

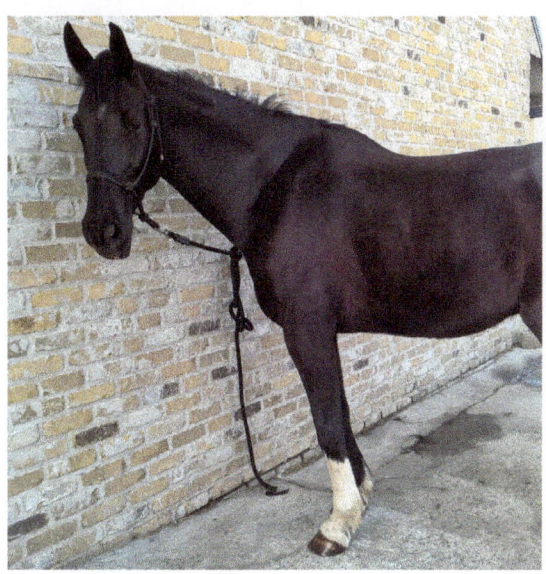

Pijnontwijkende stand:
onderstandige voorbenen

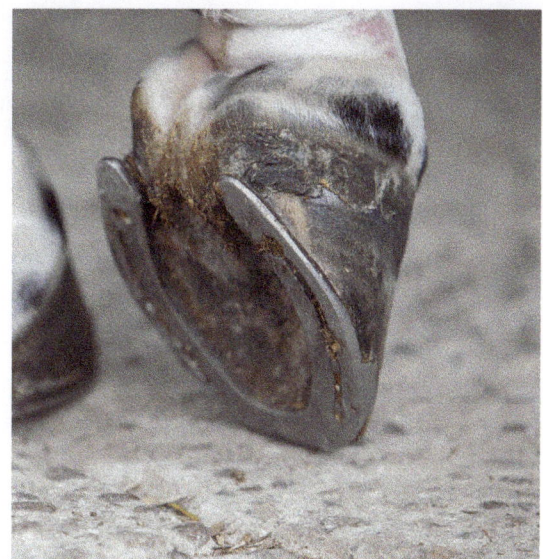

Pijnontwijkende stand:
de hoef rust op de teen

INSPECTIE IN STAND

De volgende eigenschappen kunnen duiden op palmaire hoefpijn:

- Pijnontwijkende stand
  ‣ Onderstandige voorbenen of voorknieën (carpus) naar voren geknikt
  ‣ Steile schouderlijn
  ‣ Staart tussen de billen gedrukt
  ‣ Rug overdreven hol getrokken
  ‣ Het been met de pijnlijkste hoef wordt soms schuin naar voren gebracht om het hoefkatrolgebied te ontzien (pointeren). In sommige gevallen laat het paard de hoef op de teen rusten.
  ‣ Het paard pointeert afwisselend met beide voorbenen
- Verkeerde beenstand (zie pagina 62, onder 'Conformatie')
  ‣ Achterwaarts gebroken hoef-kootbeenas
  ‣ Conformatieproblemen hogerop in het been

- Verkeerde hoefvorm
  ‣ De pijnlijkste hoef is steiler en hoger doordat deze gedurende langere tijd ontzien is
  ‣ Hieldefecten (te hoog, ongelijk, samen-geknepen, ondergeschoven)
  ‣ Klemhoeven
  ‣ Te weinig holling, elasticiteit of dikte van de zool
  ‣ Relatief te kleine hoeven ten opzichte van het lichaam
- Gebrekkige hoefgezondheid
  ‣ Verbrede witte lijn
  ‣ Slechte vorm of staat van de straal
  ‣ Scheuren, barsten, brokkels of kneuzingen
  ‣ Bacteriën en schimmels
  ‣ Palmaire hoefproblemen, zoals genoemd in de kadertekst pagina 47

HOEFVERZORGING

De dierenarts zal ook kijken naar de soort hoefverzorging die het paard krijgt en naar de kwaliteit daarvan. Hij stelt zichzelf daarbij de volgende vragen:

- Staat het paard op al dan niet therapeutisch beslag? Is het beslag niet te klein of te ver naar voren gelegd?
- Wordt het paard correct bekapt waarbij de inwendige structuur van de hoef gerespecteerd wordt? Denk hierbij aan lengte van de hoefwand en steunsels en aan een correcte zijdelingse balans (flares, asymmetrie).

We komen later in dit boek in detail terug op de hoefvorm, -gezondheid en -verzorging.

INSPECTIE IN BEWEGING

Bij bewegingsonderzoek, ook monsteren genoemd, wordt geobserveerd in welke mate en op welke wijze het paard kreupel loopt. Dit gebeurt zowel op een harde als een zachte bodem, in zowel een rechte lijn als op de volte, al dan niet gelongeerd. De volgende bewegings-karakteristieken wijzen in de richting van pijn in het hoefkatrolgebied:

- Het paard loopt slechter op een volte dan op een rechte lijn en slechter op een harde bodem dan op een zachte.
- Stijve, korte en schokkerige gangen. Eventueel struikelen. Dit verbetert in enige mate naarmate het paard verder opwarmt.
- Een verkorte craniale fase van de pas (zie kadertekst 'Craniale fase vs. caudale fase').
- De boog die de hoeven tijdens de pas in de lucht maken (de vluchtfase) is lager.
- Teenlanden
  - In ernstige gevallen kan het paard toch hiellanden. De teen wipt hierbij omhoog. Dit is een aanwijzing dat er sprake kan zijn van verregaande schade aan de diepe buigpees.
- Spanning en stijfheid in de nek en schouders.

CRANIALE VS. CAUDALE FASE

Het voorwaartse deel van een pas van het paardenbeen bestaat uit een craniale fase (blauwe lijn in de afbeelding) en een caudale fase (groen). De craniale fase van de pas bevindt zich voor de hoefafdruk van het tegenoverliggende been; de caudale fase ligt erachter. Bij kreupel-heid kan één van de twee fasen worden verkort, hoewel de lengte van de pas gelijk moet zijn aan die van het andere been als het paard in een rechte lijn wil kunnen blijven lopen. Als de craniale fase wordt verkort, zal de caudale fase langer gemaakt moeten worden en vice versa.

- Bij het lopen op een kleine volte is de kreupelheid sterker op het binnenvoorbeen. Hoofd en nek worden naar de buitenzijde van de volte gebracht om dit been te ontzien.
- Een scherpe wending verergert duidelijk de pijn op het voorbeen waar omheen gewend wordt.

> ➤ De uitkomsten van bewegingsonderzoek zullen bruikbaarder zijn als zoveel mogelijk pijn of ongemak veroorzakende factoren van te voren zijn weggenomen. Denk hierbij met nadruk aan hoefbeslag en bekapfouten.

Palpatie

Palpatie is het bevoelen van lichaamsdelen. Palpatie kan diagnostisch zowel gebruikt worden om de staat van weefsels in kaart te brengen, als om pijn te provoceren. Voor dit laatste wordt bij de hoef vaak gebruik gemaakt van een visiteertang en een hamertje. De achterhoeven moeten ook onderzocht worden om vergelijkingsmateriaal te hebben bij de beoordeling van de voorhoeven.

De dierenarts onderzoekt de volgende zaken:
- Gewrichtsfunctie
  - De gewrichten in het onderbeen worden gebogen, gestrekt en gedraaid om te kijken of dit een pijnreactie oplevert of om abnormale stijfheid dan wel beweeglijkheid vast te stellen.
- Slagaderen
  - De grote mediale palmaire slagader en diens aftakkingen zijn vaak voelbaar vergroot zonder dat er sprake is van pulsaties.

- Hielgebied
  - Hielpijn kan aangetoond worden door het bekloppen van de achterzijde van de zool met een hamertje.
  - Met een visiteertang wordt eveneens pijn in het hielgebied en de zool in kaart gebracht.
  - Zoals je nu weet zijn paarden met pijn in het hielgebied geneigd te gaan teenlanden. Dit doen zij om de pijn te ontlopen. Zoolkneuzingen in het teengebied kunnen het gevolg zijn. Deze zijn ook te ontdekken met behulp van de visteertang.
  - Het bovenste deel van het hoefkraakbeen is goed voelbaar waar het bij de kootholte boven de hoefwand uitkomt. De staat van dit kraakbeen geeft de dierenarts informatie over het schok- en trillingsdempend vermogen ervan. Verbening van het hoefkraakbeen kan ook voelbaar zijn.

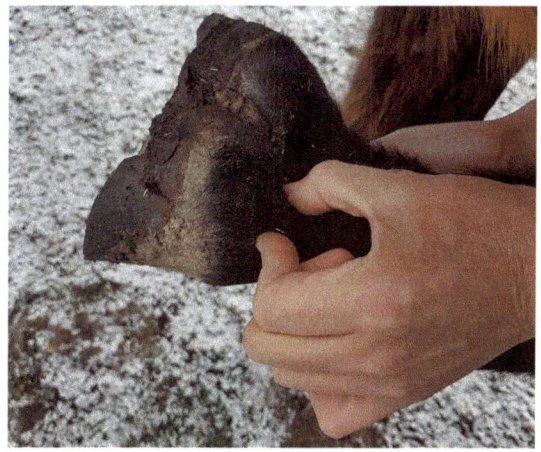

Palperen van het hoefkraakbeen

› Het gezonde straalkussen is in de kootholte als een veerkrachtige massa voelbaar tussen de beide hoefkraakbeen-vleugels. De dierenarts zal de dikte en stevigheid vaststellen.

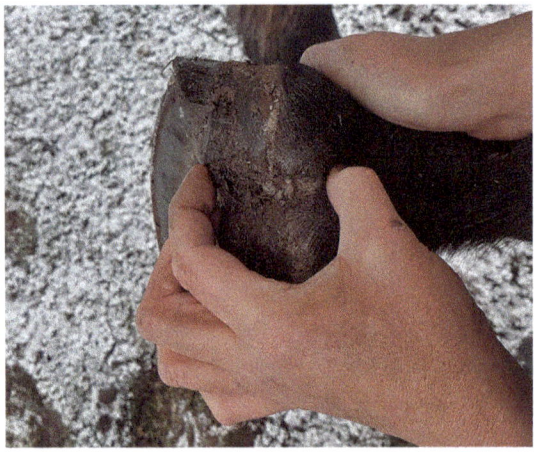

| Palperen van het straalkussen

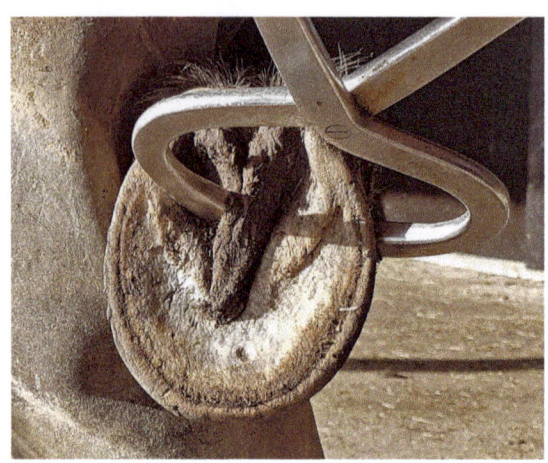

| Palperen van de straal met een visiteertang

› De reactie op palperen en visiteren moet altijd vergeleken worden, zowel tussen verschillende gedeelten van dezelfde hoef als tussen verschillende hoeven. Sommige paarden reageren op bijna alles; andere op bijna niets.

- Hoefkatrolgebied
  › Diepe buigpees en straalbeen
    – Drukken met de duim in de koot-holte geeft een pijnreactie doordat er druk wordt uitgeoefend op de diepe buigpees en daarmee indirect op het straalbeen en de aanhechting van de pees aan het hoefbeen.
    – Het middelste deel van de straal wordt met de visteertang onder druk gezet. Hiermee wordt indirect druk uitgeoefend op het straalbeen. Het paard zal pijn tonen door zijn been terug te trekken.
    – Als het paard ook reageert als de voorste helft van de straal onder druk wordt gezet is er waarschijn-lijk sprake van schade aan de aanhechting van de diepe buigpees aan het hoefbeen.

Kritiek

Het onderzoek met een visiteertang lijkt eenvoudig. Toch is er veel ervaring en de juiste techniek voor nodig. Geen klusje voor de hoefverzorger, de fysiotherapeut of om het even welke andere behandelaar. Zelfs de dierenarts kan er naast zitten. Er is onderzoek gedaan waarbij maar liefst de helft van de paarden met hoefkatrolontsteking door de test met de visteertang glipten. Behalve een gebrek aan ervaring of techniek kan ook een matige kwa-liteit visteertang of een dikke straal voor vals negatieve uitkomsten zorgen.

BELASTINGSONDERZOEK

Op basis van de bevindingen na de anamnese en de inspectie en palpatie besluit de dierenarts of hij tot belastingsonderzoek overgaat. Hierbij wordt druk uitgeoefend op het hoefkatrolgebied om een pijnreactie te provoceren.

BUIGPROEF

Traditioneel wordt een buigproef uitgevoerd als diagnostisch hulpmiddel. Bij deze proef, die alleen door een ervaren dierenarts uitgevoerd mag worden, wordt het kootgewricht gedurende 30 seconden tot 1 minuut onder een hoek van circa 90 graden aangespannen. Het hoef- en kroongewricht moeten pertinent niet gebogen worden. Hierna moet het paard in een rechte lijn weg draven. Het resultaat van de proef wordt positief genoemd als de kreupelheid hierbij overtuigend ernstiger is en meer dan alleen de eerste paar passen aanhoudt.

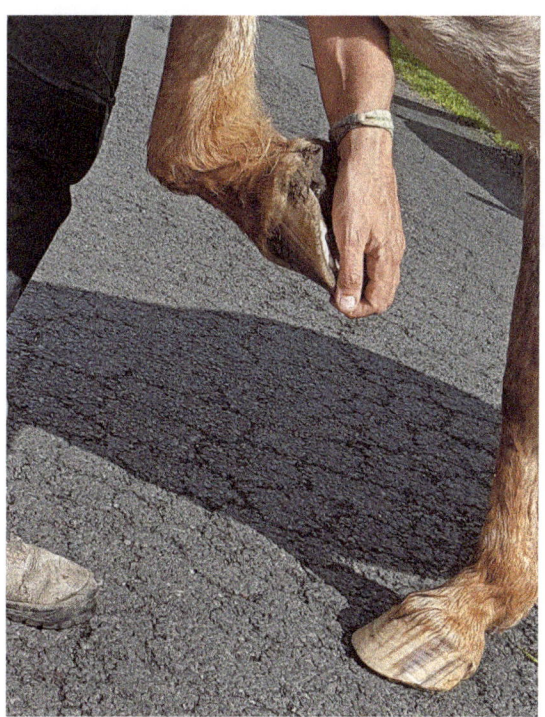

Buigproef

KRITIEK

De werking en daarmee de bruikbaarheid van de buigproef in het kader van hoefkatrolontsteking is controversieel te noemen. Het is vooral de strekpees die belast wordt terwijl het de diepe buigpees is die gevoelig is. Bovendien is het niet moeilijk een gezond paard korte tijd kreupel te laten lopen door deze proef iets te langdurig of te stevig uit te voeren. Buigproeven zijn daarnaast niet exclusief. Er zal altijd een effect zijn op andere onderdelen van de gewrichten. Er zijn genoeg paarden die een negatieve uitkomst laten zien terwijl ze wel degelijk hoefkatrolontsteking hebben. De hierna beschreven wig- en straaltest zijn al specifieker en gerichter dan de buigproef.

WIG- EN STRAALTEST

Bij de wigtest wordt de voorzijde van de hoef op een wigvormig stuk hout (of het handvat van een renet of hamer) gezet. Dit veroorzaakt hyperextensie van de gewrichten en een verhoogde spanning op de diepe buigpees. Dit zorgt op zijn beurt weer voor een verhoogde druk op het straalbeen. Het andere voorbeen wordt hierbij in de lucht gehouden. Hierna moet het paard, net als bij de buigproef, in een rechte lijn weg draven waarbij gelet wordt op een duidelijke toename in kreupelheid. De wig kan ook lateraal of mediaal onder de hoef geplaatst worden. Hiermee kan gevoeligheid van de collaterale ligamenten aangetoond worden. Bij de straaltest wordt de hoef met het caudale deel van de straal op de wig geplaatst. Dit geeft druk op het hoefkatrolgebied.

KRITIEK

Al zijn de wig- en straaltest gerichter dan de buigproef, toch geven ze geen uitsluitsel over hoefkatrolontsteking. Er worden immers, net als bij de buigproef, ook andere weefsels onder druk gezet. De uitkomsten van deze drie testen

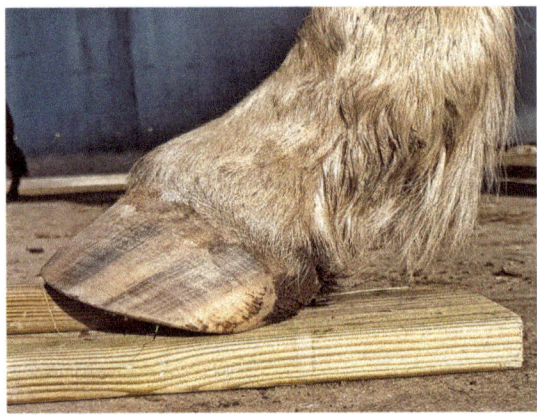

Wigtest

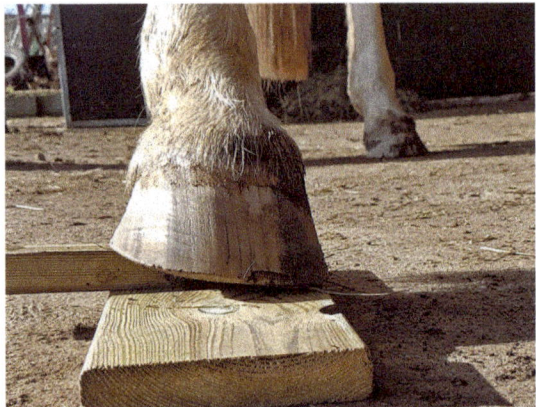

Laterale wigtest

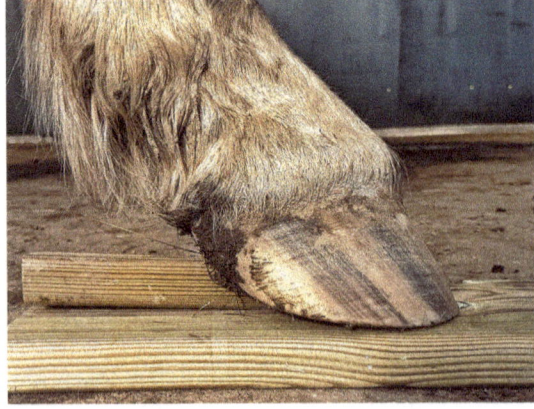

Straaltest

moeten gezien worden in relatie met elkaar, maar bovendien met die van andere diagnostische hulpmiddelen.

DIAGNOSTISCHE ANESTHESIE

In tegenstelling tot de discutabele buigproef en het testen met een visiteertang, is hoefkatrolontsteking met een zenuwverdoving al beter vast te stellen. Zoals je hebt kunnen lezen in het hoofdstuk 'Anatomie en fysiologie van de hoef' wordt nagenoeg de hele hoef geïnnerveerd door de palmaire digitale zenuwen en de diverse aftakkingen daarvan. Van straal en zool tot ligamenten, straalbeen tot slijmbeurs en van straalkussen tot de lederhuid die het hoefkraakbeen omspant.

PERINEURALE ZENUWVERDOVING

Bij een perineurale (ook: perifere) zenuwverdoving wordt er een verdovingsvloeistof rond de palmaire digitale zenuwen ingespoten. Nu moet vastgesteld worden of de verdoving goed werkt. Hiertoe wordt de kroonrand geprikkeld door er met een stomp voorwerp druk op uit te oefenen. Dit kan een hoevenkrabber zijn of een balpen. Circa vijf minuten na het inspuiten van de verdovingsvloeistof wordt met de visiteertang getest of ook het hielgebied, het hoefkatrolgebied en de zool verdoofd zijn.

> ➤ Als de hele hoef verdoofd blijkt te zijn, is er te veel verdovingsvloeistof ingespoten of zijn de dorsale takken van de zenuwen onbedoeld ook verdoofd.

Een paard dat afwisselend kreupel is aan beide voorbenen zal in het geval van hoefkatrolontsteking een verbetering van minstens 70% laten zien in het verdoofde been. De kreupelheid verplaatst zich in dat geval naar het niet verdoofde been. Bij een paard dat hoofdzakelijk of enkel kreupel is aan één been zal na verdoving van dat been niet meer kreupelen met dat been. Het is mogelijk dat de kreupelheid zich nu openbaart in het been dat gezond werd geacht. Dit laatste was dan het geval doordat de pijn in het nu verdoofde been beduidend erger was. De kreupelheid zal volledig verdwijnen als beide benen verdoofd zijn. De dierenarts kan ervoor kiezen om na de verdoving opnieuw een buigproef en een wig- en straaltest uit te voeren om zo een preciezer beeld te krijgen.

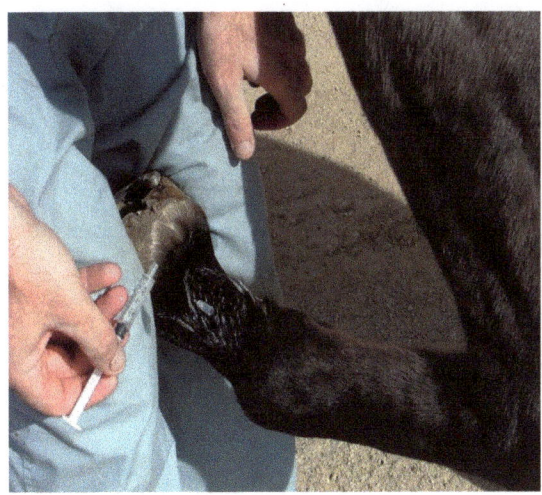

| Perineurale zenuwverdoving
(foto: Thal Equine LLC)

Naast perineurale zenuwverdoving worden er soms nog twee andere verdovingstechnieken toegepast. Dit zijn respectievelijk intra-articulaire en intrabursale verdoving. Er zijn dierenartsen die menen dat er minstens twee van de drie verdovingstechnieken een positieve uitkomst moeten laten zien wil diagnostische anesthesie klinisch relevant zijn. Het toepassen van verschillende verdovingstechnieken om door uitsluiting van alternatieve pijnbronnen vast te stellen welke weefsels de pijn veroorzaken, wordt differentiële diagnostische anesthesie genoemd. Zie de kadertekst op pagina 98 voor een overzicht van de mate waarin verschillende hoefproblemen met de drie verschillende technieken verdoofd kunnen worden.

INTRA-ARTICULAIRE VERDOVING

Bij intra-articulaire verdoving wordt het hoefgewricht ingespoten. Na circa 20 minuten zal het hele gewricht verdoofd zijn. Geeft dit beduidend verbetering, dan zal de dierenarts kunnen concluderen dat het probleem niet in het hoefkatrolgebied gezocht moet worden. Om hier zekerheid over te verkrijgen kan het beste ook intrabursale verdoving toegepast worden.

INTRABURSALE VERDOVING

Bij intrabursale verdoving wordt de slijmbeurs van de hoefkatrol verdoofd. Hier geldt dat bij een positieve respons de bron van pijn gezocht moet worden in deze slijmbeurs, het straalbeen, de ligamenten of de aanhechting van de diepe buigpees aan het hoefbeen. Om ook het hoefgewricht op deze manier uit te sluiten als boosdoener moet niet langer dan 10 minuten gewacht worden na het inspuiten. Na 20 minuten breidt de verdoving zich bij sommige paarden namelijk uit van de slijmbeurs naar het hoefgewricht. Omgekeerd kan intra-articulaire verdoving zich eveneens uitbreiden naar de slijmbeurs.

DIFFERENTIËLE DIAGNOSTISCHE ANESTHESIE

	PERINEURAAL	INTRA-ARTICULAIR	INTRABURSAAL
HOEFKATROLONTSTEKING	+	+/-	+
SYNOVITIS/CAPSULITIS HOEFGEWRICHT	+	+	+
OSTEOARTROSE HOEFGEWRICHT	+	+	+
SUBCHONDRALE LAESIES HOEFGEWRICHT	+	+/-	+/-
NAVICULAIRE OSTEITIS	+	+	+/-
P3 OSTEITIS	+	+/-	+/-
TENDINITIS DIEPE BUIGPEES	+	-	-
TENDOVAGINITIS DIEPE BUIGPEES	+/-	-	-
ENTHESITIS DIEPE BUIGPEES	+	+/-	
DESMITIS DISTAAL IMPARLIGAMENT	+/-	-	
OSTEOARTROSE KROONGEWRICHT (OVERHOEF)	+/-	-	
HOEFKRAAKBEENONTSTEKING (CHONDRITIS)	+	-	-
HOEFBEENFRACTUUR OF -FISSUUR	+/-	+	-
KROONBEENFRACTUUR OF -FISSUUR	+/-	+/-	
KOOTBEENFRACTUUR OF -FISSUUR	+/-	-	-
HOEFBEVANGENHEID (DORSAAL)	-	-	-
HOEFBEVANGENHEID (LATERAAL, CAUDAAL)	+	+/-	-
ZOOLABCES	+	+/-	+/-

> ➤ Onderzoekers spreken elkaar tegen over het al dan niet bestaan van een directe anatomische verbinding tussen de slijmbeurs van de hoef-katrol en de hoefgewrichtsholte. Het feit dat er in enkele gevallen sprake is van transport van verdovings-vloeistof zou er op wijzen dat deze verbinding bij sommige paarden wel degelijk bestaat.

Sommige paarden laten een significant gro-tere verbetering zien na intrabursale verdo-ving dan na intra-articulaire verdoving van het hoefgewricht. Een negatieve respons op intra-articulaire verdoving kan het stellen van de diagnose hoefkatrolontsteking dus niet uitsluiten.

Intrabursale verdoving is geen eenvoudige techniek. Toepassing anders dan in de kliniek wordt hierom afgeraden. In veel gevallen is ondersteuning met radiografie of echografie nodig om zo nauwkeurig mogelijk vast te stellen waar ingespoten moet worden. Daarnaast kan contrastvloeistof mee ingespoten worden zodat radiografisch vastgesteld kan worden of de inspuiting succesvol is geweest.

Kritiek

Ondanks de doorgaans goede resultaten van zenuwverdoving als diagnostisch hulpmid-del, moet ook hierbij voorzichtigheid in acht worden genomen. Laesies in de ondervoet treden zelden geïsoleerd op, vanwege de nauwe anatomische en functionele relaties tussen de verschillende weefsels. Diagnostische anesthesie is vaak niet specifiek genoeg om de klinische betekenis en de relatieve bijdrage van laesies in nauw verwante weefsels vast te stellen. Niet alle paarden met hoefkatrolontsteking reageren bovendien positief op verdoving. Zoolkneuzingen en adhesies tussen de diepe buigpees enerzijds en het straalbeen en/of het distaal imparligament anderzijds kunnen pijn geven die niet door zenuwverdoving te onderdrukken zijn. Daarnaast kunnen er andere zenuwen of zenuwtakken zijn die het te verdoven gebied innerveren. Verder speelt de nauwkeurigheid waarmee de verdoving uitge-voerd is een rol. De dierenarts moet goed op de hoogte zijn van de anatomische situatie van de zenuwen. Bij het inspuiten kan, afhankelijk van de gekozen injectieplek, per abuis de slijmbeurs of de peesschede van de diepe buigpees geraakt worden. Bovendien zijn er veel verschillende hoefproblemen die met een zenuwblokkade kunnen worden gedesensibiliseerd. De uit-komsten van zenuwverdoving moeten dus ook gezien worden in het geheel van de diagnose, waaronder de bevindingen van het hierna beschreven beeldvormend onderzoek.

BEELDVORMEND ONDERZOEK

Gelukkig staan ons heden ten dage beeldvor-mende technieken ter beschikking die laten zien dat er anatomische structuren anders dan het straalbeen, de slijmbeurs en de diepe buigpees een rol spelen. Hierdoor worden we langzaam maar zeker verlost van de obsessie met veranderingen aan het straalbeen. Geen van deze technieken kan hoefkatrolontsteking onweerlegbaar aantonen. Nu is dat bij opval-lend veel aandoeningen het geval. Bij bijna alle klinische verschijnselen kan meer dan één ziekte of syndroom passen. Veel eigenschap-pen van hoefkatrolontsteking vinden we ook bij klinisch gezonde paarden. Verdunning en verruwing van kraakbeen op de achtervlakte van het straalbeen, botremodellering en -resorptie zijn daar voorbeelden van. Kraakbeenveranderingen treffen we met name bij oudere paarden vaak aan. Een combinatie van beeldvormende onderzoeken geeft uiteraard al een beter en completer beeld van de situatie. Zeker als deze gebruikt worden om uitkomsten van de anamnese, het klinisch onderzoek en de diagnostische anesthesie te bevestigen of te ontkrachten. De combinatie van een anatomische beeldvormingstechniek (radiografie, tomografie) met een fysiologische beeldvormingstechniek (thermografie, scintigrafie) geeft de beste resultaten. Sommige technieken zijn kostbaar of belastend voor het lichaam.

ANATOMISCHE BEELDVORMING
Techniek waarmee anatomische details en de afwijkingen aangetoond kunnen worden.

FYSIOLOGISCHE BEELDVORMING
Techniek waarmee (patho)fysiologische processen aangetoond kunnen worden.

We zullen kijken naar de volgende technieken in beeldvormend onderzoek:
- Thermografie
- Radiografie
- Scintigrafie
- Tomografie
- Bursografie
- Artroscopie
- Teno- en bursoscopie

THERMOGRAFIE

Thermografie is de fotografische meting, analyse en registratie van de infrarode warmte-uitstraling van het lichaam in een zogenoemd thermogram of thermografische foto. Thermografie is een fysiologische beeldvormingstechniek. Dit wil zeggen dat het (patho)fysiologische processen, zoals doorbloeding, zenuwprikkelgeleiding, veranderingen in het weefselmetabolisme en ontstekingen in kaart kan brengen.

Warmte in de hoef wordt geproduceerd door weefselmetabolisme enerzijds en doorbloeding anderzijds. Aangezien weefselmetabolisme een vrijwel constante factor is, wordt thermografie vooral gebruikt om afwijkingen in de doorbloeding in kaart te brengen. Een warmteverschil van 1 graad Celsius tussen twee dezelfde weefselstructuren is een indicatie van een verstoring in de doorbloeding.

Een thermografische foto brengt warmteverschillen aan de oppervlakte van het lichaam in kaart. Wat deze warmteplekken representeren is onderhevig aan de interpretatie van de dierenarts die het onderzoek uitvoert. Dit is op zijn beurt weer afhankelijk van welk onderdeel van de meervoudige pathogenesetheorie door deze dierenarts als belangrijkste wordt beschouwd.

Zo is een verhoogde temperatuur rondom de slijmbeurs van de hoefkatrol en de diepe buigpees te verklaren vanuit de overbelastingstheorie. Maar er zijn ook onderzoeken die aantonen dat de temperatuur juist lager is in een hoef met hoefkatrolontsteking, met name nadat de hoef enige tijd in beweging belast is. Dit zou duiden op ischemie; waarbij we voor de zekerheid hier herhalen dat veranderingen

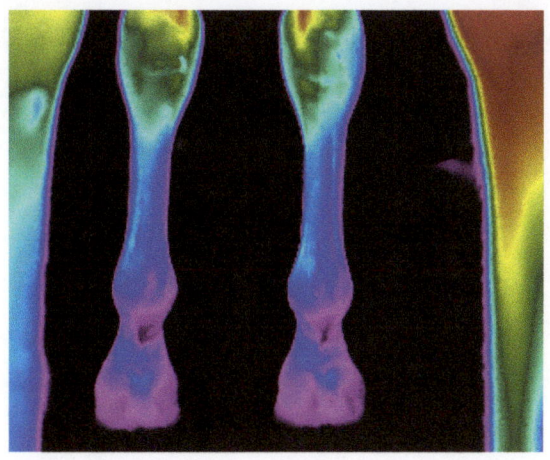

Gebrekkige doorbloeding
van de onderbenen zichtbaar
gemaakt met thermografie

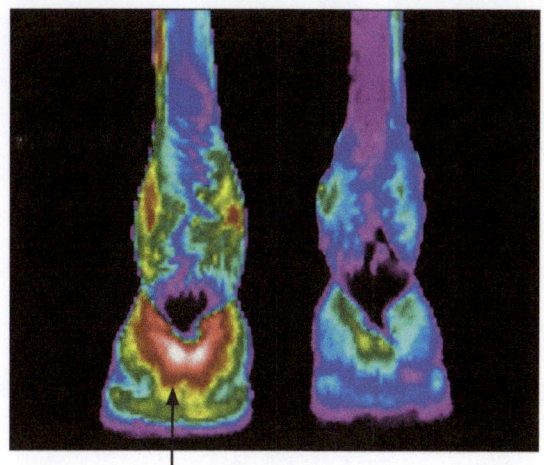

Thermografische foto waarop
unilateraal een verhoogde temperatuur
in het hoefkatrolgebied zichtbaar is
(foto's: Jess Equine - Thermography NI)

in de doorbloeding tegenwoordig niet meer als primaire oorzaak wordt gezien. Laat een thermografische foto zien dat er sprake is van een ontsteking, dan weten we juist dat de doorbloeding in orde is. De warmte bij een ontsteking wordt immers veroorzaakt door een verhoogde doorbloeding (hyperemie). Maar of het een ontsteking in het hoefkatrolgebied betreft die onmiskenbaar duidt op hoefkatrolontsteking is hiermee niet te zeggen.

Trombose en bot- en beenmergoedeem veroorzaken ook verstoringen in de bloedcirculatie en zijn dus eveneens aan de hand van thermografie te herleiden.

Een nadeel van thermografie is dat het niet specifiek genoeg is. Het geeft aan in welk gedeelte van de hoef het probleem zich bevindt, maar niet meer dan dat. De uitkomsten (warmteplekken) zijn ook niet altijd klinisch relevant. Een diagnose op basis van alleen thermografie is niet mogelijk.

Een thermografische camera alleen is niet voldoende. De kundigheid en ervaring van een thermografische fotograaf zijn onmisbaar voor het maken én interpreteren van de foto. De bloedtoevoer naar de hoef kan bijvoorbeeld in meer of mindere mate worden stilgelegd zonder dat dit een indicatie hoeft te zijn van een klinisch probleem. Het paardenlichaam kan op deze manier de temperatuur van de hoef reguleren. Dit mechanisme wordt *shunting* genoemd. Thermografie is bovendien alleen betrouwbaar als de omgevingstemperatuur lager is dan de te meten hoeftemperatuur. Een lichte tocht kan al een groot effect hebben op de uitkomst van de foto. Bij het vergelijken van thermografische foto's is het daarom van groot belang dat deze onder optimale omstandigheden zijn genomen. Zijn de optimale omstandigheden niet te garanderen, dan zal een goede dierenarts hier rekening mee houden bij de interpretatie van de thermografische foto.

Radiografie

Radiografie is een anatomische beeldvormings-techniek. Dit wil zeggen dat met deze techniek de anatomische details en de afwijkingen nauwkeurig weergegeven worden. Er wordt een foto of digitale opname gemaakt met behulp van röntgenstraling. Dit is elektromagnetische straling die door weefsels heen dringt en selectief wordt tegengehouden door materialen in deze weefsels die de straling niet of in mindere mate doorlaten. Een weefsel dat röntgenstraling niet doorlaat heet radio-opaak. Wordt er wel straling doorgelaten dan spreekt men van radiolucent weefsel. Zo'n foto of digitale opname heet een röntgenfoto (ook: radiogram). Deze wordt het best beoordeeld door een radioloog of een ervaren dierenarts.

Röntgenfoto's kunnen de volgende klinische verschijnselen van hoefkatrolontsteking in een vergevorderd stadium aantonen:

- Botremodellering
  - Ossificatie
    - Vormverandering
    - Exostosen (osteofyten, enthesofyten), al dan niet afgebroken
  - Resorptie
    - Radiolucente gebieden in de distale articulaire straalbeenrand. Er wordt gekeken naar het aantal, de grootte, de vorm en de positie van met name de kolfvormige 'lollipops'
    - Vervagen van de overgang tussen de cortex en de mergholte
- Demineralisatie van het straalbeen
- Sclerose
  - Barstjes in het subchondrale botweefsel
  - Subchondrale en trabeculaire sclerose
- Cystevorming
  - Subchondrale cystes
- Calcificatie van bindweefsel, ligamenten en de diepe buigpees

- Fissuren en fracturen
  - Fissuren en (chip)fracturen van het straalbeen (met name de distale straalbeenrand)

> ➤ Doordat kraakbeen circa 90% water bevat, is het op een röntgenfoto niet zichtbaar. Het beeldt zich af als de radiologische gewrichtsspleet. Een normale wijdte of hoogte van de gewrichtsspleet betekent dan ook een intacte laag kraakbeen. Een versmalling duidt op verlies van gewrichtskraakbeen.

> ➤ Een röntgenfoto laat ook vergrote synoviale fossae zien. Maar zoals je op pagina 32 hebt gelezen wordt de diagnostische waarde hiervan niet meer hoog geacht. Het onderscheid tussen anatomische variatie en pathologie is gewoonweg te vaag. Het risico op over-interpretatie is daardoor te groot. Bij slechts 40% van de paarden met hoefkatrolontsteking zien we vergrote synoviale fossae op de röntgenfoto's. Circa 11% van kerngezonde paarden hebben ze eveneens.

Ook radiografie is niet meer dan een diagnostisch hulpmiddel dat niet op zichzelf uitsluitsel kan geven. Een groot onderzoek met enkele honderden gezonde paarden liet zien dat ruim 30% van hen één of meerdere radiografische aantoonbare kenmerken van hoefkatrolontsteking had. Helaas laten nog veel potentiële kopers van paarden zich bang maken door een dierenarts die te veel vertrouwt op radiografie.

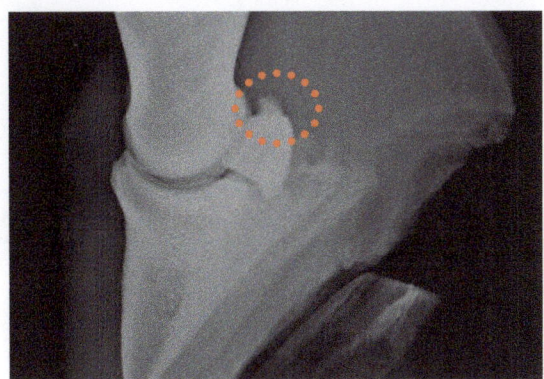

Osteofyten

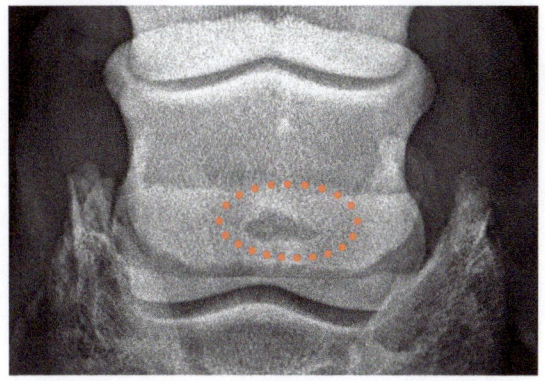

Subchondrale cyste
(foto: Prof. Astrid Rijkenhuizen)

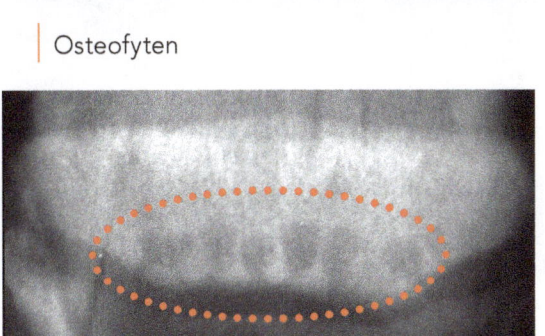

Kolfvormige resorptie (lollipops)

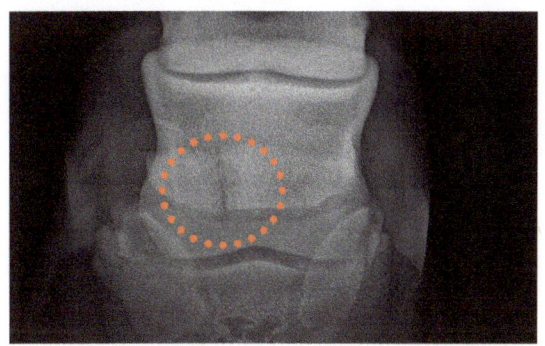

Straalbeenfractuur

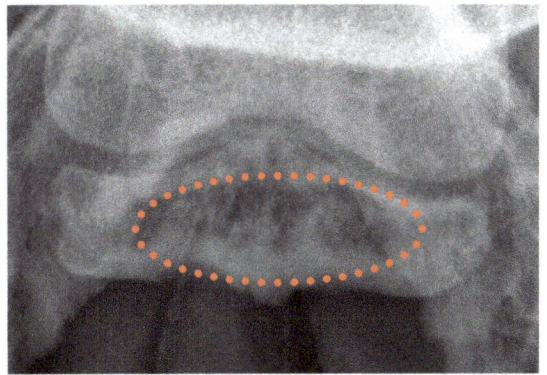

Sclerose

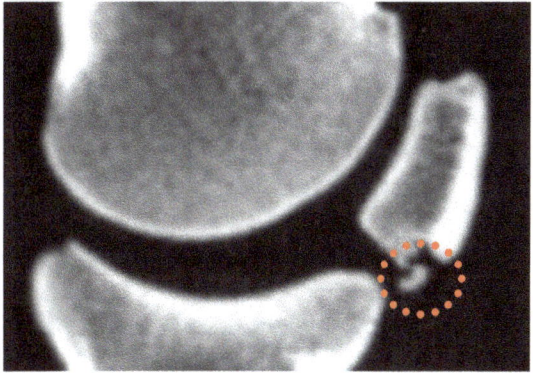

Chipfractuur van het straalbeen
(foto's: Lingehoeve Diergeneeskunde)

Beoordelingssystemen

Voor de beoordeling van het straalbeen worden twee gestandaardiseerde systemen gebruikt. Er bestaat een classificatiesysteem om de genetisch bepaalde vorm te beschrijven en een gradatiesysteem om daarbij de kwaliteit van het straalbeen te beschrijven.

Classificatiesysteem

In het eerste systeem kijken we naar de vorm van de proximale articulaire straalbeenrand. Het straalbeen kan in één van vier categorieën ingedeeld worden. Deze vier zijn:

1. Concaaf (holrond)
2. Golvend
3. Recht
4. Convex (bolrond)

Vorm 1 en 2 worden met hoefkatrolontsteking in verband gebracht.

Gradatiesysteem

Bij het gradatiesysteem wordt gekeken naar de botstructuur (botdemineralisatie, sclerose, cystevorming), fissuren/(chip)fracturen, veranderingen aan de synoviale fossae en de vorm van het straalbeen (botremodellering). Het is een uitgebreide indeling die globaal neerkomt op de volgende gradaties (meestal klassen of fases genoemd):

0. Zeer goed
1. Goed
2. Voldoende
3. Matig
4. Slecht

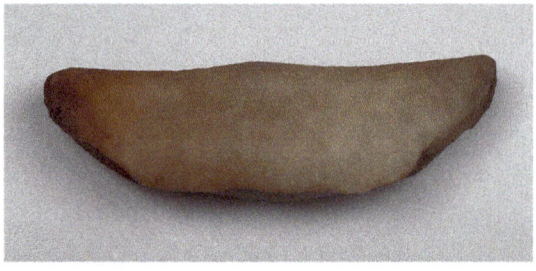

Categorie 1: concaaf

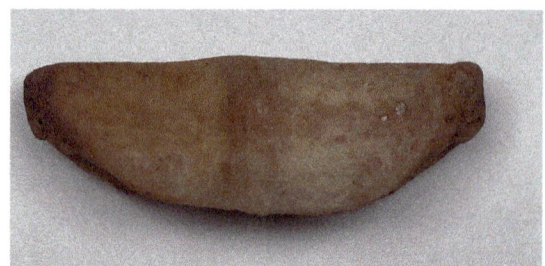

Categorie 3: recht

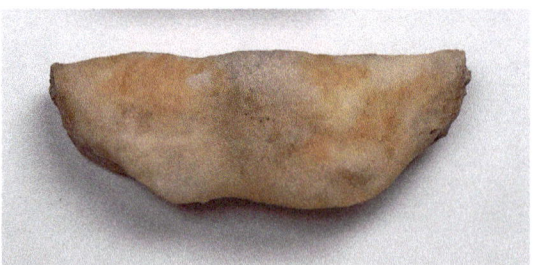

Categorie 2: golvend

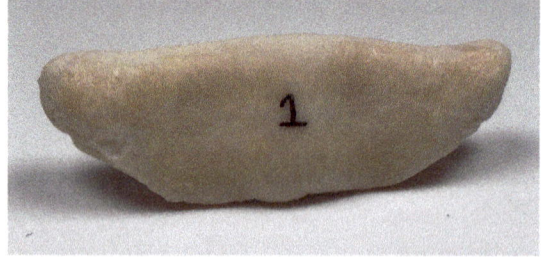

Categorie 4: convex
(foto's: Lindsey Field)

> ➤ Er blijkt een leeftijdsonafhankelijke relatie tussen vorm en kwaliteit van het straalbeen te bestaan. Klasse 3 en 4 komen significant minder vaak voor bij vorm 3 en 4 en vaker bij vorm 1 en 2.

Als het paard kreupel is bij klasse 0, 1 of 2 kan het goed zijn dat er iets anders aan de hand is. Een echogram of een MRI-scan, zoals verderop omschreven, zou bijvoorbeeld een naviculaire bursitis, pees- of ligamentsaandoeningen kunnen aantonen.

Kritiek

Het wordt bijna vervelend om te vermelden dat te veel aandacht voor de veranderingen aan de synoviale fossae niet nuttig en voldoende onderscheidend is. Behalve de aspecten waarnáár gekeken wordt is er ook iets te zeggen over de manier waaróp dat gebeurt.

Paarden met klasse 3 of 4 zijn onverkoopbaar en al helemaal onverzekerbaar. Klasse 4 paarden kunnen het slachthuis zelfs al bijna ruiken. Dit is een slechte ontwikkeling die voortkomt uit het feit dat vooral gekeken wordt naar de kans op het ontwikkelen van hoefkatrolontsteking. Er wordt voorbij gegaan aan wannéér in het (sportieve) leven van het paard de problemen zouden beginnen. Een paard met een straalbeen ingedeeld in klasse 3 zou in de eerste helft van zijn leven prima kunnen presteren waarna hij een rustiger paardenleven gaat leiden. Door de verminderde belasting is het waarschijnlijk dat de problemen aan het straalbeen uitblijven. Menig paard is afgeschreven en zelfs naar de slager gegaan omdat het zou kunnen zijn dat hij veel later in zijn leven problemen aan het hoefkatrolgebied krijgt.

Een ander punt van kritiek is dat er een foutje geslopen is in de gebruikte methode om het risico te berekenen. Gezonde paarden van hetzelfde geslacht en dezelfde leeftijd (driejarige hengsten) en kreupele paarden van verschillende geslachten en leeftijden zijn met elkaar vergeleken. Dit levert een relatief risico op. Hierdoor worden paarden uit klasse 0 en 1 nog steeds geacht een risico van 20% te lopen. Dit vertekent het beeld dusdanig dat de bruikbaarheid van deze classificatie op zijn minst twijfelachtig te noemen is.

Om een betrouwbaarder classificatiesysteem te ontwikkelen zou er een onderzoek gedaan moeten worden waarbij een grote, heterogene groep paarden hun leven lang gevolgd wordt waarbij hun straalbeenderen jaarlijks beoordeeld worden.

Om te begrijpen wat de radioloog of dierenarts bedoelt als hij je paard in een bepaalde klasse indeelt, nemen we hier het gehanteerde gradatiesysteem toch op (zie kadertekst 'Gradatiesysteem voor de staat van het straalbeen' op pagina 106). Gebruik deze met de hier genoemde kritiekpunten in je achterhoofd.

> ➤ Sinds begin 2018 is men in Duitsland gestopt met het toekennen van klassen. Paardeneigenaren krijgen daar een advies dat, naast de bevindingen van radiografisch onderzoek, gebaseerd is op de hele conformatie en het gebruik van het paard.

GRADATIESYSTEEM VOOR DE STAAT VAN HET STRAALBEEN

	BOTSTRUCTUUR	SYNOVIALE FOSSAE	VORM VAN HET STRAALBEEN
0. ZEER GOED	• Trabekels ongeschonden • Duidelijk onderscheid tussen de cortex en de mergholte	• Niet zichtbaar	• Variabele vorm • Symmetrisch
1. GOED	• Trabekels ongeschonden • Duidelijk onderscheid tussen de cortex en de mergholte	• Enkele korte, verwijde, puntige of conische fossae	• Onregelmatige omtrek van de distale straalbeenrand
2. VOLDOENDE	• Beperkte osteoporose of sclerose • Vervaging van het onderscheid tussen cortex en de mergholte	• Meerdere korte of enkele matig diepe, verwijde, puntige of conische fossae	• Chipfracturen N.B. Recent onderzoek suggereert dat chipfracturen beter in klasse 3 ondergebracht worden.
3. MATIG	• Gevorderde osteoporose of sclerose • Onderscheid tussen de cortex en de mergholte valt weg	• Veel matig diepe of korte of enkele diepe, verwijde, puntige of conische fossae	• Kleine exostosen (enthesofyten, osteofyten)
4. SLECHT	• Subchondrale cystes	• Veel diepe, verwijde, puntige of conische fossae • Eventueel kolfvormige resorptie (lollipops)	• Grote exostosen • Onregelmatige omtrek van de achtervlakte • Straalbeenfracturen

SCINTIGRAFIE

Deze fysiologische beeldvormingstechniek wordt gebruikt om vooral de activiteit van metabolisme van zowel botweefsel als zachte weefsels te onderzoeken. Er wordt een kleine hoeveelheid radioactief materiaal (*tracer*) in een bloedvat geïnjecteerd. De tracer verplaatst zich door het bloed naar de botten en zachte weefsels in het hoefkatrolgebied. De afgegeven radioactieve straling wordt vervolgens gedetecteerd door een speciale camera. Zo'n foto of digitale opname heet een scintigram. Aan de hand van scintigrafie zijn onder andere botremodellering en ontstekingen aan de slijmbeurs (naviculaire bursitis), de diepe buigpees (tendinitis) en de ligamenten (desmitis) zichtbaar te maken. Scintigrafie is nuttig om een probleem nauwkeurig te lokaliseren en de ernst van aandoening van het weefsel te beoordelen. Met name dit laatste is belangrijk. Osteopenie bijvoorbeeld kan met scintigrafie aangetoond worden, waar dat op een röntgenfoto nog onzichtbaar is.

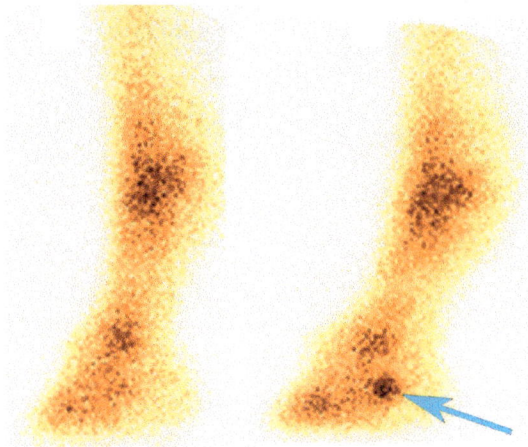

Scintigram waarop een laesie in het hoefkatrolgebied zichtbaar is
Links een gezonde hoef ter vergelijking
(foto: Lingehoeve Diergeneeskunde)

Net als bij thermografie moet hier opgemerkt worden dat wat gevonden wordt met scintigrafie niet altijd klinisch relevant is. De dierenarts houdt hier uiteraard rekening mee.

TOMOGRAFIE

Tomografie is de verzamelnaam voor anatomische beeldvormingstechnieken waarbij een tweedimensionale afbeelding wordt gemaakt die een doorsnede geeft van een deel van het lichaam, zonder dat hierbij het lichaam geopend wordt.

Tomografische technieken zijn:
- Echografie
- Magnetic Resonance Imaging
- Computertomografie

ECHOGRAFIE

Bij deze techniek maken we gebruik van onhoorbare hoogfrequente geluidsgolven die zich door het lichaam verplaatsen. Waar zachte en hardere weefselstructuren elkaar afwisselen reflecteren de golven gedeeltelijk. Verschillende soorten weefsels kaatsen de geluidsgolven op een specifieke manier terug. De verschillen in reflecties worden door het echo-apparaat omgezet in een elektrisch signaal dat vervolgens door een computer in beeld wordt omgezet.

Zachte weefsels (pezen, ligamenten, slijmbeurs, kraakbeen) en botoppervlak zijn met echografie goed te bestuderen. In het kader van hoefkatrolontsteking wordt het vaak gebruikt om aandoeningen van deze weefsels uit te sluiten.

Met behulp van echografie is de kwaliteit van het op pagina 40 beschreven CPL en CPUL-netwerk vast te stellen. Vooralsnog gebeurt dit alleen in het kader van wetenschappelijk onderzoek.

Om het onderste deel van de diepe buigpees en de slijmbeurs goed in beeld te kunnen brengen moet de hoef voorbereid worden. De straal wordt kort gesneden en eventueel verweekt. Hierdoor worden de geluidsgolven beter doorgelaten. Het paard moet om deze reden vaak de hele dag op de kliniek blijven. De uitgedunde straal maakt hem ook gevoeliger, wat de kreupelheid tijdelijk kan vergroten.

Niet alle veterinaire klinieken hebben ervaring met het gebruik van echografie voor hoefproblemen.

Magnetic Resonance Imaging

Magnetic Resonance Imaging (MRI) is gebaseerd op magnetisme. Verschillende weefseltypen (botweefsel, kraakbeenweefsel, e.d.) hebben een verschillend waterstofgehalte. Waterstofatomen hebben een klein magnetisch veld. Bij een MRI-scan worden de waterstofatomen met krachtige elektromagnetische stralen uit evenwicht gebracht. De atomen herstellen na enige tijd dit evenwicht waarbij energie vrijkomt. Een antenne detecteert deze energie waarna een computer deze analyseert en hiervan een driedimensionaal beeld genereert. Om het contrast van de MRI-scans te verhogen kan een contrastmiddel in de bloedstroom geïnjecteerd worden.

Met een MRI-scan is de binnenzijde van de hoef met ongekend detail in kaart te brengen. Hierdoor is hoefkatrolontsteking nauwkeuriger dan ooit te diagnosticeren. Weefselveranderingen die optreden in samenhang met hoefkatrolontsteking zijn met MRI zichtbaar te maken lang voordat dit met conventionele radiografie mogelijk zou zijn.

Ook worden er met MRI botafwijkingen waargenomen die op röntgenfoto's onzichtbaar blijven. Misschien nog wel belangrijker is dat MRI ons heeft geleerd dat er tal van palmaire hoefproblemen zijn die vergelijkbare klinische verschijnselen geven als hoefkatrolontsteking. Het aantal misdiagnoses is hierdoor enorm gedaald. De optimale behandeling voor elk van deze palmaire hoefproblemen is niet hetzelfde, dus een specifiekere diagnose leidt nu tot een betere behandeling. Dit gaat ook op voor het feit dat bepaalde afwijkingen, zoals schade aan subchondraal bot en gewrichtskraakbeen in een heel vroeg stadium al zijn waar te nemen. Door vroeg in te grijpen kan verergering voorkomen worden. Vrijwel alle klinische verschijnselen zoals omschreven vanaf pagina 49 alsook de palmaire hoefproblemen (pagina 47) zijn met MRI zichtbaar te maken. Een groot voordeel is dat er geen gebruik wordt gemaakt van schadelijke straling.

De hoge kosten en de lage beschikbaarheid van MRI-scanners voor veterinaire doeleinden zijn een nadeel ten opzichte van andere

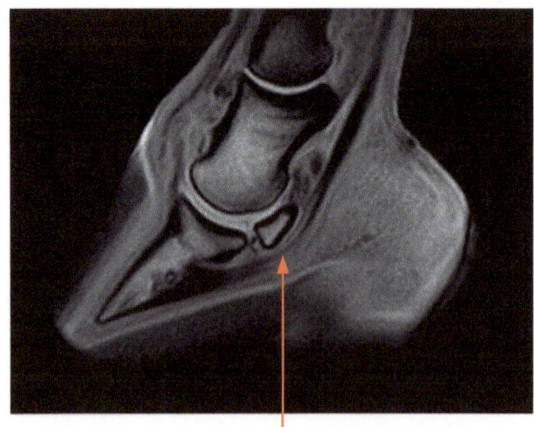

MRI-scan waarop schade aan de diepe buigpees zichtbaar is

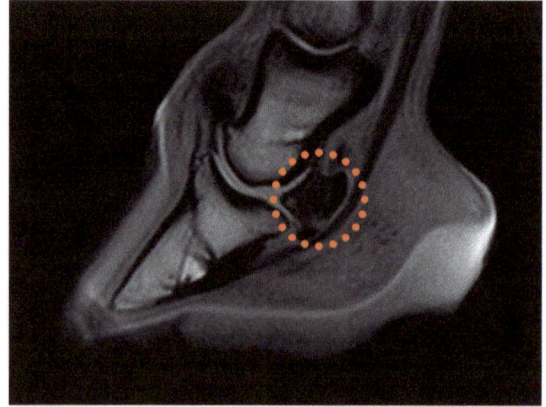

Bot- en beenmergoedeem in het straalbeen
(foto's: Hallmarq Veterinary Imaging)

P2-BOTOEDEEM MET MRI AAN HET LICHT GEBRACHT

Een mooi voorbeeld van hoe MRI niet-naviculaire laesies (weefselschade) kan aantonen, is dit geval van oedeem in het kroonbeen (P2-botoedeem). Dit traumatische letsel, dat ook als botkneuzing bekend staat, komt af en toe voor in de voorbenen bij springpaarden. Het resulteert over het algemeen in aanzienlijke kreupelheid, die echter in de meeste gevallen goed zal herstellen, al kan dit wel tot negen maanden duren. De kreupelheid lijkt dermate veel op die van schade aan het hoefkatrolgebied, dat deze paarden vaak een misdiagnose krijgen en daardoor een verkeerd behandeltraject ingaan.

Omdat er bij botoedeem geen verandering in botdichtheid is, is het onzichtbaar voor röntgenstralen en werd het, tot de komst van MRI, niet als zodanig herkend. Aan de hand van een zogeheten T2-gewogen MRI-scan kan het verschil tussen vet en vocht onderscheiden worden. In het kroonbeen op de foto is zo een donkergekleurd gebied met een verhoogd watergehalte zichtbaar gemaakt, waar bij een gezond paard een vetrijk gebied van het beenmerg zou zitten. Dit is een onmiskenbare diagnose van botoedeem. Het paard in kwestie kon snel en specifiek behandeld worden en bleef een zinloze, op hoefkatrolontsteking gerichte behandeling bespaard.

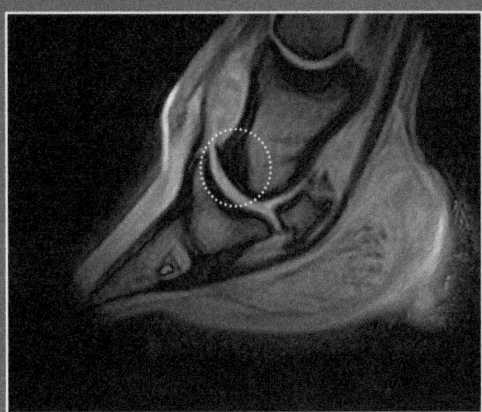

P2-botoedeem
(foto: Hallmarq Veterinary Imaging)

beeldvormende technieken. Door de hoge kosten zijn het vooral paarden die goed verzekerd zijn, die in aanmerking komen. Denk hierbij aan dure sportpaarden en lucratieve dekhengsten. Een ander nadeel is dat voor MRI-scanners met een hoge resolutie het paard moet liggen en dus onder narcose gebracht worden. Tegenwoordig is het voor hoge resolutie MRI's van de hoeven al wel mogelijk om dit staand te doen. De foto waarmee dit hoofdstuk opent illustreert dat mooi.

Een kleine kanttekening is dat MRI zó precies is dat het kan gebeuren dat er laesies mee gevonden worden die niet bijdragen aan de kreupelheid waar het onderzochte paard mee te kampen heeft. Het paard kan ons echter niet zeggen dat de pijn die hij wél heeft, niet afkomstig is uit het gebied waar deze minuscule weefselschade is aangetoond. Zo ontstaat het risico dat de diagnostiek de realiteit gaat overschaduwen. Uiteraard zal een goede dierenarts zich hierdoor niet van de wijs laten brengen.

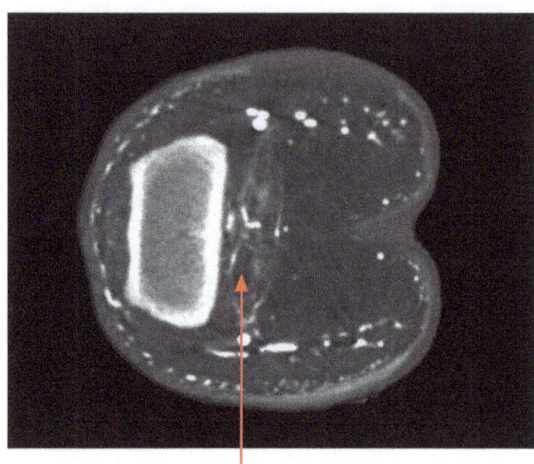

CT-scan waarop schade aan
de diepe buigpees zichtbaar is
(foto: Lingehoeve Diergeneeskunde)

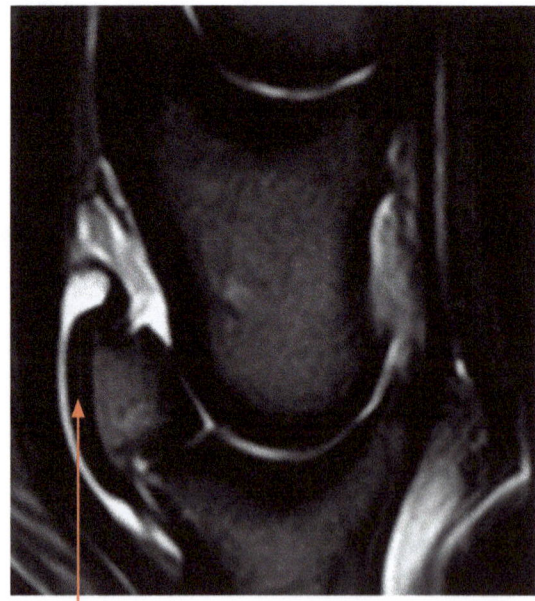

Bursogram waarop een gezonde
slijmbeurs zichtbaar is
(foto: Dr. Santiago Gutierrez-Nibeyro)

Computertomografie

Bij deze tomografische onderzoeksmethode wordt met behulp van röntgenstralen een reeks tweedimensionale afbeeldingen gemaakt die vervolgens door de computer worden samengevoegd tot een driedimensionale weergave. Dit onderzoek resulteert in een computertomogram, beter bekend als CT-scan.

Het is een kortdurend onderzoek dat goedkoper is dan een MRI-scan, maar duurder dan radiografisch onderzoek. Bovendien is de stralingsbelasting hoger dan bij het nemen van röntgenfoto's. Nadeel is dat het paard moet liggen en dus, net als bij hoge resolutie MRI-scanners, onder narcose gebracht moet worden. CT en MRI vullen elkaar goed aan.

Met een CT-scan zijn botstructuren goed in kaart te brengen. Een groot voordeel is dat alle botstructuren toch nauwkeurig zichtbaar kunnen worden gemaakt, ondanks dat twee of meer botten over elkaar heen liggen zoals in het hoefgewricht. Iets wat met radiografie niet het geval is. CT-scans laten ook veel meer contrast zien dan röntgenfoto's doen. Belangrijke pathologische veranderingen met prognostische implicaties, zoals subchondrale sclerose, worden met CT makkelijk zichtbaar gemaakt. Exostosen (osteofyten, enthesofyten) kunnen op een röntgenfoto op subchondrale sclerose lijken. Aan de hand van CT-scans kan het subchondrale bot duidelijk gevisualiseerd worden, los van exostosen. In de kadertekst 'Straalbeenpartitie' op pagina 56 heb je gelezen dat een straalbeenpartitie voor een straalbeenfractuur aangezien kan worden. Met een CT-scan is het onderscheid tussen deze twee aandoeningen duidelijk te zien. Verder is het herstel van (straalbeen)fracturen en fissuren met deze techniek heel nauwkeurig te volgen.

MINIMAAL-INVASIEVE CHIRURGIE

Bursografie, artro-, teno- en bursoscopie vallen onder de noemer minimaal-invasieve chirurgie. Deze benaming kan het beeld scheppen dat het om een kleine ingreep gaat. Dat er gewerkt wordt via een zo klein mogelijke snede betekent echter niet dat het vrij van risico is. Om bij bepaalde weefsels te komen moet er soms door de diepe buigpees heengegaan worden. Er moet ook uitermate steriel gewerkt worden. De kans op infecties is significant. Dit soort chirurgische handelingen moet daarom altijd in een kliniek uitgevoerd worden.

Om afwijkingen in zachte weefsels te visualiseren wordt minder vaak gebruik gemaakt van CT. Door de lagere kosten en doordat het paard niet onder narcose hoeft, ligt echografie meer voor de hand. Moderne CT-scanners en bijbehorende software kunnen echter laesies aan ligamenten, pezen en andere zachte weefsels van de hoef buitengewoon goed aantonen.

BURSOGRAFIE
Via de huid tussen de hoefballen wordt er een holle naald in de slijmbeurs van de hoefkatrol gestoken. Vervolgens wordt er een contrastvloeistof ingespoten. Op een röntgenfoto is de slijmbeurs nu zichtbaar. Onregelmatigheden in de contouren van het straalbeen zijn nu zichtbaar als onregelmatigheden in de contouren van de slijmbeurs. Deze ligt immers strak tegen het straalbeen aan. Verdikking en ossificatie van de wand van de slijmbeurs zijn ook zichtbaar op het zogenoemde bursogram, evenals adhesie tussen de slijmbeurs en de diepe buigpees. In dit laatste geval verspreidt de contrastvloeistof zich naar de pees. In het geval van cystevorming verspreidt de contrastvloeistof zich naar de subchondrale cystes. Deze worden hierdoor ook zichtbaar.

Aangezien naviculaire bursografie lastig uit te voeren is, wordt soms gebruik gemaakt van echografische of radiologische begeleiding om ervoor te zorgen dat er geen andere weefsels dan de slijmbeurs geraakt worden en om er zeker van te zijn dat de naald in de slijmbeurs steekt. Een complicerende factor is dat littekenweefsel op de diepe buigpees of de slijmbeurs de naald kunnen tegenhouden of van richting doen veranderen.

Bursografie bewijst zijn nut als andere beeldvormende technieken niet in staat zijn de aandoening goed aan te tonen of als deze te prijzig zijn.

ARTROSCOPIE
Er wordt een incisie gemaakt waarlangs een artroscoop in het lichaam gebracht wordt. Dit is een type endoscoop waarmee in het hoefgewricht gekeken kan worden. Deze anatomische beeldvormingstechniek is in feite een kijkoperatie. In sommige gevallen kan met artroscopie schade aan kraakbeenweefsel ontdekt worden die met andere technieken niet of moeilijk aan te tonen is.

TENO- EN BURSOSCOPIE

Met tenoscopie kan de binnenkant van een peesschede bekeken worden. Deze techniek is vooral handig wanneer computertomografie of MRI niet beschikbaar zijn. In het geval van bursoscopie bekijkt de dierenarts de binnenkant van de slijmbeurs. Net als bij artroscopie gebeurt dit met een endoscoop. Met deze techniek kan onder andere een peesschede-ontsteking (tendovaginitis), een slijmbeurs-ontsteking (naviculaire bursitis) of een adhesie van de slijmbeurs aangetoond of uitgesloten worden. Het gewrichtskraakbeen van het straal-been en het distaal imparligament zijn ook te zien. Tenslotte kan de dierenarts zich een beeld vormen van de staat van een deel van de diepe buigpees. Onder andere adhesie van de diepe buigpees is zichtbaar te maken.

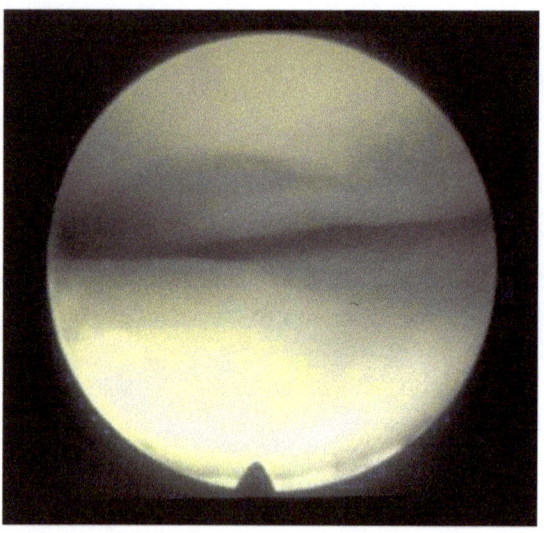

Gezonde slijmbeurs van de hoefkatrol

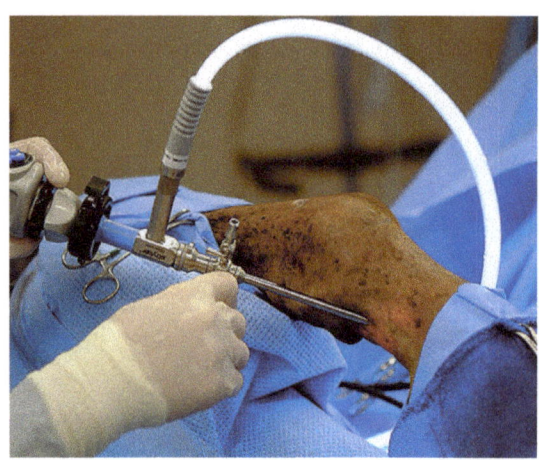

Het inbrengen van een endoscoop

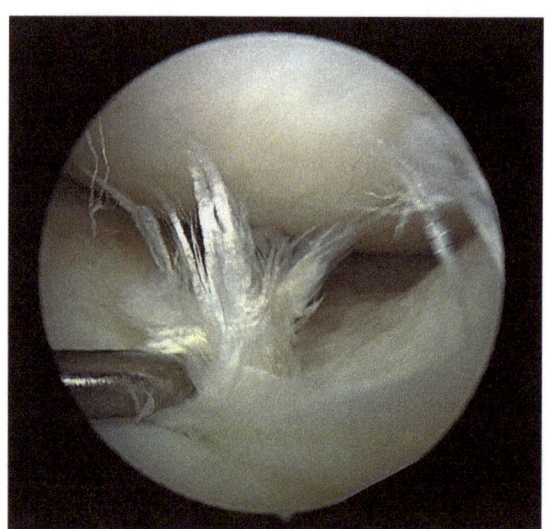

Adhesie tussen de diepe buigpees en het straalbeen
(foto's: Pioneer Equine Hospital)

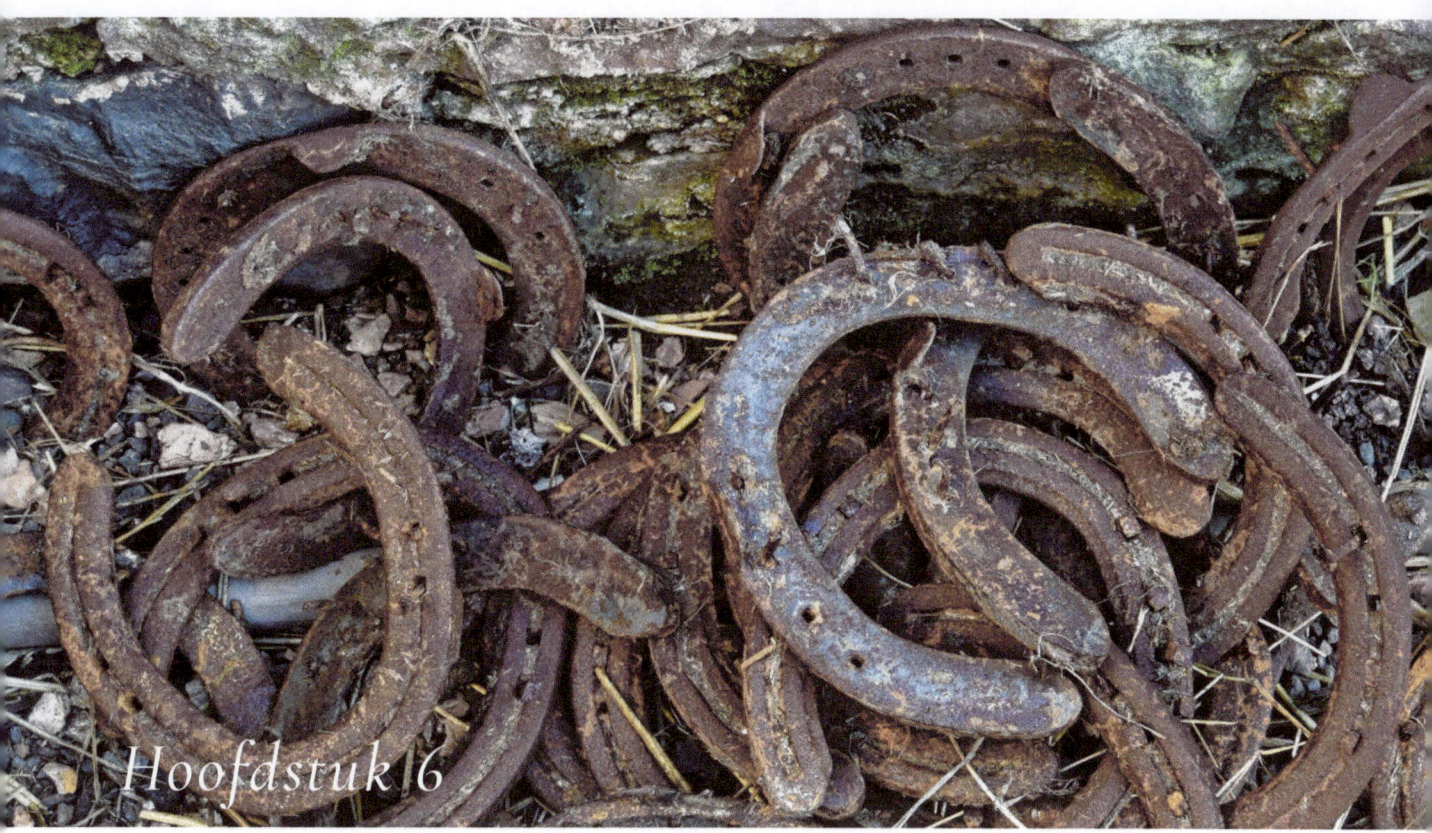

Hoofdstuk 6

BEHANDELING EN PREVENTIE

Bijna ongemerkt hebben we in dit boek een rijtje zaken opgesteld waar controverse over bestaat. Aan dit rijtje – definitie, pathogenese, diagnose – kunnen we zonder terughoudendheid 'behandeling' toevoegen. Vraag een vijftal dierenartsen, hoefverzorgers, trainers en paardeneigenaren naar de beste behandelmethode en je zult zien dat je vijf verschillende antwoorden krijgt. Dit is niet hoopgevend.

We zullen hier de meest gangbare opties de revue laten passeren en waar nodig van commentaar voorzien. Door de veelheid aan meningen, inzichten en gevoelens over behandeling van de ziekte is het geven van een objectief overzicht niet mogelijk. Voor elke uitspraak in dit hoofdstuk zul je dus makkelijk iemand kunnen vinden die het tegengestelde beweert. Zoals in alle andere medische gevallen geldt: blijf kritisch. Op de behandelaars, de gekozen middelen en op je eigen keuzes.

ALGEMEEN

OP WEG NAAR HERSTEL

Nadat de juiste diagnose is gesteld zal de behandeling in gang gezet worden. Je weet nu dat er een scherp onderscheid is tussen hoefkatrolontsteking in de strikte zin van het woord en andere vormen van palmaire hoefpijn. Zodra er sprake is van een verstoorde botremodellering is hoefkatrolontsteking onomkeerbaar en ongeneeslijk. Veel behandelingen die volledige genezing hebben geboden zijn dus gegeven aan paarden die géén hoefkatrolontsteking hadden. Een groot aantal palmaire hoefproblemen is prima te genezen. Het goede nieuws is dat deze behandelingen feitelijk onder de noemer preventie vallen. Behalve deze behandelvormen die uiteindelijk hoefkatrolontsteking kunnen voorkomen, zijn er ook behandelingen voor het paard dat de kritische grens al wel gepasseerd is. Pijnbestrijding is daar een duidelijk voorbeeld van. Daarnaast zijn er behandeldoelen op te stellen die moeten voorkomen dat de ziekte zich verder ontwikkelt. Zo kunnen we grote winst boeken door de biomechanica van het onderbeen te verbeteren. Je ziet dat behandeling en preventie – zoals zo vaak – naadloos in elkaar overlopen.

Waar in dit boek van herstel of genezing gesproken wordt, hebben we het zowel over het daadwerkelijk genezen van herstelbare weefselschade bij het palmair hoefpijnsyndroom c.q. de oorzaken van hoefkatrolontsteking, als over het beperken van de effecten van hoefkatrolontsteking. Voor de leesbaarheid zullen we het in dit hoofdstuk steeds over hoefkatrolontsteking hebben, tenzij we een specifiek ander palmair hoefprobleem bedoelen.

SYMPTOOMBESTRIJDING

Hoe het er ook voor staat met je paard, je hebt weinig kans van slagen als je het probleem alleen vanuit de hoeven probeert op te lossen. Meestal doe je dan enkel aan symptoombestrijding. Denk aan therapeutisch hoefbeslag of voornamelijk pijn- of ontstekingsbestrijding. Bovendien zie je makkelijk over het hoofd hoe de leefomstandigheden en het gebruik van het paard veranderd kunnen en moeten worden om te zorgen dat feitelijke hoefkatrolontsteking voorkomen kan worden of hoe je de verdere ontwikkeling van de bestaande klachten een halt kunt toeroepen.

> ➤ Kies altijd een behandeling die waar mogelijk in de eerste plaats gebaseerd is op het wegnemen van de oorzaak.

Vergeet niet dat er steeds meer wetenschappers, dierenartsen, trainers en hoefverzorgers zijn volgens wie hoefkatrolontsteking niets anders is dan een resultaat van verkeerde hoefverzorging in combinatie met verkeerde beweging en gebruik van het paard. Recente wetenschappelijke ontwikkelingen in het begrip en de toepassing van de biomechanica van de hoef maken dat steeds meer paarden die voorheen gedoemd waren hun dagen als ecologische grasmaaimachine te slijten, nu weer een comfortabel en actief, zelfs sportief, leven kunnen leiden. Helaas zijn er ook paardeneigenaren die hun eigen belang voor dat van het paard stellen en, gesteund door hun dierenarts, voor zeer ingrijpende behandelingen kiezen om maar zo lang mogelijk het uiterste uit hun kostbare paard te halen; of dit nu sportprestaties zijn of veulens met een hoge marktwaarde. Voor de volledigheid zullen we deze behandelingen ook in dit boek behandelen.

MULTIDISCIPLINAIRE BEHANDELING

Om de gestelde behandeldoelen te halen zal de dierenarts je kunnen adviseren andere vakspecialisten in te zetten. In de eerste plaats komt daarbij uiteraard je hoefverzorger in beeld, maar ook fysiotherapeuten, trainers, zadelpassers en voedingsdeskundigen kunnen je paard helpen. Mocht je dierenarts er niet aan denken om het probleem multidisciplinair aan te pakken, dan kun je hem natuurlijk vriendelijk op die mogelijkheid wijzen.

> ➤ Een dierenarts of hoefverzorger kan al tientallen paarden met hoefkatrolontsteking met succes hebben geholpen en dan tegen een geval aanlopen dat zijn kennis en ervaring te boven gaat. Trots en eergevoel mogen dan niet in de weg staan. Hij zal de hulp moeten inroepen van een collega die deze kennis en ervaring wel heeft. Samenwerken of overdragen is hier een juiste beslissing. Heb je het idee dat dit bij jouw paard het geval is, breng dit dan met de nodige takt ter sprake.

HERSTEL

Het is goed om je te realiseren dat alle weefsels, ook gewrichtskraakbeen en het kraakbeen van de fibreuze peesscheden, van beperkte schade kunnen herstellen. Bovendien komt het regelmatig voor dat het paard geen of nauwelijks last ondervindt van onherstelbare schade aan het straalbeen. De dierenarts, de hoefverzorger en de eigenaar weten van de schade, maar het paard loopt vrolijk verder.

Elk paard heeft een andere pijngrens, een andere reactie op veranderende omstandigheden en behandelingen. Geef het paard de tijd die híj nodig heeft om te genezen. Kijk ook goed naar hoe hij reageert op de behandeling. Dit moet altijd leidend zijn ten opzichte van de meningen en adviezen van anderen. Maar let op en laat je niet misleiden door onderdrukte klinische verschijnselen of door je sterke hoop op herstel.

> ➤ De klinische verschijnselen, waaronder met nadruk de hoeveelheid pijn, zijn niet altijd een betrouwbare indicator van de mate van weefselschade. Laat je hierdoor noch in positieve, noch in negatieve zin beïnvloeden.

Bereid je voor op kritiek van andere paardeneigenaren, stalhouders, trainers, dierenartsen en hoefsmeden. Sta hier open voor maar laat je ook niet te snel van de wijs brengen. Kies jíj voor een ijzerloze benadering, dan is dat omdat jíj ervan overtuigd bent geraakt dat dit de beste benadering is.

> In sommige gevallen is het hoogst haalbare het stoppen van de ontwikkeling van de gewrichtsproblemen. De onomkeerbare verschijnselen van hoefkatrolontsteking verergeren niet en je paard gaat zo pijnvrij als mogelijk door het leven. Als jij, je dierenarts en je hoefverzorger het hier over eens zijn, zul je er genoegen mee moeten nemen. Wees zelfs trots dat je dit resultaat hebt kunnen boeken.

BEHANDELPLAN

Een effectief behandelplan opstellen is niet altijd even eenvoudig. Er spelen veel aspecten een rol en een onbetwistbaar bewijs over het ontstaan van de aandoening bestaat nog niet, noch een onfeilbare behandelmethode. Zoek een dierenarts die bekend is met de nieuwste inzichten op het gebied van hoefkatrolontsteking. Hij zal samen met jou en eventuele andere behandelaars de volgende stappen doorlopen:

- Een diagnose stellen op basis van een anamnese, klinisch onderzoek, diagnostische anesthesie en/of beeldvormend onderzoek. Dit klinkt voor de hand liggend, maar helaas wordt er nog steeds behandeld op basis van een misdiagnose of een gebrekkige diagnose enkel op basis van een anamnese en klinisch onderzoek.
- De oorzaken proberen te achterhalen. Hierbij kijkt de dierenarts uitgebreid naar het hele paard, het gebruik ervan, de rijtechniek en training, de huisvesting enzovoort.
- Bevorderende en belemmerende factoren voor herstel in kaart brengen.

- Duidelijke korte en lange termijndoelen stellen en de verwachtingen bepalen, waaronder nadrukkelijk die van jou als eigenaar. Pijnvrij oud worden is wat anders dan weer op topniveau springen.
- Uitleg geven over hoe, hoe vaak en waar (thuis of in de veterinaire kliniek) de behandeling gegeven wordt.
- Uitleg geven over eventuele bijwerkingen van medicijnen en supplementen.
- Een kostenraming maken:
  ‣ Beeldvormend onderzoek anders dan ten bate van de eerste diagnose
  ‣ Medicijnen, supplementen
  ‣ Complementaire therapieën
  ‣ Hoefschoenen
  ‣ Aanpassingen aan de leefomgeving
- Uitleg geven over de voor- en vooral nadelen van chirurgisch ingrijpen en de kosten daarvan.
- Idem voor autologe therapieën.
- Uitleg geven over wat jij als eigenaar kunt doen om de effectiviteit van de behandeling te verhogen.
- Tussenevaluaties plannen om het effect van de behandeling te meten.
- Een prognose maken over de ontwikkeling van de aandoening, het mogelijke herstel en het daaruit voortvloeiende toekomstige gebruik van het paard.
- Communicatieafspraken maken.

Je zult zien dat niet alle dierenartsen het behandelplan zo grondig aanpakken. Als hij iets over het hoofd ziet, staat het jou als eigenaar vrij te vragen om de nodige aandacht aan bovenstaande punten te schenken. Wees ook kritisch op wat je te horen krijgt. Wemelt de uitleg van het aangepast beslag, zooltjes, zenuwsneden en andere symptoombestrijdende behandelingen dan kun je altijd even in de Gouden Gids onder de 'D' kijken of je een iets modernere, ruimdenkendere dierenarts kunt vinden.

In het vorige hoofdstuk werd al gezegd dat de diagnose niet altijd direct te stellen is. Soms is aanvullend onderzoek nodig of de visie van een andere specialist. In afwachting daarvan kan de dierenarts wel al beslissen om bepaalde onderdelen van de behandeling in gang te zetten. De effecten daarvan kunnen pijnverlichtend voor het paard zijn en het herstel bevorderen. Bovendien kunnen zij de dierenarts helpen zijn diagnose nog nauwgezetter te stellen. Let wel op dat dit geen invasieve behandeling betreft. 'Baat het niet, dan schaadt het niet', gaat zeker niet altijd op.

Met je hoefverzorger overleg je over het bekappen en het gebruik van hoefschoenen. Hij zal graag de diagnose van de dierenarts op papier inzien, evenals de uitkomsten van beeldvormend onderzoek. Goed overleg, maar vooral overeenstemming tussen je hoefverzorger en je dierenarts is vereist. Niets is zo frustrerend als een dierenarts die het tegenovergestelde wil van wat je hoefverzorger voor ogen heeft. De samenwerking tussen een progressieve dierenarts en een vastgeroeste smid is ook niet bevorderlijk voor een effectieve behandeling. Voor jou is het niet te doen om tussen twee vuren te staan. Dit geldt overigens voor alle specialisten die zich met de behandeling van je paard bezighouden.

Vergeet nooit dat het om jouw paard gaat. Jij neemt de beslissingen over welke behandeling je paard wel of niet krijgt. Voel je je onder druk gezet door je dierenarts of je hoefverzorger, zeg hem dat dan. Zijn taak is om je een behandeling voor te stellen, niet om deze op te leggen.

Overeenstemming tussen behandelaar en eigenaar is van groot belang voor het succes van de behandeling. Ziet hij dit anders, overweeg dan een andere behandelaar te zoeken.

PIJN, HOEFGEZONDHEID EN BIOMECHANICA

Alle klinische verschijnselen, zoals omschreven vanaf pagina 49, veroorzaken pijn. Maar ook andere palmaire hoefproblemen die teenlanden in de hand werken en de opmaat kunnen vormen naar hoefkatrolontsteking zijn pijnlijk. Het paard zal steevast proberen de pijn te ontlopen en daardoor zijn lichaam verkeerd gebruiken. Dit leidt tot een verkeerde krachtverdeling en daardoor uiteindelijk tot meer pijn aan de al aangedane weefsels in het onderbeen in het algemeen en het hoefkatrolgebied in het bijzonder. Een schoolvoorbeeld van een vicieuze cirkel. Met beleid toegepaste pijnbestrijding speelt een cruciale rol om de cirkel te doorbreken. Pijnstilling kan helpen om de scherpe randjes van de pijn te halen, waardoor het paard het aandurft om te gaan bewegen. Voorzichtige beweging, op correct bekapte hoeven en met hoefschoenen, komt de doorbloeding en daarmee het herstel ten goede. Bovendien kan het wegnemen of verminderen van de pijn ervoor zorgen dat je paard zich sneller aanpast aan een correctieve bekapping. Bij veel van de hierna beschreven behandelingen ligt de nadruk in meer of mindere mate op pijnbestrijding. Hoewel pijnbestrijding belangrijk is, moet je de verleiding weerstaan enkel de pijn te bestrijden en de oorzaken te negeren.

Een tweede, maar zeker niet minder belangrijk, aandachtspunt is hoefgezondheid. Hoe gezonder en beter ontwikkeld en op elkaar afgestemd alle anatomische onderdelen van de hoef zijn, hoe sneller het herstel intreedt of hoe groter de kans dat het paard niet over de kritische grens van onomkeerbare schade heen gaat. Je hoefverzorger zal er samen met jou alles aan proberen te doen om je paard optimaal gezonde hoeven te geven. Het verbeteren van de biomechanica of, simpeler gezegd, het bewegen van het paard is hier onlosmakelijk mee verbonden. Hoe gezonder de hoef is en hoe beter het paard beweegt, hoe minder pijn hij zal voelen. Dit kan het begin van een opwaartse spiraal vormen.

We zullen nu kijken naar de volgende aspecten van de behandeling:

- Hoefzorg
- Medicijnen en supplementen
- Chirurgisch ingrijpen
- Autologe therapieën
- Complementaire therapieën
- Rijtechniek en training
- Gewichtsbeheersing
- Aanpassingen in de leefomstandigheden

HOEFZORG

Een uiterst belangrijk onderdeel van behandeling en preventie van hoefkatrolontsteking is hoefzorg. We bespreken dit onderwerp achtereenvolgend vanuit het oogpunt van hoefgezondheid, -verzorging en -bescherming.

HOEFGEZONDHEID

In een gezonde hoef zijn alle anatomische onderdelen, zoals beschreven in het hoofdstuk 'Anatomie en fysiologie van de hoef', goed ontwikkeld en zowel fysiologisch als functioneel op elkaar afgestemd. Rigide onderdelen, zoals de hoefwand en de steunsels, zijn hard en hebben een hoge hoorndichtheid. Zachte weefsels (straalkussen, hoefballen, hoefkraakbeen e.d.) zijn stevig, soepel en goed doorbloed. Spieren, pezen en ligamenten zijn op hun taak berekend. Het bloedvatenstelsel is tot op het niveau van de kleinste haarvaten in perfecte conditie. Het hoefmechanisme functioneert optimaal. Schok- en trillingsdemping werken feilloos, waardoor

de kinetische energie die vrijkomt bij de impact en tijdens het afwikkelen van de hoef maximaal wordt geabsorbeerd.

De gezonde hoef heeft betrekkelijk weinig onderhoud nodig. Groei en slijtage zijn met elkaar in evenwicht. De twee voorhoeven zijn ongeveer gelijk in vorm, grootte en hoek; net zoals de achterhoeven dat zijn. Er is geen sprake van externe beschadigingen zoals scheuren, barsten, brokkels en kneuzingen. Alle weefsels van de interne voet zijn onbeschadigd. De hoef lijdt niet onder ziektes, ontstekingen of infecties zoals bacteriën en schimmels of palmaire hoefproblemen, zoals genoemd in de kadertekst op pagina 47. Een gezonde hoef heeft geen last van één of meer oorzaken van teenlanden, zoals genoemd vanaf pagina 69. Er zijn geen zenuwblokkades. Geen van de onderdelen van de hoefcapsule is te lang of te kort, te dik of te dun. Hierdoor is er geen sprake van perifere belasting, te grote druk op de interne voet of andere vormen van overbelasting van de hoef

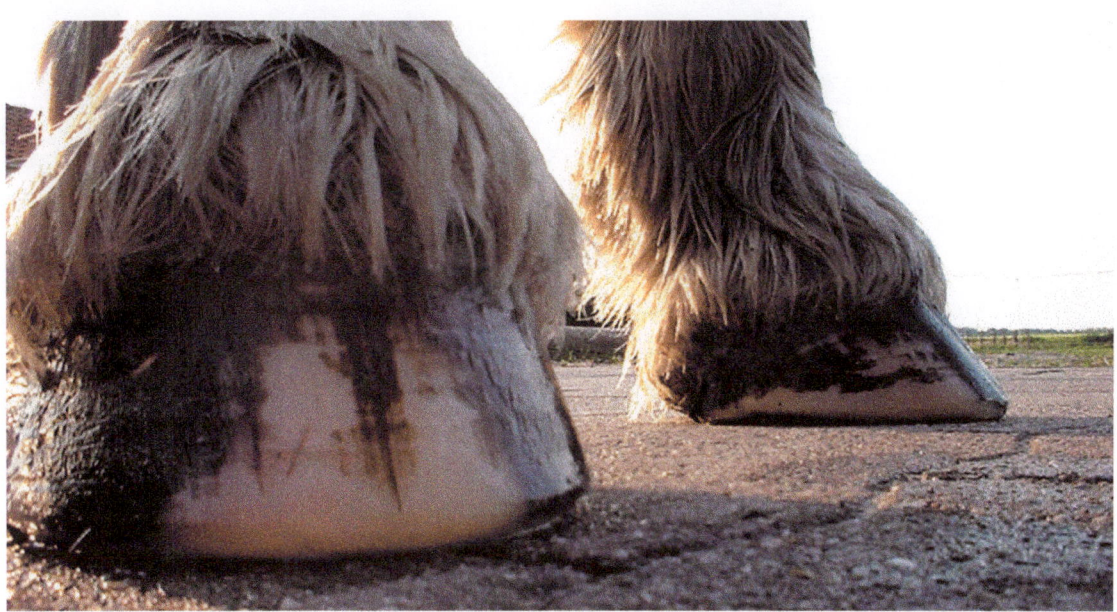

of andere lichaamsdelen. Het paard loopt niet kreupel als gevolg van hoefpijn. Het afwikkelpunt is goed gepositioneerd (zie kadertekst 'Afwikkelpunt' op pagina 128).

Alle anatomische onderdelen zijn stevig met elkaar verbonden. Zo is de witte lijn niet breder dan 3 millimeter en zijn er geen flares, diepe groeiringen of andersoortige vervormingen van de hoefwand. De hoef is vrijwel symmetrisch, met uitzondering van normale anatomische asymmetrie en natuurlijke variatie. De hoef is zowel medio-lateraal als cranio-caudaal in balans. Het koot-, kroon- en hoefbeen liggen met elkaar in lijn, waardoor de hoef-kootbeenas noch naar voren, noch naar achter gebroken is. Het hoefbeen is, als de hoef belast wordt, evenwijdig met de grond.

Een gezonde hoef is histologisch in orde. Er zijn geen woekerende cellen. Het metabolisme in alle weefsels verloopt optimaal. Er is sprake van een evenwichtige botremodellering.

De aanmaak, het onderhoud en herstel van gewrichtskraakbeen is voldoende om blijvende schade te voorkomen.

Dit alles garandeert dat een gezonde hoef probleemloos gedurende langere tijd en in elke gang over elk soort terrein kan voortbewegen.

Hoefgezondheid weerspiegelt de kwaliteit van hoefonderhoud, veterinaire zorg en van de leefomstandigheden voeding, huisvesting, beweging en klimaat. De invloed van genetische factoren is eveneens terug te zien in de gezondheid van de hoef. Een gebrekkige hoefgezondheid betekent vaak dat er ergens anders in het lichaam iets mis is.

Helaas vinden we niet veel hoeven die al de hier beschreven gezondheidskenmerken hebben. Als we hoefkatrolontsteking willen voorkomen of de verdere ontwikkeling willen stoppen, zullen we in veel gevallen iets moeten doen om de hoefgezondheid te verbeteren. De eenvoudigste manier is door verbeteringen te bewerkstelligen in deze factoren. Geloof het of niet, maar met uitzondering van klimatologische factoren is er altijd ruimte voor verbetering. Op de korte termijn door bijvoorbeeld aanpassingen in de huisvesting van het paard door te voeren en op de lange termijn door niet door te fokken met paarden met een genetische aanleg voor hoefproblemen. Later in dit hoofdstuk gaan we dieper in op het verbeteren van de leefomstandigheden van het paard. Soms noopt de oorzaak van de gebrekkige gezondheid tot veterinair ingrijpen. Uiteraard is anatomisch verantwoorde hoefverzorging een eerste en noodzakelijke voorwaarde.

HOEFVERZORGING

Veel paardeneigenaren onderhouden zelf de gezonde hoeven van hun paard. Zij hebben minstens één van de gedegen cursussen gevolgd die er voor dit doel gegeven worden. Bij twijfel roepen zij de hulp in van een professionele hoefverzorger. Zij vragen hem om hun bekapwerk te controleren of te corrigeren. Beter nog doen ze dit standaard tweemaal per jaar of vaker. Vaak zijn zij actief op sociale media om met gelijkgestemden hun kennis en inzicht bij te spijkeren. Misschien ben jij zo'n paardeneigenaar.

Zelf kunnen bekappen is een schone zaak die echter een risico van zelfoverschatting met zich meebrengt. Niet voor niets hebben we het in de vorige alinea over 'gezonde hoeven'. Het bekappen van een paard met hoefkatrolontsteking vraagt om ervaring, inzicht en kunde die maar weinig paardeneigenaren kunnen hebben. Dit komt doordat het vaak de eerste keer is dat zij te maken krijgen met een dergelijke hoef. Bij deze paarden is het sterk aan te raden het

bekappen door een professionele hoefverzorger te laten doen. Vaak zal deze je ook adviseren om tussentijds zelf de vijl of een renet ter hand te nemen. Zijn ervaring en inzicht zullen echter onmisbaar zijn, zeker in het eerste stadium van de genezing.

Een deel van de verantwoordelijkheid van het bezitten van een paard is het verschil kunnen zien tussen een goede en een slechte bekapping. Stel geen blind vertrouwen in welke hoefverzorger of smid dan ook. Een moderne hoefverzorger staat open voor opbouwende kritiek en zal je graag uitleggen hoe hij te werk gaat en waarom hij bepaalde keuzes maakt.

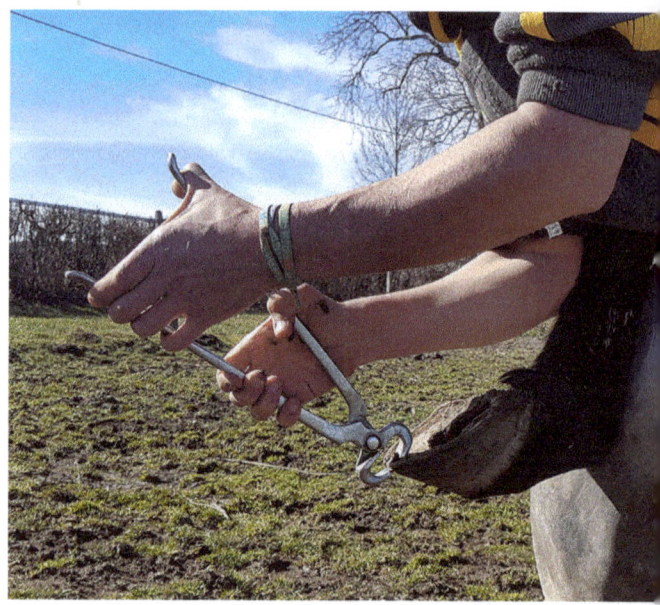

BEELDVORMING

Geen twee hoeven zijn identiek. Al helemaal niet in het geval van hoefkatrolontsteking. Om maximaal effect te hebben zal je hoefverzorger zo exact mogelijk willen weten hoe het er voor staat met de hoeven. Hij zal zich niet beperken tot wat hij aan de buitenkant van de hoeven ziet. Om te zien hoe de hoef er van binnen uitziet kan hij je vragen de dierenarts röntgen-foto's te laten maken. Zijn er andere beeldvormende technieken gebruikt bij de diagnose, dan zal hij daar de resultaten en interpretaties ook graag van zien. Hij kan ook gebruik maken van een techniek die hoefmappen wordt genoemd.

KLINISCH ONDERZOEK

Op pagina 90 staat beschreven hoe de dierenarts klinisch onderzoek uitvoert ten behoeve van de diagnose. Je hoefverzorger kan onderdelen van dit onderzoek zelf uitvoeren om zich een beeld te vormen van de ernst van de aandoening. Let op dat hij geen buigproef uitvoert. Dit is een veterinaire diagnostische techniek die dus alleen door een dierenarts uitgevoerd mag worden.

HOEFMAPPEN

De buitenkant van de hoef geeft veel aanwijzingen over hoe de binnenkant van de hoef eruit ziet. Sommige weefsels aan de binnenkant van de hoef zijn aan de buitenkant zelfs voelbaar. Zo zijn het straalkussen en het bovenste deel van het hoefkraakbeen te voelen. Het in kaart brengen van de interne structuur gebeurt aan de hand van een serie metingen. We maken hierbij gebruik van externe referentiepunten. Dit zijn uiterlijke kenmerken van de hoef waaruit we af kunnen leiden hoe de interne structuren gevormd en geplaatst zijn in de hoefcapsule. Met behulp van gekleurde viltstiften worden sommige referentiepunten op de hoef gemarkeerd.

Deze werkwijze wordt in het Engels 'hoof mapping' genoemd. De correcte Nederlandse benaming zou hoefkartering of hoefmarkering zijn. Het anglicisme 'hoefmappen' is echter al zo ingeburgerd dat we daarom dat woord hier gebruiken.

> ❯ Als je hoefverzorger niet met viltstiften in de weer gaat, is dat geen teken van onkunde. Ervaren hoefverzorgers zien vaak in één oogopslag de meest relevante externe referentiepunten.

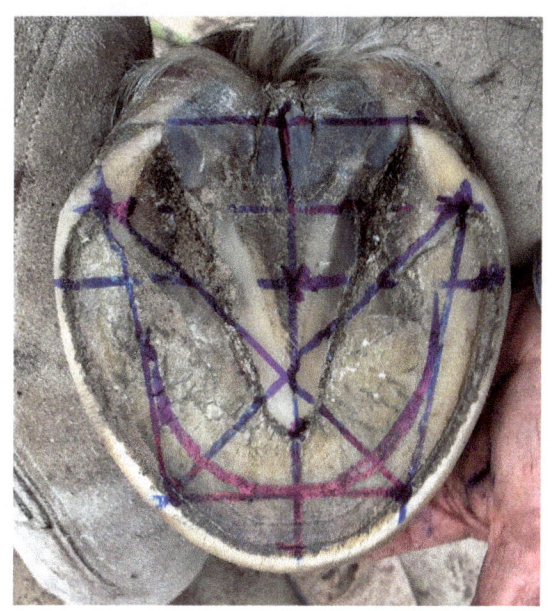

Hoefmappen
(foto: Joyce van Mierlo)

De uitkomsten van het hoefmappen kan je hoefverzorger gebruiken om de bekapping te perfectioneren en de hoef beter in balans te brengen. Het kan helpen de krachtverdeling op de interne structuur te optimaliseren. Je voorkomt er ook mee dat je te veel of te weinig van de hoef af haalt. Bij een paard met hoefkatrolontsteking is dit allemaal nog belangrijker dan bij een gezond paard. De voorste rand van het hoefbeen en daarmee het afwikkelpunt is bijvoorbeeld vrij nauwkeurig te lokaliseren. Bovendien is de natuurlijke hielhoogte vast te stellen, wat van groot belang is als je het hoefbeen parallel aan de grond wilt zetten.

> ➤ Hoefmappen en radiografie kunnen elkaar aanvullen. Röntgenfoto's zijn beter te 'vertalen' naar de hoef met behulp van de externe referentiepunten.

Wil je hoefmappen zelf gebruiken, dan is het aan te raden een cursus te volgen. Je leert de theorie en de techniek, nadat deze je in detail zijn uitgelegd. In dit hoofdstuk zullen we bij de verschillende stappen van de bekapping de relevante externe referentiepunten benoemen.

Röntgenfoto's

Aan de hand van röntgenfoto's kunnen veel klinische verschijnselen van hoefkatrolontsteking in een vergevorderd stadium, zichtbaar gemaakt worden. Röntgenfoto's geven hiermee nuttige informatie, met name over de ernst en de duur van de aandoening tot nu toe. Anatomische eigenschappen, zoals de positie van het hoefbeen in de hoefcapsule zijn zeer nauwkeurig vast te stellen met röntgenfoto's. Op basis van

foto's kan je hoefverzorger gedetailleerder en doelgerichter bekappen. Markeringen, zoals een laagje bariumpasta of een metalen stripje op de teen, een klein schroefje in de hoefwand en een punaise in de apex (top) van de straal, zijn daarbij uiterst nuttig.

BEKAPPING

Eerder in dit boek heb je gelezen dat er steeds meer wetenschappers, dierenartsen, trainers en hoefverzorgers zijn die hoefkatrolontsteking vooral beschouwen als een gevolg van verkeerde hoefverzorging in combinatie met verkeerde beweging en gebruik van het paard. De rol van je hoefverzorger is om de hoefverzorging – en daarmee deels de beweging – te verbeteren. Bekappen heeft immers effect op zowel de beenstand als de gezondheid, de groei, de fysiologie en de biomechanica van de hoef.

Het is buitengewoon belangrijk dat er vroegtijdig in het paardenleven begonnen wordt met regelmatig en correct bekappen. Een paard dat van veulen af aan de juiste hoefverzorging krijgt zal een significant verminderde kans op het ontwikkelen van palmaire hoefproblemen hebben. Vroegtijdig betekent ook 'vroeg in het ziekteproces'. Zodra je het vermoeden hebt dat je paard hielpijn heeft, bel je een kundige en ervaren hoefverzorger.

Niet anders dan bij een reguliere bekapping richten we ons op het bevorderen van een gezonde vorm, structuur en functie van de hoef. Het balanceren van de hoef en het optimaliseren van de krachtverdeling op alle anatomische onderdelen ervan zijn hierbij belangrijk. Het verminderen van abnormale biomechanische krachten op het hoefkatrolgebied is zelfs een doel op zich. Deze benadering zal ook leiden tot vermindering van pijn en een verbeterd hoefmechanisme en daarmee tot een sneller herstel.

Simpel gezegd is het uiteindelijke doel van bekappen een gezonde hoefcapsule, goed verbonden om de interne voet heen laten groeien, zodat beiden optimaal kunnen functioneren. De hoefcapsule moet gezien worden als de schoen van de interne voet. Hoe beter deze schoen past, hoe beter het paard loopt, hoe sneller het geneest of hoe eerder de verdere ontwikkeling van feitelijke hoefkatrolontsteking een halt kan worden toegeroepen.

> ➤ Wetenschappelijke kennis over de precieze biomechanica in de hoef is zeer beperkt. We gaan daarom vooral af op anekdotisch bewijs en klinische ervaring van hoefverzorgers en dierenartsen.

Correct bekappen is altijd nodig. Vertrouw nooit op alleen pijnbestrijding, chirurgisch ingrijpen of welke therapie of aanpassing in leefomstandigheden of rijtechniek dan ook. Zolang de hoeven niet goed zijn, gaat het allemaal niet helpen. Om Jeremiah Bridges nog maar eens te citeren: "No foot, no horse". Veel paarden met hoefkatrolontsteking reageren zó goed op een correctieve bekapping dat verder veterinair ingrijpen niet of nauwelijks nodig blijkt te zijn.

Mocht je onverhoopt geloven dat je paard hoefbeslag nodig zou hebben, neem dan op zijn minst aan dat de lage kans op succes nóg minder wordt als het paard niet correct bekapt wordt voordat er een ijzer onder zijn hoef wordt genageld.

Het verbeteren van vorm, structuur en functie van de hoef mag nooit ten koste gaan van ander, gezond hoefweefsel. De bekapping is dus non-invasief. Dit betekent dat er niet in gevoelig, levend weefsel wordt gesneden. Bij het bekappen van ongevoelig hoornweefsel wordt eveneens voorzichtigheid betracht. Non-invasief bekappen draagt bij aan het welzijn van het te behandelen paard, verhoogt de kans op herstel en verlaagt de kans op complicaties.

> ➤ Een berucht voorbeeld van invasief bekappen is het rigoureus wegsnijden van de straal en het hol bekappen van de zool. Het te kort bekappen van de steunsels mag eveneens tot invasief (lees: schadelijk) bekappen worden gerekend. Het vergroot de gevoeligheid van de hoef. Bovendien draagt het bij aan perifere belasting (zie pagina 79) en vermindert daarmee de doorbloeding van de hoef.

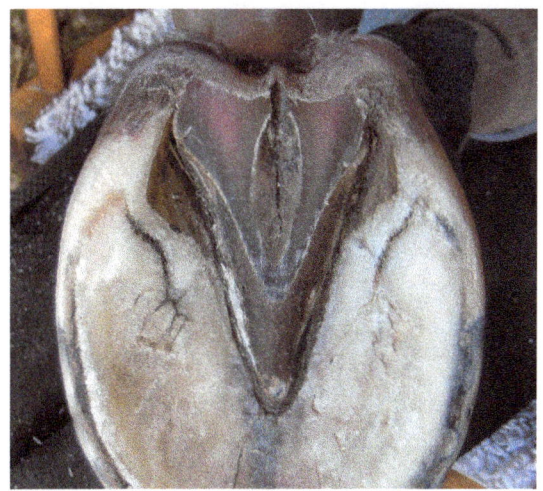

Invasief bekapte straal
(foto: Steven Hebrock)

> Ook al is er alleen sprake van hoef-katrolontsteking in de voorhoeven, het blijft nog steeds belangrijk dat de achterhoeven ook perfect bekapt worden. Dit zal maken dat het paard beter beweegt en meer gewicht op de achterhand kan dragen om de pijnlijke voorhoeven te ontzien. Je kunt overwegen tijdelijk hoefschoenen voor de achterhoeven voor dit doel te gebruiken.

VOORBEREIDING

Het spreekt voor zich dat je zelf aanwezig bent als je hoefverzorger langskomt. Hij kan je belangrijke zaken uitleggen en zal je vragen willen stellen over je paard en zijn aandoening. Hij legt je uit hoe je tussen zijn bekappingen in kunt helpen de hoeven te onderhouden. Jij kunt hem voor en na de bekapping jouw vragen stellen. Doe dit niet terwijl hij aan het werk is.

Zorg in ieder geval voor een goede voorbereiding zodat je hoefverzorger veilig en met alle aandacht voor de hoeven kan werken. Een schone, vlakke ondergrond is belangrijk. Het is belangrijk dat het bekappen gebeurt op een plek die je paard kent en waar hij zich veilig voelt. Zet hem daar neer enige tijd voordat je hoefverzorger aankomt. Het is onnodig te zeggen dat je paard droge, schone benen en uitgekrabde hoeven heeft. Je hoefverzorger zal dat zeer waarderen.

Kan je paard door de pijn of andere oorzaken niet goed stilstaan, overweeg hem dan een licht pijnstillend middel te geven. Correctief bekappen vraagt meer tijd en meer oog voor detail dan bij het bekappen van een gezonde hoef het geval is. Een paard dat rusteloos heen en weer staat te bewegen maakt het werk er niet makkelijker op.

Als het voor je paard te pijnlijk is om een voorbeen te geven, kan een hoefschoen aan het andere voorbeen uitkomst bieden. Een kniematje, isolatieplaat of een pluk stro om op te staan kan ook een verschil maken. Kan je paard echt niet op drie benen staan, dan is het mogelijk een constructie te maken die hem ondersteunt. Doe dit alleen als je zeker weet dat je deze stevig genoeg kunt maken. Sommige hoefverzorgers hebben een mobiele bekapstal of een takelinrichting aan de auto. Een mobiele bekapstal is ook te huren.

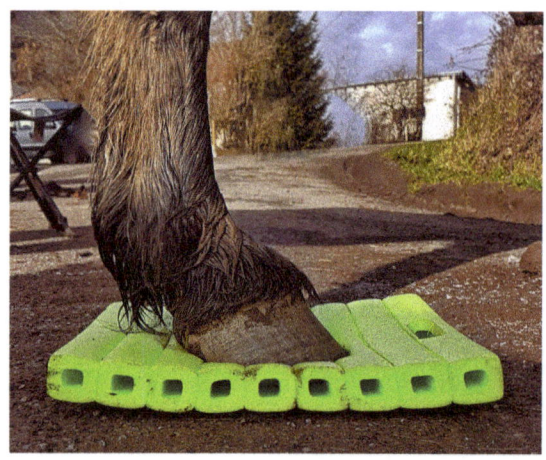

Ondersteuning met een kniematje

ONTIJZEREN

Indien van toepassing worden eerst de hoefijzers verwijderd. Dit gebeurt met grote zorg. De omgeslagen punten van de hoefnagels worden afgeknipt of met een oude vijl kort gemaakt. Hierna worden de nagels één voor één met een nageltrektang verwijderd. Het ijzer wordt dus niet met de afneemtang van de hoef afgetrokken. Dit zou de hoefwand nodeloos beschadigen.

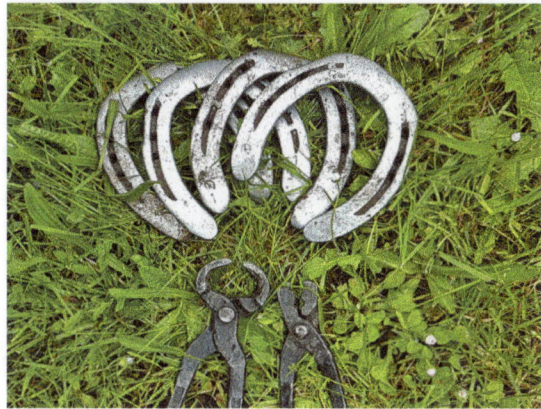

BESTUDEREN VAN HET IJZER

Je hoefverzorger kan aan slijtsporen op de takken van het ijzer zien hoe het paard zijn hoeven belast. Dit is ook het geval voor de mate waarin er nog sprake van hoefmechanisme mogelijk is geweest. Meestal is ook goed te zien waar het afwikkelpunt van de hoef heeft gelegen. De keuze van het ijzer (bijvoorbeeld balk-, eggbar, of pantoffelijzer) geeft informatie over de ideeën die de hoefsmid had. Het kan een indicatie geven van de schade die het ijzer heeft aangebracht of in hoeverre het beslag de genezing heeft vertraagd. Meer hierover lees je straks op pagina 136, onder 'Therapeutisch hoefbeslag'.

OVERGANGSFASE

Bedenk dat de ongemakken die kunnen optreden, voortkomen uit het (jarenlang) beslagen geweest zijn in combinatie met de hoefkatrolontsteking en niet uit het ontijzeren zelf. De doorbloeding is al die tijd slecht geweest en de kwaliteit van het weefsel in de hoef heeft hier stevig onder te lijden gehad. De zool en straal zijn gevoelig. Is het paard te jong op de ijzers gezet, dan zijn het straalkussen en hoefkraakbeen slecht ontwikkeld. Het klinkt hard, maar het paard zal hier doorheen moeten. Hoefschoenen kunnen in dit geval uitkomst bieden. Een goede hoefverzorger kan je hierover adviseren.

DE BEKAPPING

> Wat hierna beschreven staat is met nadruk geen handleiding bekappen. Noch voor paardeneigenaren, noch voor hoefverzorgers. Op basis van alleen deze informatie zal niemand een hoef correct kunnen bekappen. Deze informatie is niet bedoeld als vervanging van de behandeling of het advies van een dierenarts, hoefverzorger of andere behandelaar of adviseur. Het geeft alleen een beperkte beschrijving van de handelingen die een professionele hoefverzorger zal kunnen uitvoeren.

Nogmaals: feitelijk is de bekapping van een paard met hoefkatrolontsteking niet anders dan hoe elke hoef bekapt zou moeten worden. We gaan in dit hoofdstuk dan ook niet in op de algemene theorie van het bekappen. We kijken alleen naar wat relevant is in het kader van het palmair hoefpijnsyndroom en hoefkatrolontsteking.

Het mogelijk maken en stimuleren van hiellanden is het hoofddoel van het bekappen van een paard met palmaire hoefpijn. De drie belangrijkste aspecten hierbij zijn:

- Gezondheid van het hielgebied bevorderen om hiellanden hoe dan ook mogelijk te maken
- Afwikkeling optimaliseren om de druk op het hoefkatrolgebied te minimaliseren
- Cranio-caudale en medio-laterale balans verbeteren om de drukverdeling op de hele hoef in het algemeen en op het hoefkatrolgebied in het bijzonder te verbeteren. Een goede balans zorgt voor minder spanning op de pezen en ligamenten en op de gewrichtsvlakken. De balans heeft invloed op het hele been en daarmee op de gangen.

> Als we het hebben over balans, bedoelen we niet alleen de statische geometrie van de hoef, maar vooral ook de dynamische interactie tussen de hoef en de bodem. Helaas is deze met het blote oog zo goed als onmogelijk vast te stellen. Röntgenfoto's kunnen helpen om een idee te krijgen van de balans. De balans in beweging is hiermee echter niet in kaart te brengen.

ZOOL SCHOONMAKEN EN CONTROLEREN

De zool blijft ongemoeid. Elk millimetertje zool dat bij kan dragen aan schok- en trillingsdemping is waardevol. Wel wordt hij met een staalborsteltje schoongemaakt en goed gecontroleerd op de aanwezigheid van beschadigingen zoals zoolkneuzingen. Dit schoonmaken omvat ook het verwijderen van deels loszittende schilfers zoolhoorn. De zool die we na deze schoonmaakbeurt te zien krijgen, wordt de functionele zool genoemd.

Een concave, elastische en dikke functionele zool draagt in grote mate bij aan schok- en trillingsdemping. De concaviteit is zichtbaar en de elasticiteit is voelbaar. De zooldikte is vast te stellen met een röntgenfoto. Aan de hand van hoefmappen kan ook een idee gekregen worden of er voldoende zooldikte is. Hiertoe wordt de diepte van de holling van de zool gemeten ter hoogte van de apex van de straal. Een holling van 2 cm of meer duidt globaal op voldoende zooldikte.

> Er zijn hoefsmeden die redeneren dat aangezien een gezonde zool concaaf is, een ongezonde zool dús hol gesneden moet worden om hem gezond te krijgen. Er zijn ook bekapstromingen die het herstel willen bespoedigen door de zool uit te hollen. Dit wordt gedaan om het hoefmechanisme te bevorderen. Over beide benaderingen kunnen we kort zijn: niet doen! De zool draagt bij aan de absorptie van kinetische energie. Hol je de zool uit, dan vermindert het absorptievermogen. Het paard wordt bovendien nodeloos gevoelig gemaakt, waardoor het herstel langer duurt. De kans op zoolkneuzingen en -abcessen neemt toe.

Is het paard zojuist van de ijzers afgekomen, dan zal je hoefverzorger met extra aandacht naar de zool kijken. Deze verkeert in veel gevallen in een erbarmelijke staat. De hoefsmid kan de zool hol gesneden hebben of vlak bekapt om een goed hechtingsvlak te hebben. Vaak zien de zolen van een zojuist ontijzerd paard zwart door een bacteriële infectie.

DUBBELE ZOOL

In sommige gevallen is er sprake van zoolweefsel (en vals steunsel, waarover straks meer) dat niet voldoende slijt. Soms bedekt dit zelfs de hele functionele zool. Dit komen we vaker tegen bij hoeven waarbij de hoefwand, de hielen en de steunsels te lang zijn gelaten. Dit wordt een dubbele zool genoemd. Deze benaming is verwarrend. Beter zou het achtergebleven zool worden genoemd. Voor de leesbaarheid hanteren we hier echter toch de algemeen gebruikte term dubbele zool.

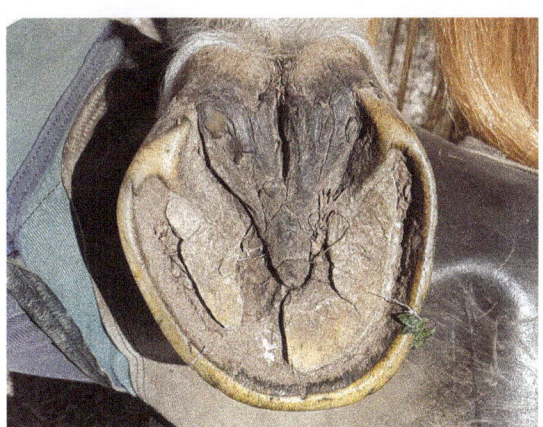

Dubbele zool

Een dubbele zool beperkt het hoefmechanisme doordat de beweeglijkheid van de hoef minder wordt en de straal minder tegendruk van de bodem krijgt. Er kan zich vuil ophopen tussen de dubbele zool en de dieper gelegen functionele zool. Als de dubbele zool gedeeltelijk afslijt blijven er brokken achter die puntdruk op de

functionele zool opleveren. Al met al redenen genoeg om een dubbele zool te verwijderen. Alleen wanneer de dubbele zool niet te dik is en volledig intact kan je hoefverzorger besluiten hem tijdelijk te laten zitten om extra bescherming te bieden.

DISTALE PROJECTIE VAN HET HOEFBEEN

Op de zool is vaak te zien waar in de hoefcapsule de rand van het hoefbeen zich bevindt. Deze distale projectie van het hoefbeen is zichtbaar als een richeltje hoorn dat een hogere dichtheid of hardheid lijkt te hebben. Soms is het niet meer dan een kleurverschil met de rest van de zool. Een paar vegen met een staalborstel over de zool maken deze rand soms beter zichtbaar. Feitelijk hebben we het hier over een eeltlaag. Deze ligt een paar millimeter vóór de plaats waar de rand van het hoefbeen zit. Voor je hoefverzorger is dit een belangrijk extern referentiepunt. Het helpt hem het afwikkelpunt van de hoef optimaal te positioneren (zie kadertekst 'Afwikkelpunt' op pagina 128).

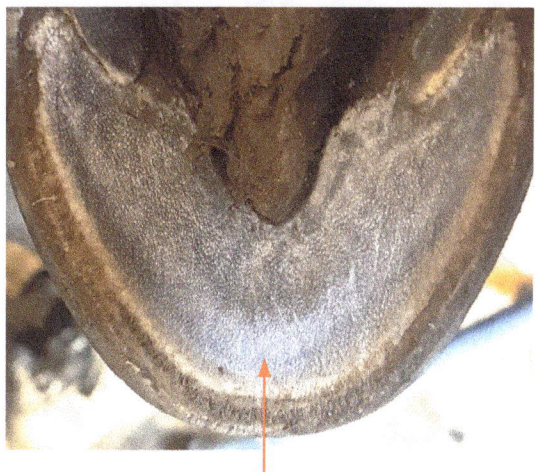

Distale projectie van het hoefbeen.

AFWIKKELPUNT

Het is uitermate belangrijk dat een paard zijn hoeven correct op de ondergrond zet en vervolgens netjes afwikkelt. Doet hij dat niet dan kan dat leiden tot een verkeerde krachtverdeling op de hoef. In het geval van hoefkatrolontsteking is het vooral het hoefkatrolgebied dat baat heeft bij een juiste afwikkeling. Essentieel hierin is de plaats waar het afwikkelpunt zich bevindt. Dit punt zal zich van nature vormen, maar kan ook door je hoefverzorger in enige mate verplaatst worden. Hij zal dit doen om het afwikkelen te verbeteren en daarmee de krachtverdeling op het hoefkatrolgebied te verbeteren.

Aangezien de hoeven tijdens het wenden ook zijdelings afwikkelen, is de term afwikkelpunt eigenlijk niet correct. Er is eerder sprake van een halve maan. Voor het gemak hanteren we echter de term afwikkelpunt.

Het afwikkelen van de hoef is geen vast moment in de tijd. Het is een proces dat begint zodra de diepe buigspier aantrekt en er spanning op het distaal check-ligament komt. Deze twee krachten worden vervolgens op de diepe buigpees overgebracht. De spanning van de diepe buigpees, gecombineerd met die van de ligamenten van het straalbeen, laat het hoefbeen draaien (pivoteren). Nu wordt het afwikkelen pas zichtbaar voor het blote oog. Op een harde bodem komt de hiel los, in een zachte bodem zal de teen wegzakken. Het afwikkelen eindigt zodra de hoef vrijkomt van de grond. Tijdens dit proces pivoteert de hele hoef over het afwikkelpunt naar voren.

Bij het bekappen van een paard met hoefkatrolontsteking hanteren we als vuistregel dat het afwikkelpunt zó moet liggen dat er tijdens het afwikkelen van de hoef, gedurende een zo kort mogelijke periode, zo min mogelijk druk op het hoefkatrolgebied wordt uitgeoefend. Dit betekent vaak dat het afwikkelpunt iets verder naar achter gebracht wordt dan bij een gezonde hoef het geval zou zijn. Vanaf het afwikkelpunt zal de teen vervolgens onder een hoek van ongeveer 30° afgeschuind worden om de laatste fase van het afwikkelen verder te vergemakkelijken. Dit is alleen mogelijk als de zool dik genoeg is. Om hier zekerheid over te hebben zijn röntgenfoto's wel erg handig. Staat de zooldikte het terugbrengen van het afwikkelpunt niet toe en is dit toch noodzakelijk, dan kun je hoefschoenen gebruiken. Je hoefverzorger kan naar hartenlust in de rubberen zool raspen.

Het manipuleren van het afwikkelpunt is niet zonder risico. Tijdens de hele afwikkeling van de hoef spelen allerlei biomechanische krachten een rol. Hoefwand, spieren, pezen, ligamenten, botten, kraakbeen en straalkussen zijn allemaal onderhevig aan deze krachten. Het moet om deze reden niet te veel en niet langer gedaan worden dan strikt noodzakelijk is voor het ziekteherstel. Na ongeveer vier maanden zal de nieuw aangegroeide hoefwand al sterk genoeg zijn om weer voorzichtig belast te worden. Het afwikkelpunt kan geleidelijk weer naar zijn natuurlijke positie worden gebracht: de distale projectie van het hoefbeen.

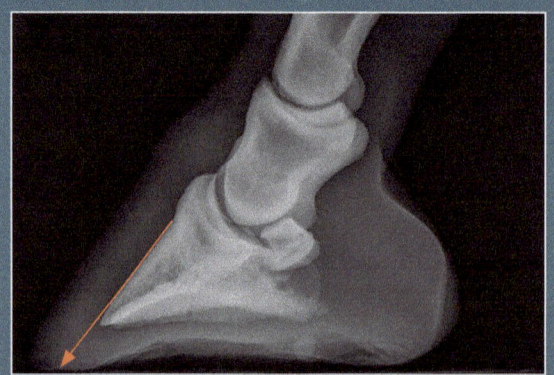

| Natuurlijke locatie van het afwikkelpunt
(foto: The Chronicle of the horse)

STRAAL BEKAPPEN

Een goed ontwikkelde straal is hard en rubberachtig, draagt bij aan de schok- en trillingsdemping en aan het hoefmechanisme. Bodemcontact verhoogt de dichtheid van het straalweefsel. Contact tussen de straal en de bodem is onontbeerlijk voor de ontwikkeling van het straalkussen. Een onderontwikkelde, zieke of beschadigde straal kan bijdragen aan teenlanden. Je hoefverzorger zal om bovenstaande zaken veel aandacht besteden aan de straal.

Het voorste deel (ongeveer een derde) van de straal wordt zo ver weggesneden dat het de grond niet raakt als het paard stilstaat. Hierbij wordt gelijk de apex van de straal zichtbaar gemaakt. In een onbekapte hoef lijkt deze punt van de straal vaak driehoekig en verder naar voren te liggen. De echte apex is rond en loopt naadloos over in de zool. Het is een extern referentiepunt bij het bepalen van de ideale lengte van de hoef.

Loszittende delen van de straal worden verwijderd. Aangezien de straal een belangrijk dragend deel van de hoef is en onmisbaar voor een goed functionerend hoefmechanisme, zal je hoefverzorger deze stap met beleid uitvoeren en zeker niet meer wegsnijden dan strikt noodzakelijk is. De straal groeit in sommige gevallen over de zijdelingse straalgroeven heen en sluit deze af. Hierdoor hoopt zich vuil op, wat kan leiden tot een bacteriële infectie. De zijkanten van de straal worden daarom schoongesneden. De achterkant van de straal verdient hierbij extra aandacht. Vaak worden de straalgroeven daar geblokkeerd door overgroeiend straalweefsel.

INFECTIE
Besmetting veroorzaakt door een ziektekiem zoals een bacterie, schimmel, virus of parasiet.

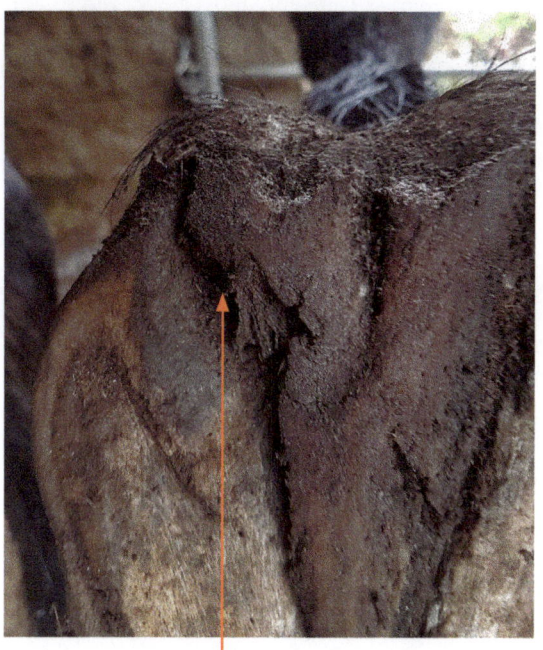

Geblokkeerde zijdelingse straalgroeven

> Als de straalgroeven niet geïnfecteerd zijn, kun je zand dat er zich in ophoopt rustig laten zitten. Dit helpt bij het overbrengen van druk van de straal naar de zool.

STEUNSELS INKORTEN

De steunsels worden ingekort tot op het niveau van de zool. Dit om kneuzingen van het onderliggende weefsel te voorkomen en om het hoefmechanisme te bevorderen. Alleen het achterste deel van de steunsels, dat deel uitmaakt van de hielen, wordt iets hoger gelaten. Hierdoor 'dragen' ze mee. Is de zool mooi hol, dan kunnen de hele steunsels iets boven zoolniveau blijven uitsteken om zo meer stevigheid aan de hoefcapsule te geven. Belangrijk is dan wel dat dit niet zo veel is dat ze in hun geheel mee gaan dragen. In geen geval worden de steunsels dieper weggesneden dan de zool.

Het bijhouden van de steunsels is iets wat je zelf goed kunt doen. Nogmaals: begin hier alleen aan als je een bekapcurus hebt gedaan en na overleg met je hoefverzorger.

OVERGROEIDE STEUNSELS

Overgroeide steunsels zijn steunsels die te lang zijn. Ze kunnen zo lang worden dat ze omver gedrukt worden en een deel van de zool bedekken. Overgroeide steunsels worden bij belasting omhoog de hoefcapsule in gedrukt. Daar brengen zij het straalkussen in de verdrukking, wat pijn veroorzaakt; pijn die aanleiding kan zijn tot teenlanden.

Het is niet alleen het straalkussen dat de overmatige druk van de steunsels opvangt. De diepe buigpees heeft hier ook onder te lijden. Op pagina 76 vind je een illustratie van dit probleem. Overgroeide steunsels kunnen verder kneuzingen van de zool- en steunsellederhuid veroorzaken die op hun beurt tot pijnlijke abcessen kunnen leiden.

Overgroeide steunsels kunnen de kwartieren naar buiten drukken en flares veroorzaken. Flares verstoren de medio-laterale balans. Bovendien dragen ze bij aan het ontstaan van ondergeschoven hielen. Tenslotte kan het hoefmechanisme in een hoef met overgroeide steunsels niet goed functioneren.

HIELEN BEKAPPEN

Hieldefecten (te hoge, ongelijke, ondergeschoven en samengeknepen hielen, zie pagina 72) worden allemaal in verband gebracht met het ontstaan of verergeren van hielpijn.

HIELHOOGTE

Over de ideale hielhoogte zijn de meningen verdeeld. Sommige hoefverzorgers verlagen de hielen tot op zoolniveau. Anderen laten een paar millimeter staan, of er wordt met standaardmaten als uitgangspunt gewerkt.

GRONDPARALLEL

Het streven is in ieder geval om het hoefbeen parallel met de grond te krijgen (zie pagina 30, onder 'Grondparallel'). Dit bevordert het landen van de hoef op de hiel. Door de hielen in de juiste mate in te korten komt het hoefbeen in de optimale hoek met de grond te staan. Het simpele uitgangspunt is dat de botten nu in de optimale positie staan. Aan de hand van röntgenfoto's kan je hoefverzorger deze stap met het grootste detail uitvoeren. Aan de uitkomsten van hoefmappen kan een ervaren hoefverzorger echter ook al veel aflezen.

HIELVLAK

Om het hoefbeen grondparallel te krijgen, kan ook de hoek die het grondoppervlak van de hielen (het hielvlak) met de grond maakt, aangepast worden. Je hoefverzorger kijkt hierbij nauwkeurig naar de zijdelingse straalgroeven. Deze geven een goede indicatie onder welke hoek het hoefbeen zich in de hoefcapsule bevindt.

Met behulp van de hoefrasp is het hielvlak ook iets te vergroten. Hierdoor wordt de inwerkende kracht per vierkante millimeter kleiner. Dit wordt alleen gedaan als de hoef hier de mogelijkheid toe biedt. Deze aanpassing mag nooit leiden tot een te grote verlaging van de hielen of een ongewenste hoekverandering van het hielvlak.

Straalcontact

Te hoge hielen maken dat er geen of te weinig contact tussen de straal en de bodem mogelijk is. Dit is niet goed voor het functioneren van het hoefmechanisme, de schok- en trillingsdemping en de hoefgroei (zie kadertekst 'Straalcontact en hoefgroei' op pagina 25). Voor de ontwikkeling van het straalkussen is het ontbreken van straalcontact funest, maar ook constante bodemdruk via de straal op het straalkussen is niet goed. Een optie is om enkele millimeters hiel te laten staan en het paard op een zachte bodem huisvesten of, beter nog, hoefschoenen te gebruiken met zachte straalondersteuning. De hielhoogte kan vervolgens in kleine stapjes verminderd worden waarbij goed gekeken moet worden hoe het paard hierop reageert.

Diepe buigpees

Het is niet raadzaam om in één keer de hielen drastisch te verlagen. De trekkracht op de diepe buigpees en daarmee de druk op het hoefkatrolgebied wordt dan immers ook in een keer verhoogd. Een goede hoefverzorger houdt hier rekening mee en zal de hiel in kleine stapjes verlagen. Een andere reden om voorzichtig te werk te gaan bij het verlagen van de hielen is dat het paard te gevoelig achterin de hoef is om op hielen te lopen die gelijk aan de zool zijn. Te lage hielen kunnen ook maken dat de zachte weefsels achterin de hoef omhoog in de capsule geperst worden. Een goede hoefverzorger staart zich niet blind op de hielhoogte. Hij weet dat hij met de hielhoogte kan spelen om de optimale krachtverdeling op de hoef te bereiken, zonder het paard gevoelig te laten lopen.

Ongelijke hielen

De hielen moeten onderling een gelijke hoogte hebben om de hoef optimaal medio-lateraal te balanceren en om een correcte afwikkeling mogelijk te maken. Als een van de hielen meer dan een halve centimeter hoger is dan de andere hiel, spreken we van ongelijke hielen.

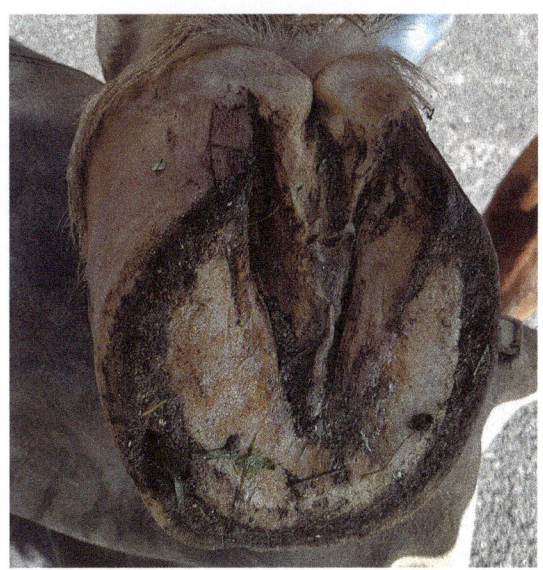

Ongelijke hielen

Ondergeschoven hielen

Om ondergeschoven hielen aan te pakken zal het dragende deel van de hielen weer terug naar de juiste positie gebracht moeten worden. Palmair behoren de hielen zich naast het breedste deel van de straal te bevinden. Lateraal gezien moeten de hielen recht onder de middenlijn van het pijpbeen liggen.

Praktisch gezien komt het er op neer dat je hoefverzorger iets doet aan te lange tenen, een te lange hoefwand (met name in de kwartieren), overgroeide steunsels en – wederom – te hoge en te lange hielen. Hij zal het afwikkelpunt van de hoef proberen beter te positioneren, waardoor het afwikkelen beter gaat. Hierdoor zal de krachtinwerking op de hielen verbeteren, wat helpt om van de ondergeschoven hielen af te komen. Het vergroten van het hielvlak kan ook een nuttige bijdrage leveren aan het oplossen van dit probleem.

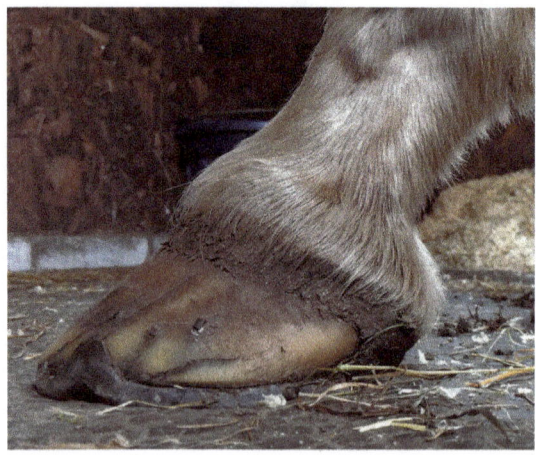

| Extreem ondergeschoven hielen

Hoef-kootbeenas

Ondergeschoven hielen dragen bij aan het ontstaan of in stand houden van een achterwaarts gebroken hoef-kootbeenas (zie pagina 62). Door ondergeschoven hielen aan te pakken, kan je hoefverzorger deze afwijking in de conformatie proberen te verbeteren.

Samengeknepen hielen

Om dit hieldefect aan te pakken zal het hele hielgebied gezonder moeten worden. Ligt de oorzaak vooral in een slecht ontwikkeld hielgebied, dan is er sprake van een vicieuze cirkel. Door palmaire hoefpijn gaat het paard het hielgebied ontzien. De weefsels in het hielgebied atrofiëren doordat er geen afwisselende druk en drukverlichting plaats vindt. Meer pijn is het gevolg, waardoor het paard nog meer probeert het hielgebied te ontzien. Hoefschoenen kunnen helpen om deze vicieuze cirkel te doorbreken.

Samengeknepen hielen laten zich niet open 'dwingen' met een bepaalde wijze van bekappen. Het is de neerwaartse druk van het gewicht van het paard dat de hielen open moet drukken. Tegelijkertijd moeten de zachte weefsels van de interne hoef zich goed ontwikkelen. Zij zullen zo veel plaats innemen dat de hielen niet langer samengeknepen kunnen raken.

In hoeven met lange hielen en overgroeide steunsels vindt significant minder expansie plaats. Door deze twee zaken aan te pakken, zal het probleem van samengeknepen hielen langzaam maar zeker ook minder worden.

Uiteraard behandelt je hoefverzorger zaken als rotstraal en abcessen om het hielgebied comfortabeler te maken. Voor een aantal palmaire hoefproblemen, zoals genoemd in de kadertekst op pagina 47, zal hij de hulp moeten inroepen van de dierenarts.

Het onderhoud van de hielen kun je als eigenaar zelf doen. Het is echter zo belangrijk dat dit goed gebeurt dat je hierover goed met je hoefverzorger moet overleggen.

HOEFWAND INKORTEN

Als je je de onderzijde van de hoef als klok voorstelt, is het vooral tussen 10 en 2 dat de hoefwand wordt ingekort. Dit gedeelte heet de teen.

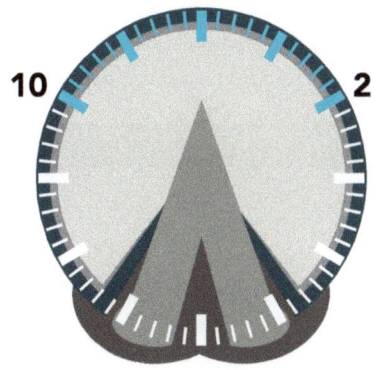

Het resterende deel van de hoefwand wordt op gelijke hoogte met de zool gebracht. Door de hoefwand kort te knippen verbeteren we de krachtverdeling. De zool, de weefsels in het hielgebied en de massatraagheid van het bloed zullen beter bijdragen aan de schok- en trillingsdemping. Daarnaast zal perifere belasting verminderen. Het afwikkelen van de hoef wordt vergemakkelijkt.

TEENLENGTE

Bij veel paarden zien we dat de teen te lang is. Hiermee bedoelen we niet een te lange hoefwand, maar de vorm van de hoef. Het afwikkelpunt van de hoef ligt hierdoor te ver naar voren. Bovendien trekt de lange teen andere weefsels mee naar voren. Je hebt eerder gelezen dat er een oorzakelijk verband bestaat tussen te

lange tenen en hieldefecten. Maar ook de zool en straal hebben er last van als de teen te lang is. De lengte van de teen is verder belangrijk omdat deze de lengte van de hefboomarm bepaalt waarover de hoef roteert en daarmee de al dan niet correcte afwikkeling van de hoef. Door een verstoorde afwikkeling komen pezen en ligamenten teveel onder druk te staan. We moeten hierbij met name aan de diepe buigpees en het collateraal sesamligament denken. De overbelasting heeft een direct negatief effect op het hoefkatrolgebied.

Allemaal goede redenen dus om de teenlengte te corrigeren. De anatomisch correcte lengte van de hoef bepaalt je hoefverzorger aan de hand van de positie van de apex van de straal en de distale projectie van het hoefbeen. Vaak zien we bij een hoef met een te lange teen schilferachtig hoornmateriaal voorin de zool. Dit kan deels over de witte lijn heen liggen. Onervaren hoefverzorgers kunnen zich hierdoor van de wijs laten brengen. Zij kunnen concluderen dat de ideale positie van het afwikkelpunt verder naar voren ligt dan daadwerkelijk het geval is.

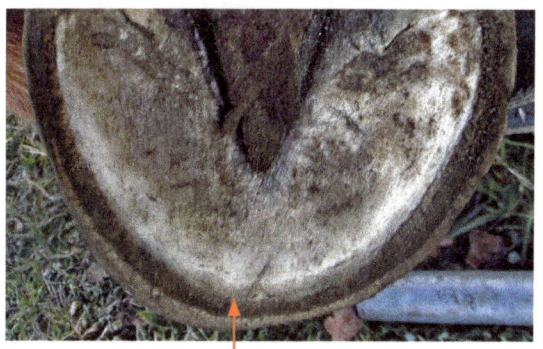

Schilferachtig hoornmateriaal voorin de zool

KWARTIEREN

De druk op de kwartieren van de hoef (tussen 8 en 10 uur en tussen 2 en 4 uur op de klok) wordt geminimaliseerd om de gezondheid van het hoefkraakbeen te bevorderen.

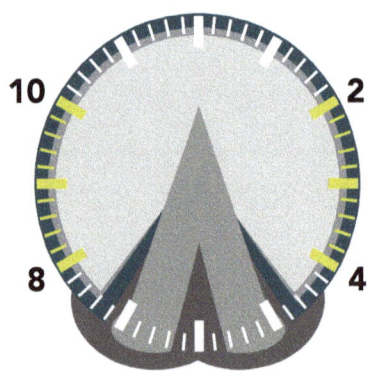

Te grote druk op de kwartieren is herkenbaar aan een golvende vorm in de groeiringen. We zien vaak dat de kroonrand naar boven wordt gedrukt en een bolle vorm aanneemt. De haren van de kroonrand liggen soms niet meer plat, maar steken uit. Om deze druk weg te nemen, worden kwartierboogjes in de hoefwand gesneden. Dit kan zo effectief zijn dat we direct na de bekapping zien dat de kroonrand zijn normale vorm weer aanneemt.

HOEF AFRONDEN

De hoef wordt vervolgens met de rasp en vijl afgerond. Dit gebeurt ook om de krachtverdeling te optimaliseren en het afwikkelen te vergemakkelijken. Deze afronding moet niet te hoog worden ingezet. Als alleen de onderste centimeter afgerond wordt, is dit al voldoende. Zowel de lengte van de hoefwand als de afronding kun je goed zelf bijhouden.

FLARES VERWIJDEREN

Flares zijn uitwaaierende vervormingen van de hoefwand. De oorzaak van flares ligt in een verkeerde verdeling van mechanische krachten en in het onvermogen van de lamellenverbinding om deze krachten op te vangen.

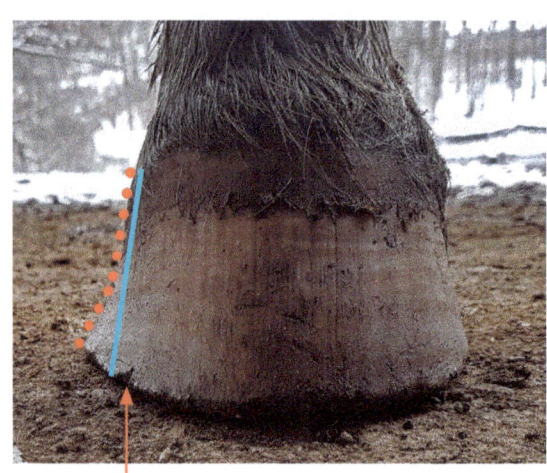

Flare met brokkelende hoefwand

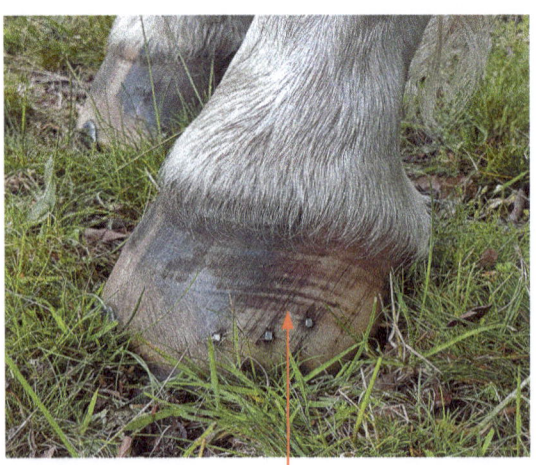

Golvende groeiringen

CONSISTENT BEKAPPEN

Een onderzoek uit 2008 laat zien hoe lastig het is om op een consistente wijze te bekappen. De onderzoekers keken naar verschillen in voetas, zooldikte, lengte en breedte van de hoef, afwikkelpunt en aan de hand van röntgenfoto's naar de resulterende stand en positie van het hoefbeen. Er bleken opmerkelijke verschillen te bestaan tussen het werk van de verschillende hoefverzorgers die aan dit onderzoek meewerkten. Met uitzondering van de lengte van de hoefwand en de positie van het hoefbeen t.o.v. de grond waren ook geen twee bekappingen van individuele hoefverzorgers gelijk.

Flares moeten worden verwijderd, omdat deze de medio-laterale balans verstoren. Om esthetische redenen wordt de uitwaaierende hoefwand door sommige hoefverzorgers volledig uitgedund tot het niet meer zichtbaar is dat er sprake was van een flare. Het resultaat is een hoefwand die te dun is. Zelfs een uitwaaierende hoefwand heeft nog een functie met betrekking tot de stevigheid van de hoefcapsule. De hoefwand moet daarom niet op deze manier nodeloos verzwakt worden.

Onder het verwijderen van flares verstaan we het wegnemen van de druk op dit deel van de hoefwand. Je hoefverzorger zal je uitleggen hoe jij tussen zijn twee bezoeken in kunt zorgen dat de hoefwand de grond niet opnieuw raakt. Op deze manier kan de flare rustig uitgroeien.

Een goede hoefverzorger zal je ook vertellen wat de oorzaak is van de flare, hoe hij die gaat aanpakken en wat jouw rol daarin kan zijn. Het versterken van de lamellenverbinding zal vaak vragen om voedsel- en huisvestingsaanpassingen. Mineralensupplementen kunnen ook helpen om de gezondheid van de lamellenverbinding op te krikken. Hier komen we later in dit hoofdstuk op terug.

NATUURLIJK HERSTEL

In de hoef van een paard met het palmair hoefpijnsyndroom is van alles aan de hand. Zoals je nu weet zijn sommige klinische verschijnselen onomkeerbaar terwijl andere juist prima kunnen genezen. De algehele hoefgezondheid zal moeten verbeteren. Dit kost tijd. Verwacht geen wonderen van het afhalen van de ijzers en een eerste bekapping. Als de hoef correct bekapt wordt en de leefomstandigheden (pagina 179 e.v.) geoptimaliseerd worden, zullen na verloop van tijd vorm, structuur en functie van de hoef verbeteren.

In het beginstadium is het goed om elke twee tot drie weken je hoefverzorger het werk te laten doen en tussentijds zelf voor het onderhoud te zorgen. Nogmaals, doe dit alleen in goed overleg en volg een gedegen cursus. Laat je portemonnee in geen geval een reden zijn om de hoeven minder vaak te laten verzorgen dan nodig. In een later stadium zal de frequentie verlaagd kunnen worden. Dit kun je ook het beste met je hoefverzorger bespreken.

HOEFBESCHERMING

Omdat het moeilijk is om te zien dat je paard pijn heeft, of omdat de hoefsmid denkt de genezing te bespoedigen met hoefijzers, worden er bij hoefkatrolontsteking vaak oplossingen gezocht in hoefbescherming. In het geval van ijzeren of kunststof hoefbeslag is dat geen goed idee. Hoefschoenen kunnen wel nuttig zijn.

Therapeutisch hoefbeslag

Bij hoefkatrolontsteking wordt vanuit de hoefsmederij vaak gewerkt met therapeutisch hoefbeslag. Dit varieert van pantoffelijzers tot ijzers die moeten lijken op een onbeslagen hoef, van egg-bar ijzers tot ijzers die de hielhoogte van de hoef veranderen of waarbij de takken met een balk aan elkaar zijn gesmeed. Dit alles eventueel met allerhande zooltjes, schokdempers en siliconenpasta's.

De verleiding om een paard met hoefkatrolontsteking op ijzers te zetten is wel begrijpelijk. Het paard lijkt immers redelijk pijnvrij te kunnen lopen. Het paard loopt daardoor echter meer, langer of harder dan het herstellende hiel- en hoefkatrolgebied aankunnen. De schijnbare winst van pijnvrijheid op korte termijn wordt teniet gedaan door een vertraagd genezingsproces op lange termijn. Bovendien wordt er niet of nauwelijks iets gedaan aan de misvormingen die we bij hoeven met hoefkatrolontsteking zien. In zeker zin is er hier vooral sprake van palliatieve zorg.

Nadelen

Er kleven zo veel nadelen aan, dat het gebruik van therapeutisch hoefbeslag sterk af te raden is. Het hoefmechanisme kan niet optimaal functioneren. Zuurstofrijk bloed gaat in beperkte mate naar de hoef; koolzuurrijk (zuurstofarm) bloed wordt slecht afgevoerd. Hetzelfde geldt voor aan- en afvoer van respectievelijk voedings- en afvalstoffen. Het metabolisme raakt door het ophopen van afvalstoffen verstoord. De slechte doorbloeding is voor een belangrijk deel te verklaren door het optreden van perifere belasting (zie pagina 79).

Niet alleen de botten en gewrichten, maar ook het haarvatenstelsel in het onderbeen heeft last van zowel de sterke trillingen, krachtinwerking, als de traagheidskracht (centrifugaalkracht) die door hoefbeslag veroorzaakt worden. Op de korte termijn heeft dit negatieve gevolgen voor de doorbloeding. Artrose en verbening (ossificatie) van kraakbeenweefsel kunnen het langetermijngevolg zijn.

> ➤ Standaard, vlak hoefbeslag zorgt voor een 14% grotere krachtinwerking op het straalbeen dan bij onbeslagen hoeven het geval is.

Het paard kan bij de meeste beslagsoorten de hoeven niet goed afwikkelen. Overbelasting en – ook in dit geval – ossificatie van het kraakbeenweefsel kunnen het gevolg zijn.

De hoefwand is tussen twee beslagbeurten niet bij te vijlen of te knippen. De teen is niet meer af te ronden en de hielhoogte kan niet gecorrigeerd worden. De hoefwand zal snel te lang worden. De voetas verandert. Dit komt doordat de hoef wel slijt waar het op de takken van het ijzer staat en nauwelijks in het teengedeelte.

Medio-laterale beweging van de hielen ten opzichte van elkaar wordt enorm beperkt door hoefbeslag. Oneffenheden in de bodem kunnen niet langer opgevangen worden en werken in op onderdelen van de hoef die daar niet op berekend zijn. Onder andere het kroongewricht kan behoorlijke klappen krijgen.

Er is geen of te weinig contact tussen de straal en de bodem. Hierdoor ontwikkelen de straal en het straalkussen zich niet voldoende. Dit leidt via een verminderd schokabsorptievermogen van de hoef en tot meer landen op de teen.

Bij het gebruik van zooltjes zullen bacteriën en schimmels welig gaan tieren in de vochtige, afgesloten ruimte die tussen het zooltje en de onderzijde van de hoef gecreëerd wordt. Dit is vragen om problemen als rotstraal.

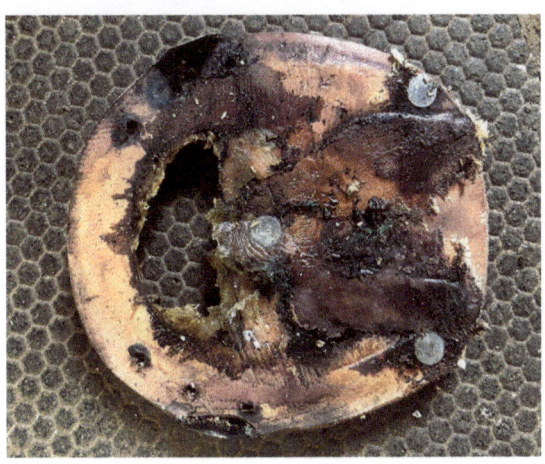

Schimmels en bacteriën op een zooltje
(foto: Daisy Haven Farm)

De hoef wordt samengeknepen. Hierdoor komt er druk op de belangrijke pezen en zachte weefsels. De verminderde beweeglijkheid van de zool verhoogt de kans op zoolkneuzingen en -abcessen. Hierdoor worden de hoeven gevoelig. Het paard kan minder goed de beweging nemen die het nodig heeft.

Er is minder gevoel in beslagen hoeven en het paard voelt de grond niet goed waar het op loopt. De proprioceptoren (zie pagina 42) kunnen hun werk niet naar behoren uitvoeren. Het paard struikelt vaker en glijdt af en toe uit. Dit is voor een paard met hoefkatrolontsteking pijnlijk, waardoor hij minder of anders zal gaan bewegen dan goed voor hem is.

Mocht je, ondanks de hierboven opgesomde overweldigende hoeveelheid nadelen, toch hoefbeslag willen gebruiken, kies dan kunststof boven ijzer en plakken boven nagelen.

> ➤ De uitkomsten van een retrospectief onderzoek uit 2010, waarbij werd gekeken naar 56 paarden die therapeutisch hoefbeslag, ontstekingsremmende medicijnen en stalrust hadden gekregen, waren niet positief. Met name voor paarden met laesies aan de diepe buigpees of het collateraal sesamligament was dit het geval. Een jaar na de behandeling was rond de 80% van deze paarden nog niet 'terug aan het werk'.

SOORTEN THERAPEUTISCH HOEFBESLAG

We zullen de meest toegepaste vormen van therapeutisch hoefbeslag bekijken. Dit zijn:
- IJzer met verhoogde takken of wiggen
- Balkijzer
- Egg-bar ijzer
- Pantoffelijzer

IJZER MET VERHOOGDE TAKKEN OF WIGGEN

Bij het gebruik van een ijzer met verhoogde takken of wiggen komen de hielen hoger te staan en verandert de hoek die de diepe buigpees maakt met het straalbeen. De spankracht

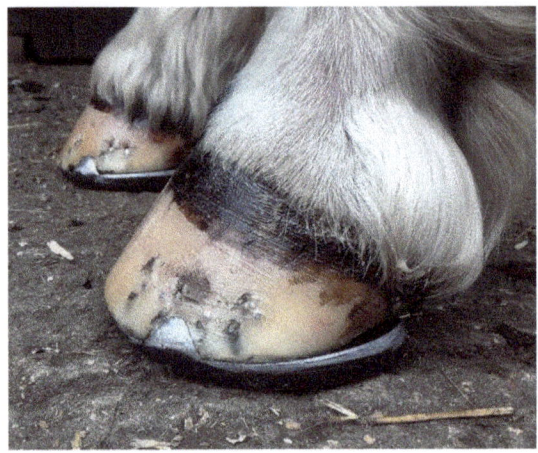

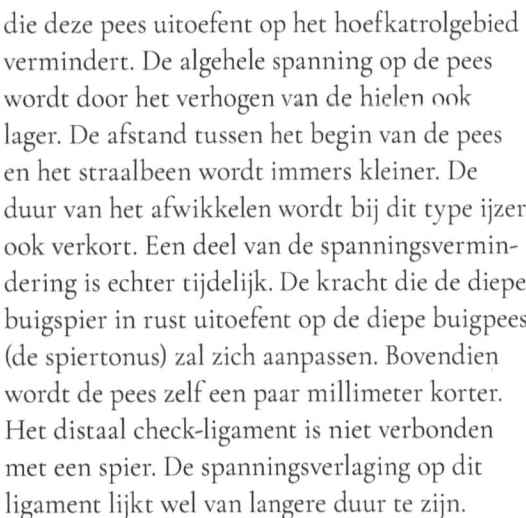

IJzer met wiggen
(foto: Sophie Irwin)

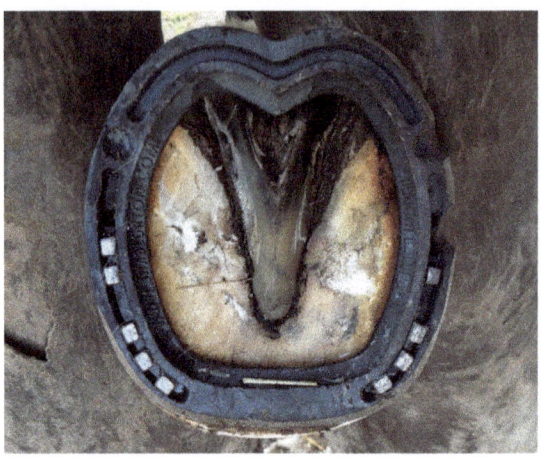

Balkijzer met gewelfde balk
en vierkante teen
(foto: Tom Smith)

die deze pees uitoefent op het hoefkatrolgebied vermindert. De algehele spanning op de pees wordt door het verhogen van de hielen ook lager. De afstand tussen het begin van de pees en het straalbeen wordt immers kleiner. De duur van het afwikkelen wordt bij dit type ijzer ook verkort. Een deel van de spanningsvermindering is echter tijdelijk. De kracht die de diepe buigspier in rust uitoefent op de diepe buigpees (de spiertonus) zal zich aanpassen. Bovendien wordt de pees zelf een paar millimeter korter. Het distaal check-ligament is niet verbonden met een spier. De spanningsverlaging op dit ligament lijkt wel van langere duur te zijn.

Aan het gebruik van dit type beslag kleven de volgende specifieke nadelen:

- De spanning op de strekpees, de oppervlakkige buigpees en het collateraal sesamligament nemen toe.
- De hoefcapsule raakt de grond als eerste met de hielen. Dit zouden we makkelijk verkeerd kunnen interpreteren als een correcte hiellanding. Aan de binnenkant van

de hoef is echter iets anders aan de hand. Het hoefbeen zal door de naar voren geforceerde stand alsnog als eerste met de punt de kracht van de landing opvangen. De druk op de punt van het hoefbeen neemt toe. Dit kan bijdragen aan botdemineralisatie en zoollederhuidkneuzingen.

- De hoef-kootbeenas wordt naar voren gebroken. De botten in het onderbeen komen steiler te staan. Het schok- en trillingsdempend vermogen neemt af. Verder komt er te veel druk op de hielen, die als het ware vast worden gedrukt in de takken van het ijzer. Dit is nadelig voor het hoefmechanisme. Bovendien kunnen de hielen hierdoor structureel vervormen.
- De verhoogde belasting van de teen kan traumatische hoefbevangenheid veroorzaken.

BALKIJZER
De takken van dit ijzer zijn onderling verbonden door een rechte of gewelfde balk. Deze balk ondersteunt de achterzijde van straal. Er bestaat

een variant waarbij de gehele straal door een ijzeren driehoek wordt ondersteund. Met het gebruik van een balkijzer probeert de hoefsmid het steunvlak te vergroten, het onafhankelijk bewegen van de hielen te beperken en door meer straalcontact het hoefmechanisme te verbeteren. Het teengedeelte kan vierkant gesmeed worden om het afwikkelen te vergemakkelijken.

Het balkijzer kent de volgende nadelen:
- Traagheidskracht door het grote gewicht achterin de hoef. Dit geeft overbelasting op alle weefsels in het hielgebied in het algemeen en op de pezen en ligamenten in het bijzonder.
- Hoe meer we de straal en het straalkussen proberen te ondersteunen, hoe minder deze normaal kunnen functioneren en ontwikkelen. De noodzakelijke afwisselende druk en drukverlichting vinden niet plaats.
- Eén van de ideeën achter een balkijzer is het verbeteren van het hoefmechanisme door meer straalcontact te creëren. De logica is ver te zoeken. We brengen een ijzer aan waardoor er te weinig straalcontact is. Vervolgens lassen we daar een balk in om het straalcontact te herstellen.

Egg-bar ijzer

Een egg-bar ijzer is een variant van het balkijzer. De in een ovale vorm gesmede balk ligt achter de hielen en hoefballen. De straal wordt bij dit ijzer niet ondersteund. Het idee achter dit type ijzer is het bewerkstelligen van een betere krachtverdeling door het grotere oppervlak van het ijzer. Een egg-bar ijzer zorgt echter niet voor spanningsvermindering op de diepe buigpees. Wel probeert de hoefsmid met dit beslag te voorkomen dat de diepe buigpees te veel belast wordt als de hielen in een zachte bodem wegzakken. In het geval van ongelijke,

ondergeschoven of samengeknepen hielen kiest de hoefsmid ook vaker voor dit ijzer dan voor een gewoon balkijzer.

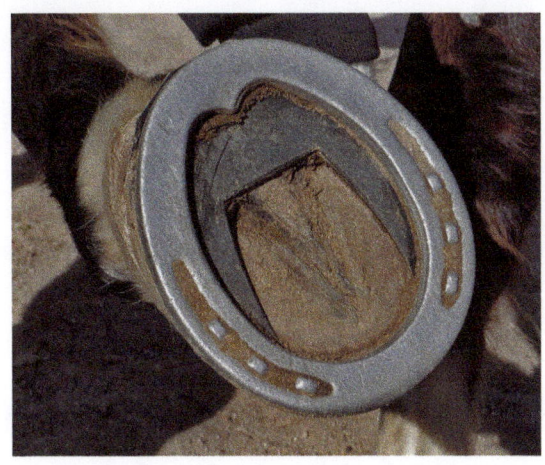

Egg-bar ijzer met losse wig
(foto: Steve Karshner)

De specifieke nadelen van een egg-bar ijzer zijn:
- Traagheidskracht zoals omschreven bij het gewone balkijzer
- Voor een paard dat veel op zachte bodem beweegt zorgt een egg-bar ijzer voor dezelfde nadelige effecten die een ijzer met verhoogde takken of wiggen op een harde bodem zou hebben. Met zooltjes of siliconen probeert de hoefsmid dit dan weer teniet te doen.
- Doordat de balk achter de hielen ligt is het risico aanwezig dat het paard met de achterhoeven de ijzers aftrapt. Om dit te voorkomen wordt soms een rond in plaats van ovaal ijzer gebruikt. Dit is in feite weer een 'gewoon' balkijzer, zij het dat de balk rond is.
- Het vergrote, ijzeren oppervlak verhoogt de kans op uitglijden.

PANTOFFELIJZER

Bij samengeknepen hielen wordt soms naar pantoffelijzers gegrepen. Bij dit type ijzer zijn de takken enkele millimeters naar buiten schuin afgesmeed. Het doel is om verdere contractie te voorkomen. Helaas zijn er ook hoefsmeden die met dit beslag denken de hielen open te kunnen drukken. Een groot nadeel bij het gebruik van verwijdingsijzers, zoals dit type ijzer ook genoemd wordt, is dat zij ingaan tegen de natuurlijke functie van de hoefwand t.w. contractie. De hoefwand is immers een enorme bladveer. Expansie moet komen vanuit hiellanden in combinatie met neerwaartse kracht van het lichaamsgewicht. Opendrukken van de hoefcapsule heeft geen zin als er geen weefsel zoals hoefkraakbeen is om die ruimte te vullen. Dit geeft enkel een soort vacuüm. De interne structuur, de hielen en de steunsels moeten verbeterd worden om het probleem van samengeknepen hielen te verhelpen.

HOEFSCHOENEN

Vorm, structuur en functie van de hoeven zullen zonder twijfel verbeteren nu je paard op de juiste wijze wordt bekapt. Om dit proces te versnellen en succesvoller te laten zijn kunnen hoefschoenen met inlegzooltjes enorm helpen. De juiste combinatie van schoenen en zooltjes zorgt ervoor dat je paard zo pijnvrij mogelijk kan bewegen. Hierdoor zal hij meer geneigd zijn zijn hoeven op de juiste manier op de grond te zetten en af te wikkelen. Alle schok- en trillingsdempende weefsels in het hielgebied zijn nu onderhevig aan afwisselende druk en drukverlichting. Met name de straal, het straalkussen en het hoefkraakbeen worden hierdoor gestimuleerd en raken beter doorbloed. Langzaam maar zeker zullen deze weefsels zich verder gaan ontwikkelen. Zó veel beter dat na verloop van tijd de hoefschoenen vaak in de kast kunnen blijven. Vooral bij paarden waarbij er nog geen sprake is van onomkeerbare laesies is dit het geval.

Voor sommige paarden maken schoenen het verschil tussen al dan niet bereden kunnen worden. Dankzij de vele kilometers die zij nu onder het zadel kunnen maken, wordt het hielgebied 'getraind'. Wees als ruiter niet te beroerd om tijdens een rit af te stijgen om de schoenen uit te doen als de ondergrond zacht genoeg is.

Een groot voordeel van het gebruik van schoenen is dat de hoefwand gewoon voortdurend te bekappen blijft. Dit in schril contrast met therapeutisch beslag, dat als het ware van de plaats des onheils af groeit. Hoe langer het geleden is dat de hoefsmid is geweest, hoe minder het door hem beoogde effect nog van kracht is.

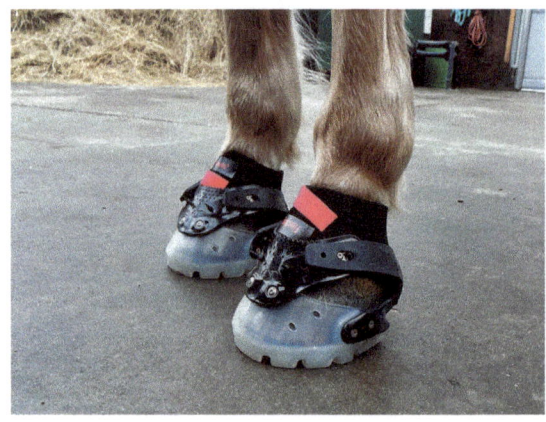

Hoefschoenen
(foto: Mirjam van Hoorn)

Hoefschoenen zijn weliswaar prijzig, maar toch voordeliger dan beslag. Hoefijzers slijten immers aldoor. Schoenen trek je uit na gebruik. Hierdoor gaan ze veel langer mee.

NADELEN

Nadeel is, net als bij hoefijzers, de traagheidskracht die inwerkt op de hoeven, botten,
gewrichten en haarvaten. Hierbij moet aangete-
kend worden dat het paard in de herstelperiode
waarschijnlijk alleen in stap voortbeweegt. Met
die traagheidskracht zal het dan meevallen. De
eerlijkheid gebiedt te zeggen dat dit ook voor
hoefijzers opgaat.

Normaal gesproken zorgt de ondergrond
waar het paard op loopt voor een gelijkmatige
verdeling van de druk over de onderzijde van
de hoef. Bij het gebruik van hoefschoenen is dit
in mindere mate het geval. Er treedt perifere
belasting op.

Een paard met schoenen aan voelt de grond niet
goed waar het op loopt en kan daardoor vaker
struikelen. De grip die de beschoeide hoeven
op de ondergrond hebben 'klopt niet'. Paarden
moeten hierdoor soms wennen aan die rare
dingen aan hun hoeven.

Sommige paarden kunnen last krijgen van
wondjes aan de kroonrand, de hoefballen of in
de kootholte. Dit is op te lossen met hoefsok-
ken, bandages of tape.

Toegegeven, als de hoefsmid ijzers onderslaat
heeft de eigenaar er verder nauwelijks omkijken
naar. Hoefschoenen aantrekken is een vaardig-
heid die je moet ontwikkelen. Het is een extra
handeling voor je kunt gaan rijden. Je moet
bovendien opletten of ze niet uitgaan.

INLEGZOOLTJES EN STRAALONDERSTEUNING

In aanvulling op hoefschoenen zijn er allerhande inlegzooltjes en ondersteuningsmate-
rialen te koop. Je kunt deze ook zelf maken.
De materialen variëren in hardheid. Het is

soms even zoeken naar het juiste materiaal.
Een goed startpunt is een kniematje. Deze zijn
te koop bij tuincentra. Ze zijn gemaakt van een
niet absorberend, zacht maar slijtvast materiaal. Yogamatjes lenen zich ook prima voor de
vervaardiging van zooltjes.

Heeft het paard te weinig straal dan is zachte
straalondersteuning een goed idee. Dit imiteert
de trillingsdempende functie van de straal en
het straalkussen. Je bevestigt met duct-tape een
driehoek ondersteuningsmateriaal in de vorm
en maat van een gezonde straal aan de onderzijde van de hoef, voordat je de schoen aantrekt
of je plakt het in de schoen dan wel op het
zooltje. Er zijn ook kant-en-klare inlegzooltjes
met straalondersteuning te koop.

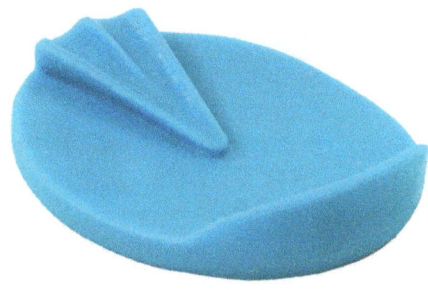

Inlegzooltje met straalondersteuning
(foto: Soft-ride)

Een paard dat jarenlang beslagen is geweest kan
juist zulke gevoelige stralen hebben dat je tijdelijk een driehoek uit de inlegzool kunt snijden
om de straal te ontzien.

Zachte inlegzooltjes kunnen het hiervóór
beschreven probleem van perifere belasting
goed oplossen.

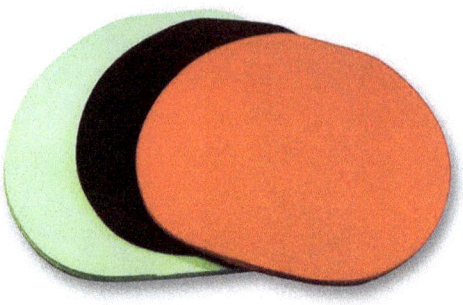

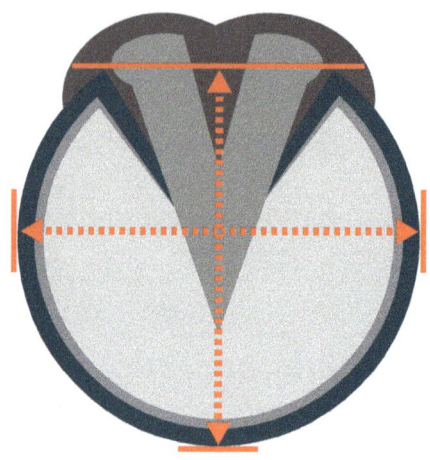

Inlegzooltjes om perifere belasting
te voorkomen
(foto: EasyCare)

Een goede hoefverzorger weet alles van de toepassing van zooltjes en straalondersteuning. Maak gebruik van zijn kennis en laat je voorlichten of laat hem de zooltjes of straalondersteuning maken.

PASVORM

Niet-passende schoenen zijn lastig om aan te trekken, schuren de kroonrand, hoefballen en kootholte en gaan uit tijdens het rijden. Het is overbodig te zeggen hoe belangrijk het voor het paard en de motivatie van de eigenaar is dat dit alles niet het geval is. Je begint dus met de aanschaf van schoenen die goed passen. Voordat je dit kunt doen moet je de maat opnemen of laten nemen. Dit gebeurt op een correct bekapte hoef. De maatvoering is gebaseerd op de lengte en de grootste breedte van de hoef. Bij de lengte gaat het om de afstand tussen de teen en de achterzijde van de hiel. Meet dus niet tot aan de achterzijde van de hoefballen. Het breedste deel van de hoef bevindt zich precies halverwege de hoef, tussen de apex van de straal enerzijds en het einde van de steunsels en de middelste straalgroeve anderzijds.

Maten hebben meestal enige overlap. Als de lengte en breedte in verschillende maten vallen, kun je het beste de grootste van de twee kiezen. Is het verschil meer dan een maat, kijk dan of een ander model of merk schoen wél een maat heeft die aansluit bij de hoeven van jouw paard.

> ➤ Soms noopt je portemonnee je voor tweedehands schoenen te kiezen. Let in dat geval goed op dat de schoenen niet scheef zijn afgesleten. Dit kan zowel aan de onderkant als aan de binnenkant het geval zijn.

Als een schoen niet perfect past, kan deze bij sommige merken aangepast worden. Met een verfbrander (hittepistool) is de vorm van sommige merken schoenen te beïnvloeden. Met een hoefmes en rasp kun je materiaal verwijderen. Zo kan het handig zijn de teen van de schoen meer af te ronden dan de fabrikant heeft gedaan. Het afwikkelpunt kan naar achteren gebracht worden. Net als bij de inlegzooltjes kun je deze aanpassingen het beste laten doen door iemand die hier ervaring mee heeft. Bij voorkeur is dit degene die je paard ook bekapt.

Regelmatig en vakkundig hoefonderhoud is vereist om te zorgen dat de schoenen goed blijven passen en makkelijk aan- en uitgetrokken kunnen worden.

Veel hoefverzorgers hebben altijd een aantal soorten en maten schoenen bij zich en weten deze zo nodig dusdanig aan te passen dat ze perfect passen. Is dit bij jouw hoefverzorger niet het geval, dan kan hij je adviseren over de aanschaf, ze voor je bestellen of je doorverwijzen naar een collega die zich gespecialiseerd heeft in deze materie.

We zullen nu kijken naar enkele populaire merken en modellen die vaak gebruikt worden bij paarden met hoefkatrolontsteking. Let wel, dit overzicht is niet volledig.

EASYBOOT STRATUS

- ➕ Therapeutische hoefschoen
- ➕ Aanpasbaar voor specifieke aandoeningen m.b.v. TheraPad-systeem
- ➕ Vocht loopt makkelijk weg
- ➕ Goede luchtcirculatie
- ➖ Aanpassingen vergen inzicht en ervaring

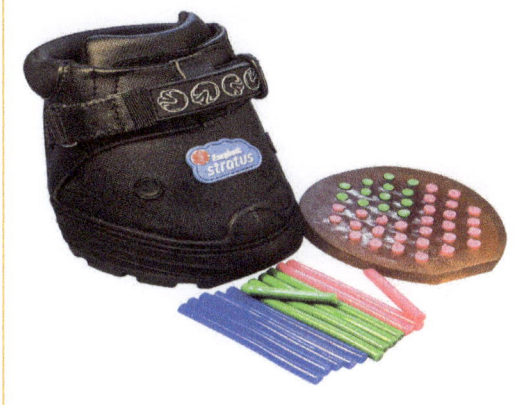

EASYBOOT CLOUD

- ➕ Therapeutische hoefschoen
- ➕ Zachte zool
- ➖ Niet geschikt voor rijden

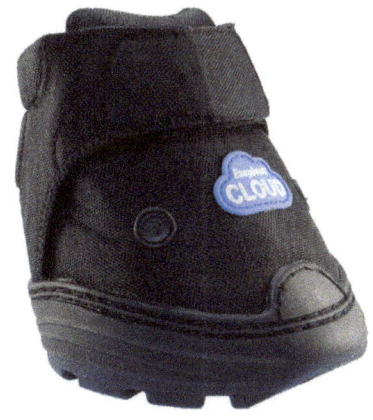

EXPLORA BOOT

- ➕ Goede afwikkeling
- ➕ Goede bescherming hoefballen
- ➕ Zeer flexibel waardoor het hoefmechanisme niet belemmerd wordt
- ➕ Kan met een hittepistool aangepast worden aan afwijkende hoefvormen

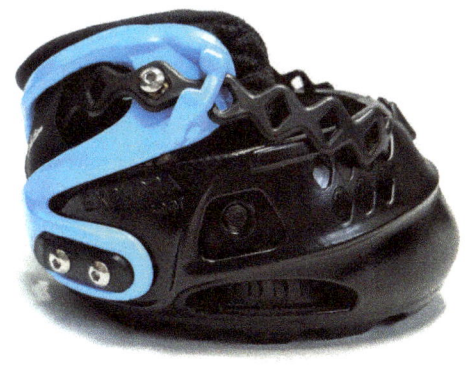

EVO BOOT

- ➕ Lichtgewicht
- ➕ Goede afwikkeling
- ➕ Concave zool die goed op de zool van de hoef aansluit
- ➕ Zeer flexibel waardoor het hoefmechanisme niet belemmerd wordt
- ➕ Kan met een hittepistool aangepast worden aan afwijkende hoefvormen

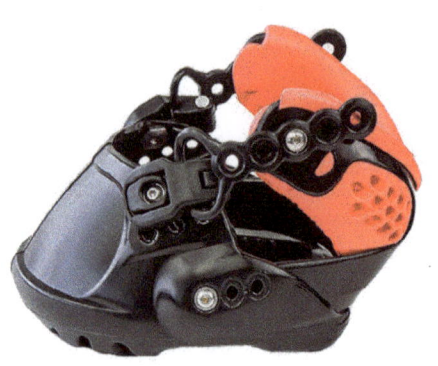

EQUINE FUSION ALL TERRAIN ULTRA EN ACTIVE

- ➕ Zeer goede schokdemping
- ➕ Zachte binnenkant
- ➕ Geschikt voor afwijkende hoefvormen
- ➕ Ademend materiaal waardoor ze relatief lang aan kunnen blijven
- ➖ In natte omstandigheden raakt de voering doorweekt

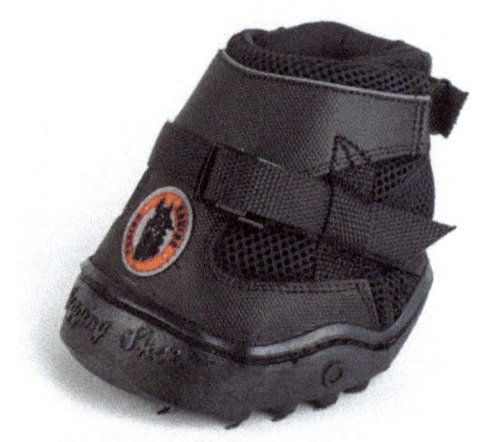

SOFT RIDE

- ➕ Therapeutische hoefschoen
- ➕ Keuze uit verschillende inlegzooltjes, o.a. speciaal voor paarden met hoefkatrolontsteking
- ➖ Zwaar
- ➖ Niet geschikt voor rijden

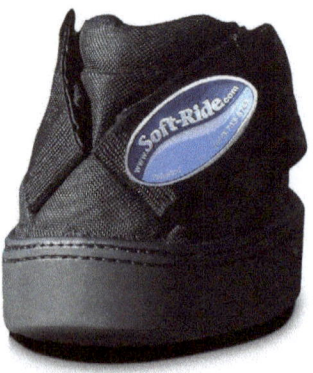

FLEX HOOF BOOT

- ➕ Flexibele zool
- ➕ Keuze uit versachillende inlegzooltjes
- ➖ Zool is relatief dun, waardoor er vaker gebruik van een inlegzooltje gemaakt moet worden

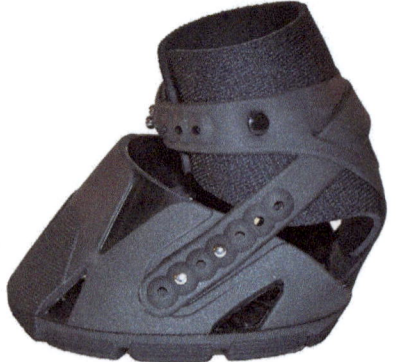

MEDICIJNEN EN SUPPLEMENTEN

Ter ondersteuning van de genezing van herstelbare weefselschade bij het palmair hoefpijnsyndroom of om verergering van hoefkatrolontsteking te voorkomen wordt gebruik gemaakt van medicijnen en voedingssupplementen. We zullen naar de meest gebruikte middelen kijken. Dit overzicht is niet uitputtend. Er is nog een scala aan nieuwe middelen en supplementen. Deze beloven de doorbloeding te stimuleren, de kwaliteit van het bot, gewrichtskraakbeen en het synoviaal vocht te verbeteren, hoefgroei te bevorderen, pijnstillend en ontstekingsremmend te zijn of op andere wijze het risico op het ontstaan of verergeren van hoefkatrolontsteking te beperken. Ze zijn vaak herkenbaar aan elementen als 'joint', 'arti' of 'chondro' in de merknaam. Doorslaggevend en gedegen wetenschappelijk bewijs van de werkzaamheid bij levende paarden die daadwerkelijk hoefkatrolontsteking hebben is zeer schaars. Aan de andere kant is een gebrek aan bewijs niet per definitie hetzelfde als een gebrek aan effectiviteit. Uitkomsten van onderzoek kunnen op allerlei wijzen vertekend worden. Het gaat in het kader van dit boek te ver om hier dieper op in te gaan. Samenvattend kunnen we zeggen dat je een gezond kritische houding moet hebben ten aanzien van elke remedie die je je paard toedient, of dit nu een supplement op basis van een plantje is of een farmaceutisch product. Zoek informatie op, vraag de mening van zowel voor- als tegenstanders; het liefst van mensen die zich beroepsmatig met de materie bezighouden. Vergeet niet dat wonderolie niet bestaat.

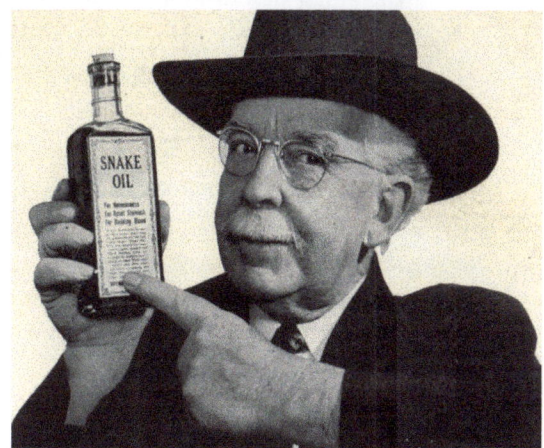

Wonderolie bestaat niet

MEDICIJNEN

De dierenarts kan verschillende medicijnen voorschrijven in de strijd tegen de klinische verschijnselen van het palmair hoefpijnsyndroom en hoefkatrolontsteking. Afhankelijk van zijn diagnose en zijn eventuele voorkeur voor een bepaald deel van de meervoudige pathogenesetheorie maakt hij hierbij een keuze uit de volgende soorten medicijnen:

- Pijnstillende en ontstekingsremmende medicijnen
- Corticosteroïden
- Chondroprotectiva
- Bisfosfonaten
- Vasodilatieve en stollingsremmende medicijnen en serotonine-antagonisten
- Botulinetoxine (experimenteel)

➤ Wat hierna beschreven staat is met nadruk geen farmacotherapeutisch compendium. De informatie is niet bedoeld als vervanging van de behandeling of het advies van een dierenarts. Het geeft alleen een beperkte beschrijving van de medicijnen die een dierenarts zal kunnen voorschrijven of waarvan de toepasbaarheid door de wetenschap onderzocht wordt. Weet ook dat alle geneesmiddelen kans geven op bijwerkingen en elkaars werking negatief kunnen beïnvloeden of zelfs teniet doen.

TOEDIENINGSWIJZEN

- Oraal: via de mond
- Intrasynoviaal: in de gewrichtsvloeistof. Dit kan intra-articulair, intrabursaal of peritendineus zijn.
  - Intra-articulair: in een gewrichtsholte
  - Intrabursaal: in een slijmbeurs
  - Peritendineus: in een peesschede
- Intraveneus: in een ader
- Intramusculair: in een spier

PIJNSTILLENDE EN ONTSTEKINGSREMMENDE MEDICIJNEN

Zoals de naam al doet vermoeden, is pijn een belangrijke factor bij palmaire hoefpijn. Het over elkaar heen schuren van bot en de osteofyten zorgen voor pijn. Ischemie, druk in het bot, naviculaire bursitis, sclerose van de trabeculae in de mergholte van het straalbeen, overmatige resorptie: het veroorzaakt allemaal stevige pijn. De verschillende soorten ontstekingen die in de hoef kunnen optreden, waaronder capsulitis, synovitis, capsulitis, tendinitis en desmitis, veroorzaken ook allemaal in meer of mindere mate pijn. De pijn zorgt ervoor dat het paard minder of verkeerd gaat bewegen, hetgeen negatief bijdraagt aan het ziekteverloop. Pijn- en ontstekingsbestrijding is daarom een van de eerste medicinale behandelingen waar de dierenarts voor kiest.

De meeste pijnstillende medicijnen zijn ook ontstekingsremmend. Het zijn NSAID's (niet-steroïde anti-inflammatoire drugs). Veel voorgeschreven middelen zijn fenylbutazon ('buut' of Equipalazone), banamine (Flunixine), ketoprofen (Dinalgen) en meloxicam (Metacam). Deze vallen onder de noemer niet-selectieve NSAID's.

Mogelijke complicaties van gebruik van NSAID's zijn:
- Maagzweren
- Darmontstekingen
- Leverproblemen
- Nierproblemen
- Vasthouden van vocht
- Oedeem
- Bloedstollingsproblemen

Maagzweren zijn eventueel te voorkomen met geneesmiddelen die de maagwand beschermen.

Er is een nieuwe generatie selectieve NSAID's op de markt die minder bijwerkingen veroorzaken. Dit zijn suxibuzone (Danilon) en firocoxib (Equioxx). Met name maagproblemen treden bij

MAAG-DARMKANAALPROBLEMEN EN NIET-SELECTIEVE NSAID'S/ASPIRINE

COX is een enzym dat betrokken is bij ontstekingen. Bepaalde NSAID's kunnen COX remmen. Er zijn twee soorten COX. Dit zijn COX-1 en COX-2. Niet-selectieve NSAID's en aspirine maken geen onderscheid tussen beide soorten.

COX-1 draagt niet alleen bij aan ontstekingen maar is ook van belang voor het normaal functioneren van het maag-darmkanaal. Dit laatste raakt verstoord door de enzymremmende werking van de niet-selectieve NSAID's. Het bestrijden van ontstekingen beïnvloedt dus onbedoeld de positieve werking van COX-1.

het gebruik hiervan minder op. Bijwerkingen bij deze selectieve NSAID's kunnen optreden met betrekking tot het hart.

Er bestaan ook natuurlijke middelen op basis van kruiden (waaronder duivelsklauw), zoals No-Bute.

VOORDELEN
Tegenover de nadelen van het gebruik van NSAID's staat dat een teveel aan pijn maakt dat het paard minder geneigd is om te bewegen. Voorzichtige beweging, op correct bekapte hoeven met hoefschoenen, stimuleert de doorbloeding en ontwikkeling van de weefsels in het hiel- en hoefkatrolgebied. Pijnstilling kan helpen om de scherpe randjes van de pijn te halen, waardoor het paard het aandurft om te gaan bewegen. Een vicieuze cirkel wordt doorbroken.

Uiteraard moet de afweging steeds gemaakt worden tussen wat 'humaan' is en wat 'goed' is voor het paard. Daarbij moet de pijnstillende werking ook zeker niet overschat worden. Het is een lastige afweging, maar je ontkomt er vaak niet aan. Het is niet per definitie goed of slecht om pijnstillende medicijnen te gebruiken. Uitgangspunt moet zijn: niet, tenzij het

onthouden van pijnstilling de genezing belemmert of ethisch onverantwoord is. Hier bestaat geen pasklare oplossing voor. Overleg goed met je dierenarts over dit onderwerp.

CORTICOSTEROÏDEN
Medicijnen kunnen in het hoefgewricht, de slijmbeurs en de synoviale peesschede van de diepe buigpees geïnjecteerd of geïnfuseerd worden. Dit wordt respectievelijk intra-articulaire, intrabursale en peritendineuze toediening genoemd. In alle drie de gevallen worden de medicijnen in het synoviaal vocht gespoten. De overkoepelende term is daarom intrasynoviale toediening. In de volksmond staat dit bekend als inspuiten of infiltreren.

Intrasynoviale medicatie bestaat meestal uit corticosteroïden, al dan niet in combinatie met de verderop beschreven chondroprotectiva (pagina 149). Het doel van deze behandeling is het bestrijden van de ontstekings- en pijnreactie in de behandelde weefsels en daarmee het verbeteren van de gewrichtsfunctie. Een tweede behandeldoel is de progressie van kraakbeenschade te stoppen of te vertragen (chondroprotectie).

Voor intrabursale en peritendineuze toediening wordt meestal methylprednisolon gebruikt, terwijl voor intra-articulaire medicatie triamcinolon en betamethason de meest gebruikte middelen zijn. De gunstige effecten van corticosteroïden treden alleen op bij lage doses en een korte toedieningsduur. Na inspuiting wordt een korte rustperiode aangeraden om de effectiviteit en de werkingsduur van het medicijn te vergroten. Deze handelswijze is afkomstig uit de humane reumatologie. Circa vier maanden na de behandeling is het effect uitgewerkt en zal soms opnieuw ingespoten moeten worden. De vervolginjecties zijn doorgaans minder effectief.

De klinische respons op intrasynoviale toediening kan sterk variëren. Paarden met schade aan de achtervlakte van het straalbeen, vergevorderde schade aan de diepe buigpees of adhesies tussen deze pees en het straalbeen reageren slecht op intrasynoviale corticosteroïden.

Eerder heb je gelezen dat er vanuit de hoefgewrichtsholte diffusie kan plaatsvinden naar de slijmbeurs van de hoefkatrol. Een van deze anatomische structuren kan geïnjecteerd worden met als doel ook de andere met het medicijn te bereiken. Onderzoeken uit 2010 en 2012 laten zien dat corticosteroïden tot in het straalbeen diffuseren. Deze diffusie is echter een stuk lager bij paarden met ernstige afwijkingen van het straalbeen.

Om herhaald injecteren te voorkomen combineren sommige dierenartsen de op pagina 97 beschreven intra-articulaire en intrabursale verdoving met de toediening van corticosteroïden.

NADELEN

De positieve effecten van inspuiting van corticosteroïden zijn in het algemeen van korte duur. Op lange termijn zijn deze zelfs niet aangetoond. Afhankelijk van de toegediende doses en het gekozen middel hebben deze medicijnen in meer of mindere mate een schadelijk effect op de morfologie en histologie van het gewrichtskraakbeen. Bij triamcinolon is dit minder het geval dan bij methylprednisolon.

Herhaalde injecties kunnen bij sommige paarden tot verzwakking van het gewrichtskapsel en de ligamenten leiden. Degeneratie en scheuring van de diepe buigpees kunnen eveneens optreden.

Omliggend weefsel kan per abuis geraakt worden. Vooral bij intrabursale en peritendineuze toediening kan dit het geval zijn. Dit risico is te beperken door onder echografische geleiding te werken. Hierbij worden de slijmbeurs dan wel de peesschede en de omliggende anatomische structuren aan de hand van echografisch onderzoek zo exact mogelijk zichtbaar gemaakt om precies vast te stellen waar ingespoten moet worden. Radiografisch geleide inspuiting kan ook toegepast worden.

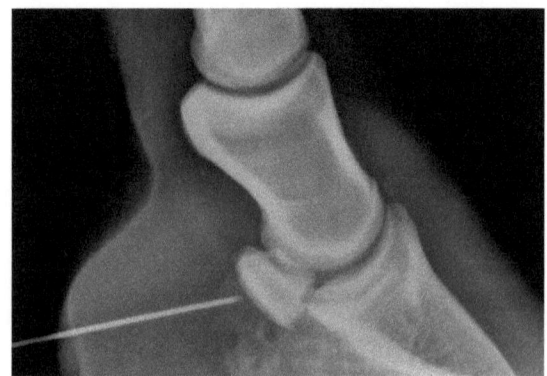

Radiografisch geleide inspuiting van de slijmbeurs

Intrasynoviale toediening brengt altijd een risico van infectie met zich mee. Uiteraard doet de dierenarts er alles aan om dit te voorkomen door steriel te werken (handschoenen, nieuwe injectiespuit en -naald, enkele dosis-flesjes). Uit te sluiten is het echter niet. Er kan een antibiotisch medicijn mee ingespoten worden om het risico te beperken. Het lastige is dat een gewrichtsinfectie zich vaak pas in een laat stadium toont. Dit is te wijten aan de sterk ontstekingsremmende werking van de ingespoten corticosteroïden of de PSGAG's.

Om intrasynoviale behandeling zo effectief mogelijk uit te voeren zou eigenlijk eerst een compleet beeld gevormd moeten worden aan de hand van een MRI-scan. Dit is om praktische en financiële redenen niet voor elk paard weggelegd. Bij deze paarden wordt vaak op basis van de klinische respons op de inspuiting besloten wat de verdere behandelstrategie zal zijn. Met name de vermindering van kreupelheid wordt hierbij als leidraad gebruikt. Dit is op zijn minst een twijfelachtige methode te noemen. De mogelijke gewrichtsschade door inspuiting moet niet onderschat worden.

> Hoewel er anekdotisch bewijs bestaat dat er een verband is tussen het gebruik van corticosteroïden en het ontstaan van hoefbevangenheid, en de farmaceutische industrie zelf in de bijsluiters waarschuwt voor een verhoogd risico, is het wachten nog op klinische studies met een goede bewijskracht om dit verband feitelijk aan te tonen.

De eerlijkheid gebiedt te zeggen dat steeds meer dierenartsen tegenwoordig erkennen dat ongunstige effecten gepaard gaan met hoge medicijnconcentraties en dat bevredigende klinische resultaten vaak kunnen worden bereikt met lagere doses dan voorheen werd aanbevolen.

CHONDROPROTECTIVA

Chondroprotectiva zijn middelen die een beschermende invloed uitoefenen op het gewrichtskraakbeen, het metabolisme daarvan positief beïnvloeden en daarmee de voortgang van kraakbeenaandoeningen kunnen vertragen of stoppen, of aanzetten tot herstel. Eerder heb je al gelezen over de chondroprotectieve werking van corticosteroïden. We zullen nu kijken naar gepolysulfateerde glycosaminoglycanen en natriumhyaluronaat.

DE HISTOLOGIE VAN KRAAKBEEN

Op pagina 27 heb je gelezen dat kraakbeen wordt opgebouwd door kraakbeencellen (chondroblasten en chondrocyten). Deze leggen een structuur van collageenvezels aan. Zij produceren verder proteoglycanen, hyaluronan en het elastische eiwit elastine. Dit geheel wordt de kraakbeenmatrix genoemd. Proteoglycanen zijn enorm grote moleculen (macromoleculen). Ze bestaan uit een eiwitskelet waar ketens suikermoleculen aan gebonden zijn die glycosaminoglycanen heten (ook: GAG's). Glycosaminoglycanen zijn hydrofiel. Dit wil zeggen dat zij watermoleculen aan zich binden. Deze eigenschap zorgt ervoor dat gewrichtskraakbeen voor circa 90% uit water bestaat. Het water zorgt voor stevigheid en schok- en trillingsdemping. De proteoglycanen zijn gebonden aan hyaluronan en worden door de collageenvezels bij elkaar gehouden. Als de kraakbeenmatrix beschadigd raakt, neemt de lengte van de glycosaminoglycanen af. De binding met het collageen wordt ook minder.

GEPOLYSULFATEERDE GLYCOSAMINOGLYCANEN

Gepolysulfateerde glycosaminoglycanen (PSGAG's) zijn medicijnen die normaal gesproken gebruikt worden bij de behandeling van osteoartrose. Gezien de sterke overeenkomsten tussen deze kwaal en hoefkatrolontsteking, vindt het middel ook hier zijn toepassing. PSGAG's bevatten hoofdzakelijk chondroïtinesulfaat, één van de glycosaminoglycanen die deel uitmaken van de proteoglycanen. Glucosamine is een aminosuiker die eveneens als PSGAG's kan worden ingespoten. Op pagina 155 gaan we dieper op glucosamine en chondroïtinesulfaat in.

Het zijn de ontstekingsremmende kwaliteiten waarom PSGAG's bij hoefkatrolontsteking worden gebruikt. PSGAG's moeten verder de aanmaak van collageen, proteoglycanen en hyaluronan stimuleren. Er wordt verondersteld dat dit zowel een kraakbeenherstellende werking, als een positief effect op de visco-elasticiteit (taaiheid en elasticiteit, ofwel stroperigheid) van het synoviaal vocht heeft. Onomstotelijk wetenschappelijk bewijs hiervoor ontbreekt vooralsnog. Wetenschappelijke onderbouwing voor het vermogen van PSGAG's om de afbraak van kraakbeenweefsel te vertragen of te stoppen bestaat wel.

PSGAG's worden meestal intramusculair en soms intra-articulair toegediend. Gelijktijdige toediening met corticosteroïden is gangbaar. Het risico op gewrichtsinfectie is bij het gebruik van PSGAG's hoger dan bij corticosteroïden. Bloeduitstortingen, zwellingen en gewrichtspijn zijn mogelijke bijwerkingen. PSGAG's worden gecommercialiseerd onder de merknamen Adequan en Cartrophen.

> ➤ PSGAG's lijken in hun structuur op het verderop beschreven heparine (pagina 153) en hebben daarmee ook een stollingsremmend effect. Dit verklaart de kans op bloeduitstortingen.

NATRIUMHYALURONAAT

Het eerdergenoemde hyaluronan is ook een glycosaminoglycaan. De functie van lichaamseigen hyaluronan is tweeledig. Ten eerste is het een belangrijk onderdeel van de kraakbeenmatrix. Het vormt een basis waar de proteoglycanen aan binden. Hyaluronan kan ook grote hoeveelheden water aan zich binden. Zoals je eerder gelezen hebt maakt dit dat gewrichtskraakbeen voor circa 90% uit water bestaat. Het water draagt enorm bij aan de stevigheid en het schok- en trillingsdempend vermogen van het gewrichtskraakbeen. Ten tweede is hyaluronan het hoofdbestanddeel van het synoviaal vocht. Het zorgt daar onder andere voor de visco-elasticiteit van deze gewrichtsvloeistof. Hoe optimaler de visco-elasticiteit is, hoe beter de smering en daarmee de bescherming van het gewrichtskraakbeen. Natriumhyaluronaat is een hyaluronanpreparaat dat omwille van deze eigenschappen aangewend wordt als kraakbeenbeschermend medicijn. Daarnaast stimuleert het de aanmaak van lichaamseigen hyaluronan en heeft het een ontstekingsremmende en pijnstillende werking.

Natriumhyaluronaat wordt door verschillende fabrikanten op de markt gebracht. De bekendste merknaam is Hyalgan. De toediening is intraveneus of intra-articulair. Er worden doorgaans drie injecties gegeven met een tussenpoos van een week. Gelijktijdige toediening met corticosteroïden is gangbaar. Dit wordt gedaan omdat zo de dosis corticosteroïden laag gehouden kan worden, hetgeen de schadelijke effecten ervan beperkt. Er is nog onvoldoende wetenschappelijk bewijs voor effectiviteit van deze benadering.

KRITIEK

Wetenschappelijke onderzoeken spreken elkaar tegen over het kraakbeenbeschermende effect van dit medicijn. Je kunt lovende uitkomsten vinden, maar ook onderzoeken die aantonen dat er nagenoeg geen enkel effect is. Dit is voor een groot deel te wijten aan verschillen in onderzoeksopzet. Sommige onderzoeken waren placebo-gecontroleerd terwijl bij andere onderzoeken gekeken werd naar het verschil in werkzaamheid met NSAID's. Het aantal injecties, de dosering, de gebruikte preparaten en de mate van weefselschade bij de onderzochte dieren liepen ook uiteen. Over de ontstekingsremmende en pijnstillende werking en de daarop volgende verbetering van de gewrichtsfunctie bestaat in de wetenschappelijke literatuur meer overeenstemming.

Een belangrijk punt van kritiek is dat het middel razendsnel door het lichaam wordt afgebroken. Zo snel dat je je kunt afvragen of het in zo'n korte tijd wel enig effect kán hebben. De halfwaardetijd (de tijd die nodig is om het geneesmiddel voor de helft af te breken) na intraveneuze toediening was bij een onderzoek uit 2004 gemiddeld 40 minuten. Bij een van de paarden was dit zelfs 15 minuten. Na drie uur was het middel volledig afgebroken. Het lichaam maakt zelf ook hyaluronan

aan. Veel meer dan de aanbevolen dosis van de medicinale versie. Het valt te betwijfelen of dat beetje extra dat driemaal ingespoten en vlot afgebroken wordt echt een verschil gaat maken. Aangezien het middel ook nogal prijzig is, neigen minder draagkrachtige paardeneigenaren ernaar langere tijd te wachten tussen de injecties. Hierdoor is het nog minder aannemelijk dat er veel effect te verwachten valt.

BISFOSFONATEN

Een fysiologisch evenwicht tussen osteoblasten (beenvormende bindweefselcellen) en osteoclasten (beenafbrekende en -resorberende cellen) in het bot zorgt voor een gezonde botremodellering. Bij hoefkatrolontsteking kan dit evenwicht verstoord raken (zie pagina 52, onder 'Botremodellering'). Er treedt overmatige resorptie op. Dit wil zeggen dat er meer bot wordt afgebroken dan aangemaakt. Bisfosfonaten zijn stoffen die dit proces moeten remmen of stoppen. Dit doen zij door de vorming en activiteit van osteoclasten te remmen. Het gebruik van bisfosfonaten wordt vooral nuttig geacht in het beginstadium van overmatige resorptie.

Er zijn twee bisfosfonaten op de markt die toegestaan zijn bij de behandeling van hoefkatrolontsteking. Tiludronaat (gecommercialiseerd onder de merknaam Tildren) en clodronaat (merknaam Osphos). Tiludronaat wordt intraveneus geïnjecteerd (tien injecties over een periode van 10 dagen) of geïnfuseerd (de hele dosis in een half uur). Het middel blijft ongeveer vier maanden werkzaam. Clodronaat wordt intramusculair toegediend (drie injecties tegelijkertijd, op afzonderlijke injectieplaatsen). De effectiviteit van clodronaat blijkt groter

DE REKENING KOMT LATER

De bijsluiters raden het af om bisfosfonaten te gebruiken bij paarden jonger dan vijf jaar. Het risico bestaat dat de kwaliteit van botweefsel en het genezingsproces daarvan op lange termijn in gevaar komt. Dr. Larry Bramlage van 'Rood and Riddle Equine Hospital' noemt vooral een traag en onvolledig herstel na botbreuken als mogelijk probleem.

Bisfosfonaten blijken aan het botoppervlak te hechten. Dit kan jaren na toediening van een enkele dosis nog het geval zijn. Herhaalde doses veroorzaken cumulatieve niveaus binnenin de botten. Het vermoeden bestaat dat bisfosfonaten bij jonge racepaarden en dravers preventief en omwille van het pijnstillende effect gebruikt worden. Deze paarden komen na hun korte loopbaan in het slachthuis terecht of gaan het recreatieve paardencircuit in. In dat laatste geval kan het zijn dat zij botproblemen ontwikkelen waarvan de oorzaak gezocht zou moeten worden in het off-label gebruik van bisfosfonaten op jonge leeftijd. De behandelend dierenarts zou dan natuurlijk wel op de hoogte gebracht moeten worden dat dit het geval is. Helaas is die situatie vooral hypothetisch.

te zijn dan die van tiludronaat. Dit zou deels te verklaren kunnen zijn door het pijnstillend effect dat clodronaat heeft.

Wetenschappelijk bewijs voor werkzaamheid bij paarden is gering. De kwaliteit van sommige onderzoeken is matig. Zo is in een veel aangehaald onderzoek naar de werkzaamheid van tiludronaat niet ondubbelzinnig te zeggen dat de paarden werkelijk hoefkatrolontsteking hadden. Onderzoek uit 2018 concludeert zelfs dat geen van beide middelen, bij standaard doserings- en toedieningsschema's, botweefsel significant beïnvloeden. Noch op structureel noch op histologisch niveau. Het beschikbare bewijs suggereert dat bisfosfonaten maar tijdelijk de kreupelheidsklachten verminderen.

BIJWERKINGEN

Een mogelijke bijwerking is het optreden van tekenen van koliek. Dit wordt toegeschreven aan een veranderde beweeglijkheid van de darmen onder invloed van het middel.

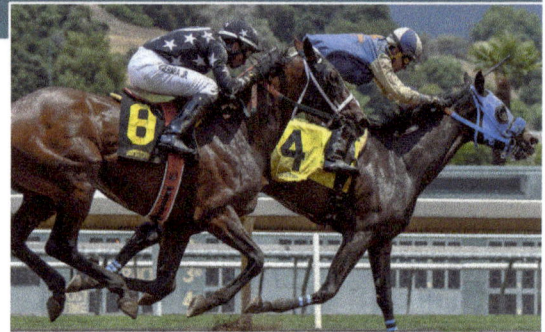

Nierfalen wordt ook als mogelijke bijwerking genoemd. Dit met name bij gelijktijdig gebruik met NSAID's. Er is door het beïnvloeden van het proces van botremodellering een kans op botfracturen en -fissuren. De kwaliteit van gewrichtskraakbeen kan afnemen bij het langdurig gebruik van hoge concentraties bisfosfonaten. Lichte neurologische afwijkingen, zoals het rollen met de tong en het schudden met het hoofd, kunnen in de eerste uren na het toedienen van met name clodronaat optreden. Tiludronaat kent als bijwerkingen nog spiertrillingen, nekstijfheid, verhoogde frequentie van urineren, verminderde eetlust en koorts. Deze risico's zijn lager als het middel geïnfuseerd wordt in plaats van geïnjecteerd.

VASODILATIEVE EN STOLLINGSREMMENDE MEDICIJNEN EN SEROTONINE-ANTAGONISTEN

Het gebruik van deze medicijnen is gebaseerd op de op pagina 58 beschreven doorbloedings-theorie. Hoewel doorbloedingsproblemen tegenwoordig niet meer als primaire oor-zaak worden beschouwd, zullen we ze hier toch bespreken.

VASODILATIEVE EN STOLLINGSREMMENDE MEDICIJNEN

Vasodilatieve medicijnen zorgen voor verwij-ding van de bloedvaten. Dit doen zij door in te werken op de gladde spiercellen in de wand van het bloedvat. Zodra deze hierdoor ontspannen, neemt de wijdte van het bloedvat toe. Het bloed kan nu makkelijker doorstromen.

Stollingsremmende medicijnen vertragen de stolling van het bloed. Er zijn verschillende soorten stollingsremmende medicijnen. In het kader van hoefkatrolontsteking zijn het met name bloedplaatjesremmende medicijnen die gebruikt worden. Als trombocyten (bloedplaat-jes) door een ontsteking geactiveerd worden, gaan ze zich binden en klonteren. Ze vormen stolsels die microtromboses heten. Deze veroor-zaken verstoppingen in de haarvaten, waardoor de doorbloeding gehinderd wordt.

> Stollingsremmende medicijnen worden vaak ten onrechte bloedver-dunners genoemd. Door de stolling van het bloed te remmen zal een oppervlakkige wond inderdaad langer blijven bloeden. Hieruit is het idee ontstaan dat het bloed dunner zou zijn. Dit is niet het geval.

ISOXSUPRINE

Isoxsuprine wordt in eerste instantie toegepast om zijn vasodilatieve effect. Daarnaast vermin-dert het bij intraveneuze toediening de viscosi-teit van het bloed en is het stollingsremmend. Onderzoek uit 2004 heeft laten zien dat de door sommige dierenartsen veronderstelde pijnstil-lende werking nihil is. Uitkomsten van weten-schappelijk onderzoek naar de effectiviteit van het middel spreken elkaar tegen, maar zijn vaker negatief dan positief. Bij orale toediening blijkt de opneembaarheid extreem laag te zijn (2,2%). Een positief effect kan eigenlijk alleen maar verwacht worden bij paarden die normaal gesproken al minder kreupelen naarmate het paard in beweging verder opwarmt. Bij intrave-neuze toediening is het effect groter. Mogelijke bijwerkingen zijn een verhoogde hartslag, ongewenste veranderingen in de bloeddruk en irritatie van het maag-darmkanaal.

PENTOXIFYLLINE

Pentoxifylline is zowel vasodilatief als stollings-remmend. De werking is minimaal te noemen. Er zijn onderzoeken die een verhoging van de doorbloeding laten zien, maar waarin een ver-mindering van kreupelheidsklachten uitblijft. Pentoxifylline kent dezelfde bijwerkingen als isoxsuprine.

HEPARINE

Dit stollingsremmende medicijn wordt gebruikt om het ontstaan van microtromboses te voor-komen en om bestaande bloedpropjes af te breken. De belangrijkste mogelijke bijwerking is het optreden van bloedingen als gevolg van de stollingsremmende werking.

ASPIRINE

Aspirine is een NSAID die ook stollingsrem-mende eigenschappen heeft. Het heeft een rem-mend effect op de binding van trombocyten.

Het gebruik is af te raden. Aspirine wordt slecht in het paardenlichaam opgenomen en vervolgens snel afgebroken. Als er naast aspirine andere NSAID's worden toegediend, daalt de stollingsremmende werking nog verder. Mogelijke bijwerkingen zijn nierschade en bloeduitstortingen.

WARFARINE

Omwille van de beperkte effectiviteit en een kans op het optreden van fatale bloedingen neemt het gebruik van dit stollingsremmende medicijn af. Dit geldt met name voor orale toediening. Toediening in combinatie met fenylbutazon verhoogt de kans op bloedingen. Dit komt doordat fenylbutazon zorgt dat de concentratie van warfarine in het bloed stijgt. Uiteraard houdt je dierenarts rekening met deze medicijninteractie. Om de kans op bloedingen te beperken kan isoxsuprine mee toegediend worden. Mogelijke bijwerkingen zijn bloeduitstortingen en foetale sterfte bij drachtige merries.

OVERIGE STOLLINGSREMMENDE MEDICIJNEN

De effecten van het activeren van trombocyten kunnen ook beperkt worden met de eerdergenoemde fenylbutazon, banamine en ketoprofen.

SEROTONINE-ANTAGONISTEN

Trombocyten geven de neurotransmitter serotonine af, die een vasoconstrictieve (vaatvernauwende) werking heeft. Om vasoconstrictie tegen te gaan kan de dierenarts een serotonine-antagonist voorschrijven. Dit is een medicijn dat de werking van seratonine- receptoren beperkt en daarmee het lichaam minder sterk laat reageren op serotonine.

CYPROHEPTADINE

Dit middel is in de eerste plaats een antihistaminicum, maar heeft ook een remmende werking op serotonine. Het wordt op de markt gebracht onder de merknaam Periactine.

BOTULINETOXINE

Het hoefkatrolgebied wordt geïnnerveerd door sensorische zenuwen die substantie-P en CGRP afscheiden. Deze neurotransmitters zijn betrokken bij het transport van pijnprikkels van de perifere zenuwen naar het centraal zenuwstelsel (het ruggenmerg). Bij paarden met hoefkatrolontsteking wordt een verhoogde concentratie van substantie-P en CGRP in zenuwvezels in met name het collateraal sesamligament gevonden. In een pilotstudie uit 2014 verminderden de pijnklachten tijdelijk en gedeeltelijk na inspuiting van de slijmbeurs van de hoefkatrol met botulinetoxine (beter bekend onder de merknaam Botox). Hoe minder pijn de paarden aan het begin van het onderzoek hadden, hoe beter hun respons op de behandeling was. De theorie is dat botulinetoxine zich bindt aan nociceptors en deze daarmee blokkeert. Nociceptors zijn de zenuwuiteinden die verantwoordelijk zijn voor de perceptie van pijn. Daarnaast zou botulinetoxine de afgifte van substantie-P en CGRP beperken.

De onderzoekers houden een paar slagen om de arm met betrekking tot het uitblijven van volledige afname van pijn en kreupelheid. Het zou mogelijk zijn dat de behandeling effectiever is als de dosering hoger zou zijn dan in dit onderzoek het geval was. Met betrekking tot de dosering zijn de onderzoekers echter uitermate voorzichtig. Paarden reageren namelijk vele malen sterker op botulinetoxine dan mensen. De kans op overdosering is dus niet ondenkbaar. Verder is er een risico dat het middel zich verspreidt in het lichaam en daar negatieve effecten heeft. Vooralsnog moet deze behandeling nog als experimentele geneeskunde beschouwd worden.

SUPPLEMENTEN

De medicamenteuze behandeling van hoef-katrolontsteking bestaat voor een groot deel uit het gebruik van de eerder beschreven NSAID's en corticosteroïden. Nutritionele ondersteuning kan helpen ervoor te zorgen dat er minder medicatie nodig is, waardoor de ongewenste bijwerkingen hiervan beperkt blijven. Sommige supplementen hebben een chondroprotectieve werking waardoor ze chondroprotectieve medicatie zouden moeten kunnen onder-steunen of de schadelijke bijwerkingen van corticosteroïden beperken. Als er nog geen sprake is van kraakbeenschade, worden de hier beschreven supplementen om hun preventieve werking toegepast.

Supplementen voor artroseklachten worden vaak als totaalsupplement verkocht. We vinden dan zowel kraakbeenbeschermende, ontstekingsremmende en pijnstillende ingre-diënten, als antioxidanten, omega-3-vetzuren, vitaminen en mineralen op de ingrediëntenlijst terug. Sommige ingrediënten worden alleen toegevoegd omdat ze elementen leveren die nodig zijn voor het behoud van het normale kraakbeenmetabolisme. Om het overzicht niet nodeloos ingewikkeld te maken zullen we geen onderverdeling maken en de meest gebruikte supplementen kort bespreken.

GLUCOSAMINE

Hoewel glucosamine en het hierna beschreven chondroïtinesulfaat op grote schaal zijn bestu-deerd, zijn veel van de humane en veterinaire studies geplaagd door inconsistenties en een onjuiste onderzoeksopzet, waardoor de evalu-atie van de werkzaamheid van deze supplemen-ten bemoeilijkt wordt. Het is bovendien nog niet duidelijk hoe glucosamine precies werkt. Grofweg kunnen we zeggen dat deze lichaams-eigen aminosuiker de bouwstenen levert voor de aanmaak van proteoglycanen en diens glycosaminoglycanen. Verder stimuleert het de binding van proteoglycanen, glycosaminoglyca-nen en collageen. Glucosamine wordt omwille van deze eigenschap als orale chondroprotectie toegediend om beschadigd gewrichtskraakbeen te herstellen. Glucosamine heeft ook een ontste-kingsremmende werking.

De uitkomsten van wetenschappelijke onder-zoeken spreken elkaar tegen over de effectiviteit van glucosamine bij paarden. Orale glucosa-mine heeft een lage opneembaarheid. Dermate laag dat de in een reageerbuis aangetoonde werkzaamheid, in het paardenlichaam waar-schijnlijk uitblijft. Het paard kan simpelweg niet voldoende glucosamine opnemen. Er wordt verondersteld dat dit gecompenseerd wordt door het feit dat het middel lang in het lichaam aanwezig blijft. Overtuigend wetenschappelijk bewijs hiervoor is echter schaars.

In de onderzoeken die een positieve uitkomst laten zien blijkt glucosaminesulfaat een grotere werkzaamheid te hebben dan glucosamine-hydrochloride. Van deze vorm wordt zelfs sterk betwijfeld of het zelfs maar iets doet. Deze uitkomst is opvallend aangezien beide zouten in de maag al gesplitst worden.

Bij artrotische aandoeningen is het netwerk van collageenvezels dat de proteoglycanen bij elkaar moet houden ook beschadigd. Je kunt je afvragen hoe zinvol het herstellen van proteoglycanen is als ze niet langer adequaat bij elkaar gehouden kunnen worden.

Glucosamine kan veilig en makkelijk gegeven worden. Er zijn nagenoeg geen bijwerkingen bekend. Voorzichtigheid is wel geboden bij de toediening van glucosamine aan drachtige merries, aangezien verlaagde geboortecijfers zijn waargenomen bij ratten die hoge doses van dit supplement kregen.

Weet ook dat de hoeveelheid glucosamine per supplement nogal kan verschillen. Bij sommige supplementen blijft deze hoeveelheid zelfs onder de drempel waarbij enig effect verondersteld wordt (7500 tot 10000 mg/dag). Sommige supplementen bevatten niet eens de hoeveelheid glucosamine die op de verpakking aangegeven staat. Gebruik bij voorkeur een merk dat wetenschappelijk is onderzocht, zoals Cosequin.

CHONDROÏTINESULFAAT

Een van de mogelijke glycosaminoglycanen is chondroïtinesulfaat. Het wordt oraal toegediend om dezelfde effecten te verkrijgen als glucosamine gedacht wordt te hebben. De opneembaarheid van oraal gesupplementeerde chondroïtinesulfaat is nog lager dan die van glucosamine. Dit is te wijten aan het feit dat de moleculen zo groot zijn dat ze de darmwand niet of nauwelijks kunnen passeren. Om de verwarring compleet te maken zijn er ook onderzoeken die het tegendeel beweren.

Over de veronderstelde betere werking van chondroïtinesulfaat in combinatie met glucosamine zijn de onderzoekers het niet eens. Er is zelfs onderzoek dat suggereert dat glucosamine minder beschikbaar is als het samen met chondroïtinesulfaat wordt gegeven.

METHYLSULFONYLMETHAAN (MSM)

MSM heeft een sterk ontstekingsremmend effect wat, zoals we eerder gezien hebben, gunstig is in het geval van artrotische aandoeningen. Het verhoogt de activiteit van het anti-inflammatoire hormoon cortisol. MSM werkt ook pijnstillend. Hoewel MSM rijk is aan zwavel en daarmee bij kan dragen aan de opbouw van het collageen in het kraakbeen, is het verderop beschreven methionine (pagina 158) een betere bron van zwavel.

> ➤ Onderzoek uit 2014 naar de werkzaamheid van deze glucosamine, chondroïtinesulfaat en MSM bij oude paarden liet een meetbare verbetering zien bij de controlegroep. Deze groep bestond dus uit de paarden die een placebo hadden gekregen. Ook al betrof het hier geen hoefkatrolontsteking, toch geeft deze uitkomst te denken.

Het gebruik van de drie hier beschreven chondroprotectieve supplementen zou licht gunstige effecten kunnen hebben bij de behandeling in een vroeg stadium van hoefkatrolontsteking. Omdat het langzaam werkende middelen zijn, zijn tijd en geduld nodig voor enige verbetering verwacht mag worden. Zie je na circa drie maanden gebruik nog geen duidelijke verbetering, dan is doorgaan zinloos. Over de mogelijke schadelijke effecten bij langdurig gebruik is daarnaast nog te weinig bekend.

COLLAGEENHYDROLYSAAT/ COLLAGEEN TYPE II

Een ander oraal chondroprotectief middel is collageenhydrolysaat (gelatine). Dit is collageen type II dat met behulp van water is afgebroken tot losse aminozuren (gehydroliseerd). Doordat het als het ware voorverteerd is, neemt de biologische beschikbaarheid toe. De aminozuren zijn hierdoor snel beschikbaar voor kraakbeenmetabolisme en zouden kunnen bijdragen aan de opbouw en onderhoud van hoefkraakbeenweefsel.

Sommige supplementen bevatten niet-gehydroliseerd collageen type II. De biologische beschikbaarheid van de aminozuren is als gevolg lager. Omdat wordt aangenomen dat het een ander werkingsmechanisme heeft, zou het echter niet nodig zijn dat de volledige hoeveelheid wordt geabsorbeerd. Collageen type II dat in zijn oorspronkelijke vorm het lichaam binnenkomt, wordt verondersteld gewrichtskraakbeen via het immuunsysteem te ondersteunen. Het zou lokale ontsteking en weefselafbraak verminderen.

Collageenhydrolysaat en collageen type II kennen geen bijwerkingen. Hierdoor zijn ze aantrekkelijk als middelen voor langdurig gebruik bij chronische kraakbeenaandoeningen. Onderzoek uit 2009 liet zien dat collageen type II effectiever was dan glucosamine en chondroïtinesulfaat. De meeste wetenschappelijke onderzoeken naar de therapeutische toepasbaarheid eindigen hun conclusie echter met de opmerking dat verder onderzoek nodig is.

NATRIUMHYALURONAAT

Het op pagina 150 beschreven natriumhyaluronaat kan ook oraal toegediend worden. Dit wordt vooral gedaan om synoviale effusie te beperken, ontstekingsreacties te verminderen en de concentratie van hyaluronan in het synoviaal vocht te verhogen.

> ### SYNOVIALE EFFUSIE
> Overproductie van synoviaal vocht.

In een onderzoek uit 2009 bleek dat er wel verschillen waren tussen paarden die het middel kregen en de controlegroep, maar dat deze niet significant waren. Hier moet wel bij gezegd worden dat dit onderzoek zich richtte op osteochondritis dissecans (OCD) en niet op hoefkatrolontsteking.

MINERALEN, VITAMINEN EN AMINOZUREN

Een gezond paard dat in natuurlijke, gezonde omstandigheden gehuisvest en gevoerd wordt, haalt de voedingsstoffen die essentieel zijn voor zijn gezondheid uit zijn voedsel en liksteen of maakt deze in het eigen lichaam aan. Toch zijn er individuele verschillen tussen paarden. Bovendien zijn deze leefomstandigheden voor gedomesticeerde paarden lastig te vinden of te creëren; als het al mogelijk is. De grond waar we onze paarden op huisvesten en waar we ons hooi van halen is vaak verschraald of juist jarenlang overbemest. Hierdoor zitten er minder mineralen in dan een paard nodig heeft of de verhoudingen tussen deze stoffen kloppen niet. Vooral het gras en hooi van langdurig onbemeste weilanden laten vaak mineraaltekorten zien. Helaas bestaat er bij sommige paardeneigenaren een diepgewortelde angst voor het verstandig bemesten van weidegrond. Ook bij paarden die dag in, dag uit grazen op hetzelfde grasland met nauwelijks variëteit aan grassoorten of van hetzelfde hooi eten zal zich in de loop van de tijd een tekort opbouwen of een disbalans ontwikkelen. Door een tekort aan vitaminen, mineralen en aminozuren kan het paard moeilijker zijn weefsels in goede staat houden of herstellen. Voor de meeste paarden is supplementering daarom nodig. Geef echter geen supplementen als niet duidelijk is dat het paard hier daadwerkelijk een tekort aan heeft.

Weet dat enerzijds een klein overschot minder schadelijk is dan een tekort, maar dat anderzijds een te groot overschot van bepaalde voedingsstoffen juist even schadelijk kan zijn als een tekort. Ga dus niet zelf experimenteren met supplementen, maar maak gebruik van de kennis, het inzicht en de ervaring van een voedingsdeskundige. Om het gesprek goed aan te kunnen gaan zullen we een aantal mineralen, vitaminen en aminozuren kort en uitsluitend in het kader van hoefkatrolontsteking behandelen. Op pagina 179 komen we terug op deze voedingsstoffen met betrekking tot gezonde, natuurlijke voeding. We bespreken daar ook de mogelijkheden om tekorten vast te stellen.

Mangaan

Mangaan is een antioxidant (zie kadertekst) dat ook essentieel is voor de vorming van kraakbeen en botweefsel. Het is onder andere nodig voor de productie van chondroïtinesulfaat in het lichaam. Om deze reden wordt dit mineraal soms aan supplementen toegevoegd. Een mangaantekort komt zo goed als niet voor bij paarden die evenwichtig gevoed worden. Er bestaat ook geen onderzoek dat aantoont dat mangaansuppletie een positief therapeutisch

ANTIOXIDANTEN

Vrije radicalen zijn moleculaire bijproducten van het normale metabolisme, van ontstekingen dan wel van medicijnen, achtergebleven pesticiden op voedsel, zware inspanningen, stress, en overgewicht die allerhande leed zouden kunnen veroorzaken. Hierom worden er mineralen en vitaminen aan sommige supplementen toegevoegd die de schade door vrije radicalen moeten beperken. Doorslaggevend wetenschappelijk bewijs voor toepassing van deze antioxidanten is nog niet gevonden.

effect zou hebben bij kraakbeenaandoeningen bij paarden. Een mangaanoverschot belemmert de opname van ijzer, koper, zink, fosfor en selenium en kan bijdragen aan het ontstaan van zenuwschade.

Calcium, fosfor, magnesium, koper, zink

Deze mineralen kunnen aan supplementen toegevoegd zijn omdat zij een rol spelen bij botopbouw of omwille van hun functie als antioxidant. Het zijn overigens voedingsstoffen die elk paard altijd in voldoende mate nodig heeft.

Zwavel

Het mineraal zwavel is al besproken als onderdeel van MSM. Zoals gezegd is zwavel onmisbaar voor de vorming van collageen. De doorbloeding van weefsels heeft ook baat bij dit mineraal. Zwavel is een antioxidant.

Methionine en lysine

De kleinste bouwstoffen van eiwitten zijn aminozuren. Veertien van de benodigde twee-entwintig aminozuren maakt het paard zelf aan. De resterende acht zal het via zijn voedsel moeten binnenkrijgen. Dit zijn de essentiële aminozuren. Dat is meestal geen probleem, behalve met methionine en lysine. Luzernehooi en bietenpulp bevatten methionine en lysine. Je zult hier wel een aanzienlijke hoeveelheid van moeten bijvoeren. Supplementering kan nodig blijven. Methionine en lysine zijn van belang voor de opbouw van collageen, kraakbeen en ander bindweefsel. Methionine is een goede bron van zwavel.

OMEGA-3-VETZUUR

Van omega-3 is bekend dat het de productie remt van bepaalde enzymen die ontstekingen en afbraak van kraakbeen veroorzaken. Omega-6 is ook ontstekingsremmend, mits beide vetzuren met elkaar in balans zijn. Als het paard te weinig omega-3 binnenkrijgt en te veel omega-6, wat bij paarden die met krachtvoer en granen gevoerd worden vaak het geval is, vindt er een andere omzetting van omega-6 plaats. Hierdoor gaat deze laatste juist ontstekings-bevorderend werken. Supplementering met omega-3 moet de balans herstellen. Lijnzaad is een goede bron van omega-3. Vers groen gras bevat ook veel omega-3. Overdosering van omega-3 vormt geen probleem.

VITAMINE C

Het paard maakt, in tegenstelling tot mensen, zelf vitamine C in de lever aan. Hoewel vitamine C essentieel is voor de gezondheid van kraakbeen, wil dit niet zeggen dat het naar willekeur toegediend kan worden. Overmatige hoeveelheden kunnen zelfs het kraakbeen beschadigen.

Vitamine C is een antioxidant. Het beschermt met name chondrocyten tegen schade door vrije radicalen. Chondrocyten zijn verantwoorde-lijk voor kraakbeenbehoud. Deze vitamine is ook belangrijk voor de opbouw van collageen en glycosaminoglycanen.

VITAMINE D

De opbouw van proteoglycanen is deels afhan-kelijk van vitamine D. De toevoeging van vitamine D aan supplementen is vooral relevant voor stalpaarden wiens dieet voornamelijk uit brokjes bestaat. Het paard maakt onder invloed van zonlicht namelijk zelf vitamine D aan. Zongedroogd hooi bevat ook veel van deze vitamine.

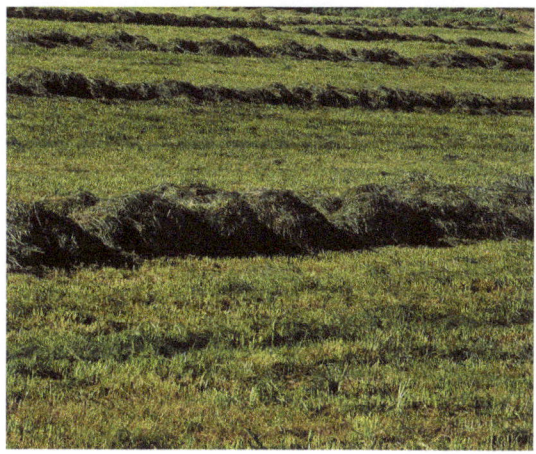

Zongedroogd hooi bevat vitamine D

VITAMINE E

Deze vitamine bevordert de groei van chon-drocyten en beschermt hen tegen oxidatieve schade. Daarnaast heeft het een ontstekings-remmend effect in gewrichten. De werking van vitamine E is optimaal als er ook voldoende selenium beschikbaar is.

Vitamine K

Deze vitamine is essentieel voor een normale bloedstolling. Daarnaast zit het in gewrichtssupplementen omdat het bijdraagt aan het kraakbeen- en botmetabolisme. Een tekort aan deze vitamine is echter zeer onwaarschijnlijk. Als er geen sprake is van een daadwerkelijk tekort, is supplementering nutteloos.

Vitamine K en warfarine (zie pagina 154) zijn elkaars antagonist. Dit wil zeggen dat deze stollingsremmer veel minder effectief is als het paard ook vitamine K gesupplementeerd krijgt. Warfarine remt op zijn beurt de bloedstollende werking van vitamine K door als het ware opzettelijk een tekort aan deze vitamine te creëren. Gelijktijdig vitamine K en warfarine aan een paard geven is hierom zinloos.

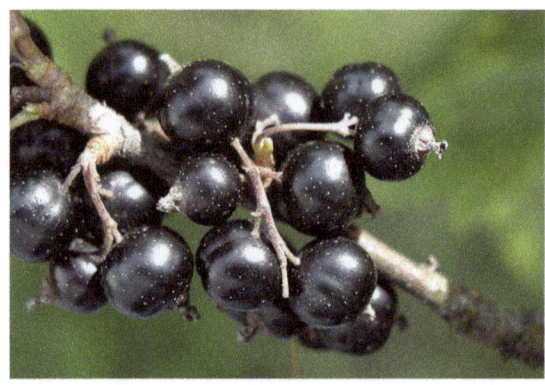

Zwarte bes stimuleert de doorbloeding

Fytotherapeutische remedies

Bij fytotherapie maakt men gebruik van plantaardige geneesmiddelen. De werkzame stoffen hebben invloed op de doorbloeding (o.a. ginkgo biloba, boekweit, rozemarijn, kleefkruid en zwarte bes), zijn ontstekingsremmend (teunisbloem, wierookhars, kurkuma, palmlelie, duivelsklauw) of pijnstillend (wilg, gember, rozenbottel). Veel van de in de fytotherapie gebruikte planten bezitten verschillende eigenschappen. Zij zijn bijvoorbeeld zowel pijnstillend als ontstekingsremmend.

Kruiden zijn niet per definitie onschuldiger dan chemische middelen. Bovendien is het bepalen van de toegediende hoeveelheid bij fytotherapie een heikel punt. Je kunt niet met zekerheid zeggen hoe groot het gehalte van een werkzame stof in een plant is. Tenslotte is de werkzame stof niet geïsoleerd toe te dienen.

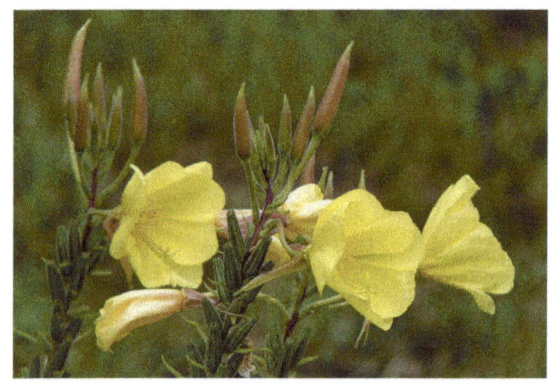

Teunisbloem is ontstekingsremmend
(foto: Hans Braxmeier)

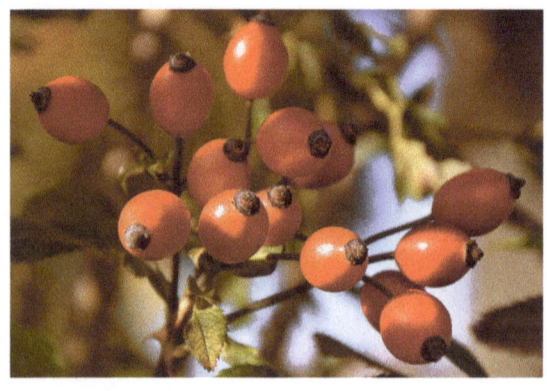

Rozenbottel is pijnstillend
(foto: Peggy Choucair)

In een plant zitten altijd andere stoffen die je onbedoeld mee toedient. Deze stoffen kunnen de therapeutische werking van andere stoffen in dezelfde plant gedeeltelijk of volledig tegenwerken. Het effect van een fytotherapeutische remedie wordt bepaald door alle actieve ingrediënten samen. Raadpleeg daarom altijd een fytotherapeut voor je kruiden therapeutisch toedient. Vertel je dierenarts ook dat je voor ondersteuning met planten kiest. Hij kan je waarschuwen voor mogelijke interactie met farmaceutische geneesmiddelen, als je die tegelijkertijd gebruikt.

Houd er ook rekening mee dat uitkomsten van wetenschappelijk onderzoek naar de effectiviteit van fytotherapie vaker vertekend en onderling moeilijker te vergelijken zijn dan het geval is bij synthetische geneesmidelen. Bij deze laatste is de werkzame stof geïsoleerd te ontwikkelen, te onderzoeken en toe te dienen, terwijl dat bij planten een stuk lastiger is. Bij plantaardige geneesmiddelen geven onderzoeksrapporten bovendien niet altijd aan of de hele plant, een deel of een extract onderzocht is. In het geval van een extract ontbreekt vaak de extractieratio en welk oplosmiddel gebruikt is.

CHIRURGISCH INGRIJPEN

Bij chirurgisch ingrijpen gaat het in de meeste gevallen om het doorsnijden van zenuwen of ligamenten. Dit is, net als het gebruik van therapeutisch beslag, een palliatieve behandeling die meestal en vooral in het belang van de eigenaar is. Denk dus goed na of je zo'n ingreep werkelijk voor het welzijn van je paard doet of dat je eigen voordeel bij de resultaten zwaarder weegt. Bijna altijd is het bijstellen van je verwachtingen minder ingrijpend dan een operatieve ingreep. Uiteraard zijn er situaties denkbaar waarin dit soort operaties wel nuttig of nodig kunnen zijn. Overleg dit dan goed met je dierenarts en probeer de mogelijke negatieve gevolgen zo objectief mogelijk in beeld te krijgen. Vraag de mening van een tweede dierenarts. We zullen ook kijken naar een spoeling van de slijmbeurs, het operatief behandelen van adhesies en chipfracturen en een experimentele operatie aan het straalbeen.

PALMAIRE DIGITALE NEURECTOMIE

"Genadige vrouw, ik breng wel het nieuws, maar sloot niet het huwelijk", zegt de boodschapper tegen Cleopatra als zij hem de ogen wil laten uitsteken, omdat hij haar het slechte nieuws heeft gebracht dat haar geliefde met een ander getrouwd is. Door Shakespeare verwoord als "Don't shoot the messenger". De boodschapper in het geval van hoefkatrolontsteking is een zenuw; het slechte nieuws dat hij brengt is pijn in het hoefkatrolgebied. Als reddingsoperatie, of uitstel van executie, kunnen zenuwen doorgesneden worden. Dit staat bekend als zenuwsnede, ontzenuwen of palmaire digitale neurectomie.

De ingreep bestaat uit het onder lokale verdoving doorsnijden en verwijderen van enkele centimeters van de palmaire digitale zenuwen die het straalbeen innerveren. Het zijn dezelfde zenuwen die de dierenarts verdooft ten behoeve van het stellen van de diagnose hoefkatrolontsteking (zie pagina 96, onder 'Perineurale zenuwverdoving'). Voorafgaand aan de operatie zal de veterinaire chirurg deze verdoving toepassen om zich een beeld te vormen van het mogelijke effect van de daadwerkelijke neurectomie. De mate waarin het paard reageert op de verdoving zal gelijk zijn aan de reactie op de neurectomie.

Indien de kreupelheid ernstiger aan één been is, wordt het minder kreupele of zelfs gezonde been ook geopereerd. Gebeurt dit niet, dan kan dit leiden tot ongelijk gebruik van de benen, met problemen als eenzijdige traumatische hoefbevangenheid tot gevolg.

> TRAUMATISCHE HOEFBEVANGENHEID
> Hoefbevangenheid die optreedt als gevolg van zware, langdurige, repetitieve en/of verkeerde belasting van de hoeven op harde ondergrond.

Het succes van de ingreep hangt ervan af hoe snel en correct de operatie uitgevoerd wordt, of weefselschade tot een minimum beperkt blijft, of de postoperatieve zorg goed is en hoe elk individueel paard reageert. Zo heb je op pagina 41 gelezen dat er sprake kan zijn van aftakkingen van de zenuwen. Als deze zenuwtakken niet worden gezien en doorgesneden, zal de respons op de operatie lager zijn dan verwacht.

De zenuwen kunnen na circa zes maanden weer aangroeien. Dit is zelfs eerder regel dan uitzondering. Er zal opnieuw een neurectomie uitgevoerd moeten worden. Om hernieuwde aangroei te voorkomen kunnen er gaatjes in het bot geboord worden waar de afgesneden zenuwuiteinden ingestopt worden. Een andere methode is om zenuwuiteinden af te dekken met een deel van de zenuwschede. Beide technieken vertragen het aangroeien wel, maar weten het niet te voorkomen. Het paard moet voor deze uitbreiding van de ingreep onder gehele narcose worden gebracht.

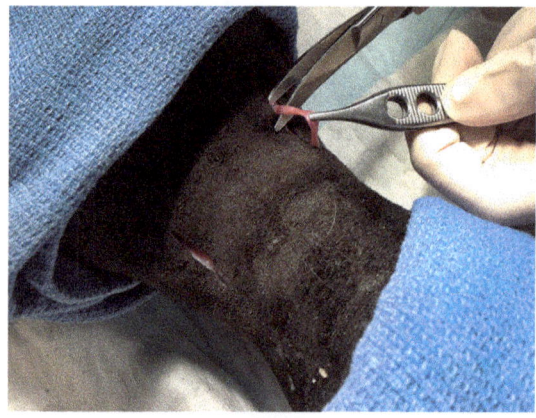

Palmaire digitale neurectomie
(foto: Dr. Santiago Gutierrez-Nibeyro)

Palmaire digitale neurectomie zal één tot twee derde van de palmaire zijde van de hoef volledig ongevoelig maken. Als bijkomend voordeel wordt een vaatverwijdend effect van de ingreep genoemd, wat de doorbloeding van het hoefkatrolgebied moet verbeteren. Of dit op de lange termijn als voordeel gezien moet worden, valt te betwisten. De bloedvaten reageren immers niet langer op stimuli van de zenuwen.

Een neurectomie kan ook worden uitgevoerd met behulp van CO_2-laser. Hierbij smelt het uiteinde van de zenuw. Dit lijkt hernieuwde aangroei van de zenuw wel te voorkomen.

In plaats van te snijden kan er ook voor worden gekozen de zenuwen chemisch uit te schakelen (inspuiting met sarapine, cobragif, formaldehyde of alcohol) of te bevriezen (cryo-neurectomie). Deze alternatieven geven tot circa drie maanden een vergelijkbaar effect als dat van traditionele neurectomie en kennen beduidend minder complicaties.

NADELEN EN COMPLICATIES

In een poging opnieuw aan te groeien kunnen zich op de afgesneden zenuwen bundels zenuwvezels vormen. Deze neuromen maken de locatie van de neurectomie uiterst gevoelig en kunnen kreupelheid veroorzaken. Bij neurectomie met CO_2-laser is de kans hierop overigens een stuk kleiner. De enige permanente oplossing is een nieuwe neurectomie hogerop in het been. Als tijdelijke oplossing kan er lokaal een ontstekingsremmend medicijn in de aangetaste zenuwstompen geïnjecteerd worden. Het instoppen of afdekken van zenuwuiteinden zoals hiervoor beschreven, moet ook de vorming van neuromen helpen voorkomen.

Aangezien het paard de grond niet of nauwelijks meer voelt, wordt rijden een gevaarlijke aangelegenheid. Vooral onder een onervaren ruiter kan dit tot problemen leiden.

Doordat het paard geen gevoel meer heeft in de achterzijde van de hoef, kan het zich gemakkelijk verwonden. Kneuzingen, abcessen of binnendringende voorwerpen (nageltred) voelt hij niet meer. Dit betekent dat de hoeven elke dag

zorgvuldig schoongemaakt en gecontroleerd dienen te worden.

Infecties, zwellingen en littekenweefsel komen ook regelmatig voor.

Een ander mogelijk neveneffect is een ruptuur van de diepe buigpees. Dit kan met name optreden als de pees vóór de operatie al gedeeltelijk gescheurd of anderszins beschadigd was.

Hoewel het maar sporadisch voorkomt, kan zich fibreus weefsel vormen dat de palmaire slagaderen afknelt en soms zelfs binnendringt. De bloedtoevoer naar de hoef raakt ernstig verstoord. Dit zorgt voor veel pijn en uiteindelijk ontschoening, waarbij de hoefcapsule geheel of gedeeltelijk losraakt van de interne voet. Er is geen behandeling voor deze complicatie en euthanasie is de enige uitweg.

> ➤ Onderzoek uit 2014 laat zien dat bijna een op de vijf paarden na een palmaire digitale neurectomie te maken krijgt met complicaties.

PERI-ARTERIALE SYMPATHECTOMIE

Bij deze techniek wordt de sympathische zenuwtoevoer naar de laterale en mediale digitale slagaders afgesneden. Deze zenuwen dragen onder andere zorg voor vasoconstrictie (vaatvernauwing). Door ze buiten werking te stellen probeert de chirurg de doorbloeding van het hoefkatrolgebied te verbeteren. Deze ingreep wordt soms in combinatie met een palmaire digitale neurectomie uitgevoerd.

DESMOTOMIE

Het doorsnijden van een of meer straal-beenligamenten heet desmotomie (ook: ligamentsklieving). De achterliggende gedachte is het verbeteren van biomechanische krachtinwerking op het hoefkatrolgebied. Vaak wordt deze operatie in een laat stadium van hoefkatrolontsteking toegepast en heeft dan eigenlijk alleen nog ten doel de levensduur te rekken. Een doel dat er niet vaak mee bereikt wordt. Om de veranderende krachten in de hoef op te vangen wordt in veel gevallen weer therapeutisch hoefbeslag toegepast in combinatie met een agressieve bekapping om het hoefbeen parallel met de grond te forceren.

Desmotomie van het collateraal sesamligament (zie pagina 34) gebeurt vlak onder de aanhechting met het kootbeen. Doel is de mechanische belasting die de diepe buigpees uitoefent op het straalbeen en de slijmbeurs te verminderen.

In een poging een voorwaarts gebroken hoef-kootbeenas weg te nemen, wordt het distaal check-ligament doorgesneden. Dit voorziet in meer effectieve lengte van de diepe buigpees waardoor de hielen verder omlaag gebracht kunnen worden bij het bekappen.

Nadelen en complicaties
Het doorsnijden van het collateraal sesam-ligament kan een technisch lastige operatie zijn doordat het niet eenvoudig is om dit ligament te lokaliseren. Algehele narcose is daarom vereist.

De exacte biomechanische rol van het collateraal sesamligament is niet bekend. Het blijft hierdoor voor een deel giswerk wat de uiteindelijke effecten van de ingreep zullen zijn.

De ligamenten bevatten veel zenuwen. Door een ligament door te snijden wordt er als gevolg tegelijkertijd ongewild een neurectomie uitgevoerd. Het is zelfs mogelijk dat succes van de desmotomie van het collateraal sesamligament vooral aan de neurectomie toegeschreven moet worden.

Zwellingen, pijn, fibrose (bindweefselwoekeringen), artrose en gewrichtsmisvormingen kunnen als complicaties optreden.

Kritiek
De uitkomsten van een grootschalig onderzoek met 118 paarden uit 1993 leek veelbelovend. Het liet een slagingspercentage van 76% zien na zes maanden. Drie jaar na de ingreep was echter nog maar 43% van de paarden vrij van kreupelheidsklachten. Er werden legio conclusies getrokken uit de gegevens die door het onderzoek beschikbaar kwamen; conclusies die tegenwoordig grotendeels kunnen worden afgewezen. De beeldvormende technieken MRI en CT (zie pagina 107 e.v.) waren destijds niet beschikbaar en we kunnen op basis van voortschrijdend inzicht aannemen dat weinig van deze dieren daadwerkelijk hoefkatrolontsteking hadden. Desmotomie wordt tegenwoordig niet veel meer toegepast.

BURSALE SPOELING

Op pagina 51, onder 'Slijmbeurs', heb je gelezen dat een naviculaire bursitis een pathogenetisch kenmerk van hoefkatrolontsteking kan zijn. Deze slijmbeursontsteking kan bovendien een bron van palmaire hoefpijn zijn die optreedt voordat er sprake is van hoefkatrolontsteking. Om verergering een halt toe te roepen kan de slijmbeurs gespoeld worden. Hiertoe worden er in- en uitgangsnaalden in de slijmbeurs geplaatst. Vervolgens wordt er een isotone vloeistof en een antibiotisch middel door de slijmbeurs gespoeld om ontstekingsresten te verwijderen. Cystes in het straalbeen zijn in sommige gevallen ook te debrideren (reinigen) via de slijmbeurs. Dit wordt gedaan in de hoop dat ze daarna dichtgroeien.

Er bestaat een zeker risico op onbedoelde penetratie van aangrenzende synoviale structuren. Om dit risico te beperken kan de bursale spoeling met ondersteuning van echografie uitgevoerd worden. Een combinatie van bursoscopie (zie pagina 112) en spoeling is een andere mogelijkheid. Het is ook mogelijk om de slijmbeurs via de peesschede van de diepe buigpees te benaderen. Dit zou de kans op succes eveneens vergroten.

ENDOSCOPISCHE CHIRURGIE

Op pagina 47 e.v. heb je gelezen dat er adhesies (verklevingen) kunnen ontstaan tussen de diepe buigpees enerzijds en het straalbeen, het collateraal sesamligament, het distaal imparligament en de slijmbeurs anderzijds. Aan de hand van bursocopie (pagina 112) zijn deze zichtbaar te maken. Deze kijkoperatie kan uitgebreid worden met een debridement. Hierbij worden de verklevingen losgemaakt, waarna de locatie zo goed mogelijk wordt ontdaan van losse stukjes weefsel en ontstekingsresten om de kans op synoviale ontsteking te verkleinen. Vooral bij verklevingen van de slijmbeurs en bij beperkte schade lijkt deze ingreep succesvol te kunnen zijn. Kleine stukjes bot die van het straalbeen zijn losgekomen (chipfracturen) kunnen ook verwijderd worden. Tijdens de ingreep kunnen

de botfragmenten in kleinere stukjes gebroken worden. Dit verkort de tijd die het paard nodig heeft om te herstellen.

KERNDECOMPRESSIE

Een techniek die experimenteel toegepast wordt is kerndecompressie van het straalbeen. Hierbij worden enkele kleine gaatjes in het straalbeen geboord, waardoor de intra-ossale druk (zie pagina 54) afneemt. Het doel van de procedure is om de pijn te verminderen en de botgroei te stimuleren. Ook zouden de boorgaatjes het mogelijk maken dat nieuw gevormde bloedvaatjes het bot ingroeien (neovascularisatie). Er bestaat nog niet veel overtuigend wetenschappelijk bewijs van positieve langetermijneffecten van deze chirurgische ingreep.

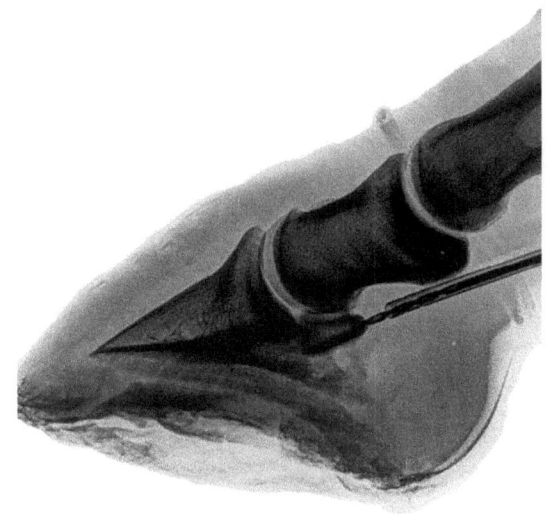

Kerndecompressie van het straalbeen
(foto: Brock Veterinary Clinic)

AUTOLOGE THERAPIEËN

Bij autologe therapieën werken we met lichaamseigen cellen die afgenomen, bewerkt of geconcentreerd en daarna weer toegediend worden. Het paard is zijn eigen donor, waardoor er geen gevaar is voor afstoting of bijwerkingen.

IRAP/ACS

IRAP staat voor Interleukine-1-Receptor-Antagonist Proteïne. Dit is een eiwit dat in het lichaam voorkomt en een ontstekingsremmende werking heeft. Het bindt zich aan de receptoren in het gewricht waar zich anders het ontstekingseiwit interleukine-1 aan zou binden. Interleukine-1 is een signaaleiwit (cytokine) dat vrijkomt bij kraakbeenschade en helaas ook leidt tot de aantasting van gezond kraakbeenweefsel. Het behandelen met IRAP moet de schadelijke werking van interleukine-1 en daarmee verdere aantasting van het gewricht remmen.

Om lichaamseigen IRAP toe te dienen wordt er een kleine hoeveelheid bloed van het paard afgenomen. In een reageerbuis worden de leukocyten (witte bloedlichaampjes) in het bloedmonster met chroomsulfaat gestimuleerd om IRAP te produceren. Vervolgens wordt het bloed gecentrifugeerd om serum te verkrijgen dat rijk is aan het eiwit. Het wordt nu autoloog geconditioneerd serum (ACS) genoemd. Het ACS wordt verdeeld in een aantal doses voor inspuiting in het hoefgewricht van datzelfde paard. Doorgaans vinden er drie tot vier behandelingen met een tussentijd van twee weken plaats. Om dezelfde redenen als genoemd bij de bursale spoeling, wordt meestal onder echogeleiding of aan de hand van endoscopie ingespoten.

Aangezien de behandeling kostbaar is, wordt er meestal pas voor gekozen als behandeling met corticosteroïden niet meer voldoende effectief is of onwenselijk door te grote negatieve bijwerkingen. IRAP heeft namelijk geen nadelige invloed op het gewrichtskraakbeen. Een groot voordeel van IRAP/ACS therapie is dat deze met andere behandelingen gecombineerd kunnen worden zonder dat er bijwerkingen optreden.

PRP

In het bloed bevinden zich trombocyten (bloedplaatjes, Engels: platelets). Deze spelen niet alleen een belangrijke rol bij de bloedstolling, maar ze bevatten ook groeifactoren. Dit zijn hormonen die de lichaamscellen aanzetten tot celdeling en -verandering. Hierdoor bevorderen zij onder andere het herstel van beschadigd weefsel. Omwille van deze eigenschap worden paarden met kraakbeen- en peesweefselschade behandeld met PRP. Deze afkorting staat voor *Platelet Rich Plasma*. PRP wordt verkregen door bloed af te nemen en te centrifugeren, waardoor het plasma met de trombocyten gescheiden worden van de witte- en rode bloedcellen. PRP bevat aanzienlijk meer trombocyten dan gewoon bloed. Als gevolg is de concentratie groeifactoren ook hoger. Het PRP kan nu bij het paard waar het bloed van afkomstig is, in het beschadigde gewricht worden geïnjecteerd. Dit gebeurt, net als de inspuiting met IRAP/ACS, doorgaans met ondersteuning van echografie of endoscopie.

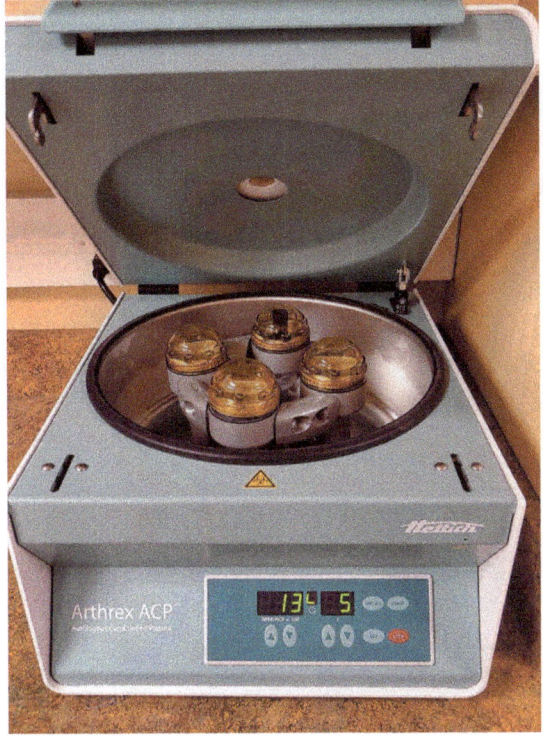

Bloedcentrifuge
(foto: IVG Hospitals)

Er is wetenschappelijk nog weinig bekend over groeifactoren. De behandeling van gewrichtsaandoeningen bij paarden met deze techniek staat daardoor nog in de kinderschoenen. Zo bestaat er nog geen overeenstemming over de beste bereidingsmethode, toedieningshoeveelheid en -frequentie. Over de therapeutische effecten van de behandeling lopen de meningen ook uiteen. Vooral voor de behandeling van peesbeschadigingen is nog onvoldoende

wetenschappelijk bewijs. Over de veiligheid zijn de wetenschappers het wel eens; PRP kent geen bijwerkingen en kan net als IRAP/ACS tegelijk met andere behandelingen worden toegepast. Een andere overeenkomst met IRAP/ACS is dat de behandeling relatief prijzig is. Door het gebrek aan gedegen dubbelblind gerandomiseerde onderzoeken met controlegroep, wordt PRP-therapie nog steeds als experimentele geneeskunde beschouwd.

STAMCELTRANSPLANTATIE

Stamcellen zijn niet-specifieke lichaamscellen waaruit zich verschillende specifieke cellen kunnen ontwikkelen. Stamceltransplantatie omvat het oogsten van stamcellen uit verschillende soorten weefsel in het paardenlichaam. Goede bronnen van stamcellen zijn beenmerg en vetweefsel. Nadat de stamcellen in een laboratorium zijn opgekweekt, worden ze in het beschadigde hoefgewricht geïnjecteerd, in de hoop dat zij zich daar zullen specialiseren tot kraakbeencellen. Inspuiting kan gecombineerd worden met het hierboven beschreven PRP. Sommige dierenartsen injecteren tegelijkertijd intraveneus om een groter effect te bereiken of omdat er meerdere zachte weefsels tegelijk bereikt moeten worden. Om deze reden kan de dierenarts ook kiezen voor regionaal geïsoleerde perfusie. Bij deze procedure wordt de bloedvoorziening van het been tijdelijk met een tourniquet geïsoleerd van de rest van het lichaam. Vervolgens worden de stamcellen, onder plaatselijke verdoving en zenuwblokkade, in de bloedvaten gespoten. Deze circuleren dan enige tijd (circa 45 minuten) in het onderbeen.

Over de therapeutische waarde van stamceltransplantatie bij de behandeling van gewrichtsaandoeningen bij paarden bestaat nog veel onduidelijkheid. Net als bij PRP-therapie is er nog geen eenduidige en stabiele bereidingsmethode. Het wachten is ook op een feilloos toedieningsprotocol. Stamceltransplantatie moet daarom voorlopig ook als experimentele geneeskunde gezien worden.

COMPLEMENTAIRE THERAPIEËN

Je weet nu dat je gericht bezig moet zijn om de hoefgezondheid en de biomechanische krachten die op de hoeven inwerken te verbeteren. Dat pijn- en ontstekingsbestrijding hier een rol in spelen is je nu ook bekend. We hebben ook aandacht besteed aan vaatverwijding en stollingsremming. Zowel voedingssupplementen, chirurgische ingrepen als autologe therapieën zijn de revue gepasseerd. Naast al deze mogelijkheden is er nog een keur aan complementaire of alternatieve therapieën voorhanden. Onder andere homeopathie, aroma- en bloesemtherapie, koude laser-, elektro- en magneetveldtherapie worden toegepast om pijn te verminderen, de bloedcirculatie te bevorderen, ontstekingen terug te dringen of het lichaam in balans te brengen. Het valt absoluut buiten het bestek van dit boek om al deze mogelijkheden te bekijken of te beoordelen op hun therapeutische waarde of hun wetenschappelijke grond. Als jij je comfortabel voelt bij deze behandelingsvormen, kun je overwegen ze toe te passen bij de genezing of preventie van palmaire hoefproblemen. Let alleen goed op of ze de behandeling, zoals in dit boek beschreven staat, niet in de wielen rijden. Denk drie keer na voordat je een gedegen behandeling die effectief is gebleken gaat vervangen door een alternatief waarvoor geen of weinig wetenschappelijk bewijs bestaat. Kijk ook uit voor 'twee kapiteins op een schip'. Als verschillende behandelaars van je paard je tegenstrijdige adviezen geven, zal dat de genezing niet bespoedigen.

Het is sterk aan te raden je grondig te verdiepen in het al dan niet bestaan van een wetenschappelijke onderbouwing van de therapie die je op het oog hebt. Anekdotisch bewijs is géén bewijs. Zelfs een sterke samenhang tussen een behandeling en een positieve uitkomst betekent niet dat er sprake is van oorzaak en gevolg. Als laboratoriumonderzoek een effect op levende cellen in een reageerbuisje laat zien, wil dit zeker niet zeggen dat een dergelijk effect haalbaar of zelfs nuttig zou zijn bij levende paarden. Sommige onderzoeken laten een positief effect zien van een middel als het getest wordt op proefdieren, zoals muizen. Muizen en paarden zijn echter verschillende wezens. Wat blijkt te werken in een muizenlijf, kan heel anders uitpakken bij een paard.

Verlies de feiten niet uit het oog. Een acupuncturist kan je misschien helpen om pijn te verminderen, maar als je paard op slecht bekapte en beslagen hoeven door het leven gaat, zul je toch echt op zoek moeten gaan naar een goede, moderne hoefverzorger. Nogmaals, vergeet niet dat echte hoefkatrolontsteking onomkeerbaar is.

We doen hieronder een beperkte greep uit de therapieën die met enige regelmaat als ondersteunende therapie aangewend worden. Er bestaat geen enkel bewijs, anders dan anekdotisch, dat een van deze therapieën állén, hoefkatrolontsteking kan genezen of voorkomen.

FYSIOTHERAPIE

In het kader van palmaire hoefpijn is het belangrijkste doel van fysiotherapie de staat en functie van het bewegingsapparaat te verbeteren en pijnverlichting te bewerkstelligen. Dit moet ervoor zorgen dat het hoefkatrolgebied niet langer overbelast wordt en beter doorbloed raakt, waardoor de voortgang van de aandoening een halt toegeroepen kan worden. De fysiotherapeut kan zich op het hele lichaam richten om deze doelen te bereiken, maar de behandeling kan zich ook toespitsen op het verbeteren van de beweeglijkheid van een of meer gewrichten. Hij kan ook proberen fysieke klachten te verminderen die het landen op de teen forceren. We kunnen hierbij denken aan problemen in de voorknie, schouder of rug. Algehele spierstijfheid kan er ook toe leiden dat het paard zijn hoeven verkeerd neerzet en belast. Chronische spierspanning, bijvoorbeeld in de schouderspieren, kan de trekkracht op de diepe buigpees vergroten. Fysiotherapie kan deze stijfheid en spanning verminderen. Er zijn ook veel paarden die zogezegd eenzijdig 'vast' zitten. Dit heeft eenzijdige overbelasting tot gevolg die uiteindelijk tot schade aan het hoefkatrolgebied kan leiden. Fysiotherapie zou goed kunnen helpen om deze chronische asymmetrie op te lossen.

De behandeling bestaat uit directe of indirecte manipulatie en stimulatie van huid, spieren, fascia, pezen, ligamenten en gewrichtskapsels. De manipulatie en stimulatie gebeuren vooral manueel (massage, rekken, gecontroleerd passief laten bewegen van gewrichten), maar we komen ook behandeling met milde elektrische prikkels, geluidsgolven, magnetisme, warmte en kou tegen. De wetenschappelijke grond voor de veronderstelde fysiologische en therapeutische effecten is niet voor elk van deze technieken even overtuigend. De geclaimde effectiviteit wordt niet vaak ondersteund door bewijs uit gerandomiseerde, gecontroleerde onderzoeken of systematische literatuuroverzichten. Beschrijving van positieve langetermijneffecten zijn schaars.

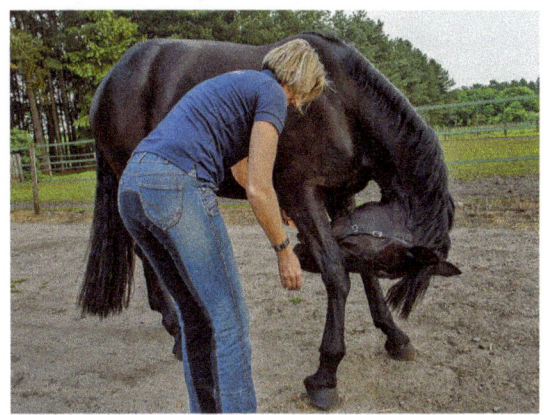

Rekken als onderdeel van een fysiotherapeutische behandeling
(foto: Katrien Ozeel, Horsefysio 'Paard en ruiter in balans')

Therapeutische bewegingsoefeningen zijn bijna altijd een integraal onderdeel van fysiotherapie. Er bestaan veel experimentele onderzoeken die positieve effecten van lichaamsbeweging op de genezing van kraakbeen en pezen laten zien. Gecontroleerde klinische onderzoeken naar de effecten van verschillende oefeningen op genezingsprocessen zijn echter nog dun gezaaid.

Een goede fysiotherapeut heeft een grondige kennis van de anatomie en biomechanica van de hoef. Hij werkt samen en overlegt met de behandelend dierenarts, baseert zich op diens diagnose en behandelplan en verfijnt deze zo nodig op basis van een eigen anamnese en klinisch onderzoek.

VEILIGHEID

Elke manipulatie van het bewegingsapparaat heeft de potentie om schade toe te brengen. Toch is fysiotherapie een overwegend veilige behandelmethode. Mogelijke nadelige effecten van correct uitgevoerde manipulaties omvatten tijdelijke stijfheid of gevoeligheid na de behandeling.

EXTRACORPORALE SCHOKGOLFTHERAPIE

Bij extracorporale schokgolftherapie (ECST) wordt beschadigd weefsel behandeld met krachtige, kortdurende geluidsgolven. De orthopedische toepassing richt zich op het verminderen van pijnklachten en op weefselherstel in het hoefkatrolgebied. Het is een relatief nieuwe behandelmethode die sinds 1996 bij paarden toegepast wordt. In 1997 werd het voor het eerst

gebruikt voor het behandelen van hoefkatrolontsteking. Deze therapie wordt door zowel dierenartsen als fysiotherapeuten uitgevoerd.

Bij ECST maken we gebruik van een generator die een schokgolf produceert, welke vervolgens via een sonde op het paardenlichaam wordt overgebracht. De behandelaar past de hoeveelheid schokgolven, de intensiteit, de grootte van het te behandelen gebied en de te bereiken diepte aan de onderliggende pathologie aan. Helaas bestaat er nog geen overeenstemming over de optimale afstemming van deze factoren. Dit is een reden waarom de therapie nog onder de experimentele geneeskunde valt.

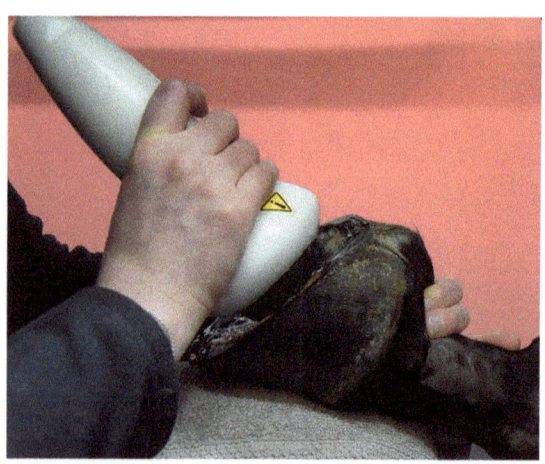

Extracorporale schokgolftherapie
(foto: Sporthorse Medical Diagnostic Centre)

Voorafgaand aan de behandeling, moet het te behandelen weefsel met bijvoorbeeld een röntgenfoto of echogram in kaart gebracht worden. De hoef wordt bekapt, waarbij vaak de straal rigoureus schoongesneden wordt om de doorgifte van de golven te vergemakkelijken. Om dezelfde reden kan de hoef geweekt worden om de straal zachter te maken. Hiertoe wordt de hoef 12 uur lang in natte bandages gewikkeld. De sonde wordt op de straal geplaatst of tussen de hoefballen. Vaak benadert de behandelaar het hoefkatrolgebied vanaf beide zijden. Om schade aan omliggend weefsel te voorkomen, gebruikt men echografische geleiding naarmate de intensiteit van de schokgolven sterker is.

Zoals met bijna elke nieuwe therapeutische methode is klinische toepassing aan objectief bewijs van fysiologische en therapeutische effecten vooraf gegaan. Dat bewijs bestaat heden ten dage nog steeds niet, al is er al wel een grote hoeveelheid anekdotisch bewijs en klinische ervaring van dierenartsen voorhanden. Deze betreffen vooral een palliatief pijnstillend effect. Een effect dat gedeeltelijk kan worden verklaard door vernietiging van zenuwen en zenuwreceptoren door de schokgolven. Een andere theorie is dat door overstimulatie van de behandelde plek er geen pijnsignalen meer naar de hersenstam gezonden worden. Dit fenomeen wordt hyperstimulatie analgesie genoemd.

Weefselherstel schrijven we toe aan een verbeterde doorbloeding. Deze verbetering zou door de schokgolven zelf veroorzaakt worden en het gevolg zijn van de aanmaak van nieuwe bloedvaten (neovascularisatie). Andere factoren die aan het herstel bij zouden kunnen dragen zijn een vermindering van ontstekingsmediatoren, een hogere productie van groeifactoren, het stimuleren van stamcellen, een verhoogde aanmaak van osteoblasten (beenvormende bindweefselcellen) en het stimuleren van celdeling. Of dit allemaal van toepassing is op de specifieke pathogenese van hoefkatrolontsteking, moet nog verder onderzocht worden.

> Recent laboratoriumonderzoek suggereert dat de combinatie van ECST en PRP of stamceltransplantatie de werking van deze laatste twee positief zou kunnen beïnvloeden.

De uitkomsten van wetenschappelijk onderzoek naar het therapeutisch effect van ECST lopen uiteen. In sommige onderzoeken laat een deel van de paarden een significante verbetering zien, terwijl andere paarden verslechteren. Andere onderzoeken laten overwegend positieve effecten zien of juist het ontbreken daarvan. Langetermijneffecten worden nauwelijks beschreven. Om bruikbaardere onderzoeksresultaten te krijgen, zou strikter geselecteerd moeten worden welke paarden mee kunnen doen aan het onderzoek. Hoefkatrolontsteking is een gecompliceerd probleem. Afhankelijk van welke pathogenetische eigenschappen aanwezig zijn – en de mate waarin dat het geval is – kunnen paarden anders reageren op de behandeling. Zo blijkt dat paarden met enthesofyten op het straalbeen bij de aanhechtingen van de straalbeenligamenten (zie pagina 52, onder 'Ligamenten van het straalbeen') slecht reageren op de behandeling. Dit geldt ook voor paarden met adhesie tussen de diepe buigpees en het straalbeen (pagina 51). Als deze paarden in dezelfde onderzoeksgroep zitten als paarden zonder deze eigenschappen, vertekent dit de uitkomsten.

VEILIGHEID

We kunnen stellen dat ECST een veilige therapie is. Er zijn nauwelijks negatieve bijwerkingen van schokgolftherapie bekend. Soms treden er kleine bloeduitstortingen op. Een te sterke behandeling in hoeveelheid schokgolven en de intensiteit daarvan kunnen leiden tot weefselschade. In uitzonderlijke gevallen kan het tot een ruptuur van de diepe buigpees leiden. Aangezien grote bloedvaten en zenuwen beschadigd kunnen raken moeten deze ontzien worden. Een goede behandelaar weet dit soort weefselschade echter te voorkomen. Om het risico nog verder te beperken kan de behandeling beter in een veterinaire kliniek dan door een fysiotherapeut uitgevoerd worden.

ACUPUNCTUUR

De term acupunctuur is afgeleid van de Latijnse woorden *acus* (=naald) en *punctura* (=steek). Er wordt door de beoefenaars van deze uit China afkomstige energetische geneeswijze verondersteld dat er energie door meridianen (energiebanen) in het lichaam stroomt. Door naaldjes op specifieke locaties in de energiebanen te steken probeert men verstoringen in de energie te herstellen. Acupunctuur – en de manuele varianten acupressuur en shiatsu – moeten de gunstige effecten van een conventionele behandeling versterken en de bijwerkingen ervan beperken. Dit voornamelijk doordat het pijnverlichtend zou werken, door het vrijmaken van de pijnstillende stof endorfine in het lichaam.

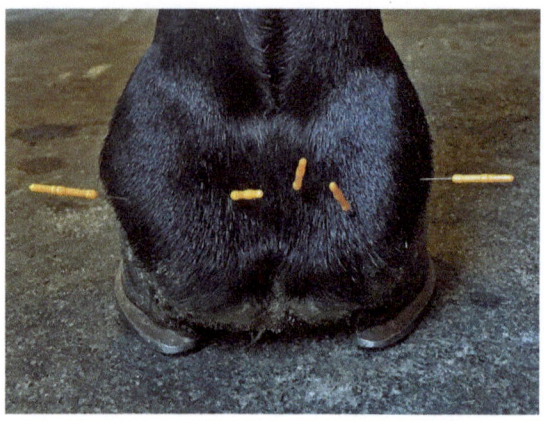

Lokale acupunctuurbehandeling van het hielgebied
(foto: Kevin May)

Er is bij mensen onderzoek gedaan waaruit bleek dat de verhoogde aanmaak van endorfine onafhankelijk was van de plaats op het lichaam waar het naaldje werd ingebracht. Behandelen op de meridianen leverde geen beter resultaat op. De onderzoekers stelden dat de verhoogde aanmaak een reactie is op de pijn veroorzaakt door het naaldje. Een tweede pijnremmend effect wordt toegeschreven aan het fenomeen dat een schadelijke prikkel op één plaats in het lichaam interfereert met de perceptie van pijn op een andere plaats.

Een onderzoek uit 2015 liet een positief effect zien van een acupunctuurbehandeling van palmaire hoefpijn. Er waren echter ook behandelde paarden waarbij de klachten juist verergerden tijdens het onderzoek. Opvallender was dat er ook verbetering zichtbaar was bij paarden uit de controlegroep; paarden die dus niet behandeld waren. De eerlijkheid gebiedt te zeggen dat de onderzoekspopulatie klein was, waardoor de statistische overtuigingskracht van de uitkomsten niet overweldigend is.

Het wetenschappelijke tijdschrift *Journal of Veterinary Internal Medicine* publiceerde in 2006 een systematische beoordeling van onderzoeken naar de toepasbaarheid van acupunctuur in de diergeneeskunde. De conclusie luidde dat er geen overtuigend bewijs bestaat om acupunctuur bij gedomesticeerde dieren aan te bevelen of af te wijzen. Na talloze onderzoeken bestaat er dus nog steeds geen doorslaggevend bewijs voor de effectiviteit van acupunctuur. Dit kan komen doordat veel onderzoeken aan alle kanten rammelen. Standaard protocollen zoals randomisering, dubbelblindheid en het gebruik van een controlegroep ontbreken in bijna alle gevallen. De onderzoekspopulatie is vaak klein. De langetermijneffecten van de behandeling worden meestal niet beschreven. Bovendien zijn acupuncturisten het onderling structureel oneens over het aantal meridianen, acupunctuurpunten en de locatie ervan. Dit maakt het uitvoeren van goed onderzoek en het vergelijken van verschillende onderzoeksresultaten niet bepaald eenvoudig. Er bestaan overigens wel enkele onderzoeken naar specifieke veterinaire toepassingen die bemoedigende uitkomsten laten zien en die verder onafhankelijk, strikt uitgevoerd onderzoek rechtvaardigen. Hoefkatrolontsteking valt daar nog niet onder.

VEILIGHEID

Acupunctuur is niet-farmacologisch en wordt door de meeste mensen als veilig beschouwd. Dit maakt het een aantrekkelijke behandelmethode onder het motto 'baat het niet, dan schaadt het niet'. Het risico bestaat alleen wel dat een bepaalde therapie die niet snel genoeg het gewenste resultaat geeft gestaakt wordt en vervangen wordt door acupunctuur. In dat geval is er kans dat het paard niet de zorg krijgt die het nodig heeft. Dit kan wel degelijk schadelijk zijn. Bovendien is de reputatie als volkomen veilige behandeling niet terecht. Zenuwschade en pijn waar de naaldjes worden ingebracht zijn bijwerkingen die bij paarden kunnen optreden. Vanuit de humane acupunctuur zijn nog meer bijwerkingen bekend. Bij paarden is het bestaan daarvan nog niet onderzocht en dus niet uit te sluiten.

RIJTECHNIEK EN TRAINING

Een verkeerde rijtechniek en training kunnen zorgen voor overbelasting (zie pagina 65). Vooral als het paard daarbij geen kans krijgt om van de belasting te herstellen, verhoogt dit de kans op het ontwikkelen of verergeren van hoefkatrolontsteking. Factoren die direct of indirect leiden tot overbelasting van de voorhand – en daarmee het hoefkatrolgebied – zijn:

- Intensief trainen op een te harde, ongelijke of slechte kwaliteit bodem
- Laag, diep en rond rijden (rollkür)
- Gebruik van dwangmiddelen zoals martingaal en slofteugel
- Rijden met een te harde hand om het paard te verzamelen
- Te steil en te hard landen na een sprong
- Overmatig of verkeerd uitvoeren van de piaffe en pirouette

Het valt buiten het bestek van dit boek om dieper in te gaan op al deze risicofactoren. De boodschap is simpel: niet doen of in ieder geval zo veel mogelijk beperken. Respecteer je paard en overvraag hem niet.

ASYMMETRIE

Een grote boosdoener die we wel wat uitgebreider zullen bekijken is een verkeerde rijtechniek waarbij er geen rekening wordt gehouden met de natuurlijke scheefheid van het paard. Net als alle andere zoogdieren zijn paarden enigszins asymmetrisch in hun bouw. Elk paard heeft daardoor een sterke en een zwakke kant. Men is het er nog niet over eens of deze asymmetrie (scheefheid) volledig aangeboren is of dat deze in de baarmoeder al veroorzaakt is door de scheefheid van de moeder. Dit is eigenlijk ook niet zo relevant. Belangrijker is dat we ons realiseren dat de ruiter de natuurlijke scheefheid vaak onbewust versterkt doordat hij zijn houding erop aanpast. De mate van asymmetrie die nu ontstaat is niet langer als enkel natuurlijk te bestempelen. Om de zaken niet onnodig te compliceren zullen we vanaf nu de natuurlijke scheefheid en de door de ruiter veroorzaakte versterking hiervan gezamenlijk als asymmetrie benoemen.

Asymmetrie komt voort uit ongelijke bespiering en spiergebruik. Een linksgebogen paard spant de spieren aan de linkerzijde van zijn lichaam sterker, vaker en langer aan dan die aan de rechterzijde. Deze spieren zijn hierdoor korter, stijver en sterker dan de spieren aan de rechterzijde. De wervelkolom (ruggengraat) wordt als gevolg hol naar links getrokken. De langere, soepelere en slappere spieren aan de rechterzijde kunnen dit niet compenseren. Doordat het paard nu zijn verticale evenwicht verliest en niet langer haaks op de grond staat en beweegt, wordt het rechtervoorbeen constant overbelast. Alle gewrichten in dit been hebben hieronder te lijden, maar in het kader van dit boek is het de overbelasting van het hoefkatrolgebied die van belang is. Bij een rechtsgebogen paard is dit alles uiteraard andersom het geval. Er zijn meer links- dan rechtsgebogen paarden.

LANGE RUGSPIER

De lange rugspier loopt vanaf de halswervels tot aan het heiligbeen. De belangrijkste functie van de deze spier bestaat uit het opvangen van krachtinwerking vanuit de benen, de zwaartekracht, traagheidskrachten en bewegingen van de ruiter.

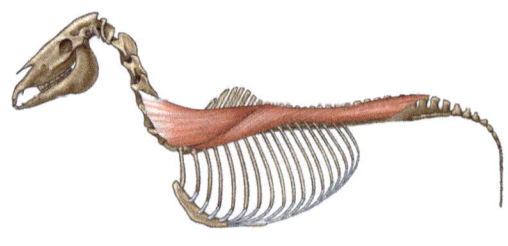

Lange rugspier
(illustratie: Sue Simon, © 2011, Equi-Ink Publications en Debranne Pattillo)

Om het evenwichtsverlies te compenseren en overeind te blijven zal het paard de lange rugspier aanspannen. Te veel spanning in deze sterke spier heeft als gevolg dat het paard zijn bekken niet goed kan kantelen. Hij plaatst zijn achterbenen hierdoor niet ver genoeg onder zijn lichaam. Dit zorgt er weer voor dat de voorbenen onvoldoende vanuit de schouder naar voren geplaatst worden. Het paard gaat teenlanden. Als de pas naar voren te klein is, is die naar achter als direct gevolg groter. Dit is met name het geval in hogere tempi. Het resultaat is een grotere belasting van de diepe buigpees en daarmee van het hoefkatrolgebied. Training bestaat uit het zogenoemd rechtrichten en energiek voorwaarts rijden. Dit moet de asymmetrie verminderen en ontspanning van de rug bewerkstelligen. Het hoefkatrolgebied in beide voorbenen zal hierdoor minder overbelast raken.

HORIZONTAAL EVENWICHT

We hebben het nu over het verticaal evenwicht gehad, maar ook het horizontaal evenwicht is belangrijk voor het correct belasten van het hele bewegingsapparaat. Onder horizontaal evenwicht verstaan we de mate waarin het paard zijn gewicht en krachtsinspanning verdeelt over de voor- en achterhand. De anatomie van het paard bepaalt dat de voorhand meer gewicht draagt dan de achterhand. Door het paard te trainen voldoende kracht en balans te hebben om meer gewicht op de achterhand te dragen, ontzien we de voorhand. Het hoefkatrolgebied profiteert hier direct van. Hiertoe moeten de achterbenen even sterk zijn. Nu komt het verticale evenwicht weer om de hoek kijken. Een asymmetrisch paard heeft niet de juiste bespiering om zich correct te verzamelen. De training mag dus niet alleen gericht zijn op kracht, maar ook op symmetrische bespiering.

SIGNALEN

Paarden met een te grote en problematische asymmetrie geven hier duidelijke signalen over af. Ze zijn vaak niet nageeflijk, leunen op de teugel of pakken het bit vast. Ze hebben ook de neiging om te tandenknarsen, het hoofd te kantelen of er mee te schudden. Aanspringen in galop gaat soms moeizaam, vierkant halthouden

is lastig net als rechtuit achterwaarts gaan. Een duidelijk signaal is een opmerkelijk verschil in het gemak waarmee oefening en bewegingen een kant op wel gaan en de andere niet. Een paard dat gaat bokken en steigeren en dat probeert zich van zijn ruiter te ontdoen heeft waarschijnlijk al tevergeefs veel van de hier genoemde signalen getoond.

TRAINING

Praktisch gezien bevat de training grofweg de volgende elementen. Ten eerste wordt geprobeerd de verticale balans te verbeteren. Hierna richt de aandacht zich op de lengtebuiging van de wervelkolom en het horizontaal evenwicht. Het paard zal vervolgens zijn buikspieren meer en beter gaan gebruiken. Correct gebruik van deze spieren zal zorgen dat het paard zijn rugspieren makkelijker kan ontspannen. Deze techniek wordt voorwaarts neerwaarts rijden genoemd. Van hieruit ontstaat er een goede basis om verder te trainen richting zijgangen en meer verzamelde oefeningen.

Voor training van het paard en verbetering van de rijtechniek van de ruiter, gericht op het verticaal en horizontaal uitbalanceren is de inzet van een ervaren instructeur onontbeerlijk. Weet ook dat een dergelijke training tijd kost en gedegen opgebouwd dient te worden.

BELEMMERENDE FACTOREN

Het is niet alleen de rijtechniek van de ruiter die een negatief effect kan hebben op de aangeboren asymmetrie. Een slecht passend of beschadigd zadel veroorzaakt ongemak, pijn, stijfheid en spanning in de rugspieren. Raadpleeg een zadelpasser als je vermoedt dat het zadel niet goed meer bij je paard past.

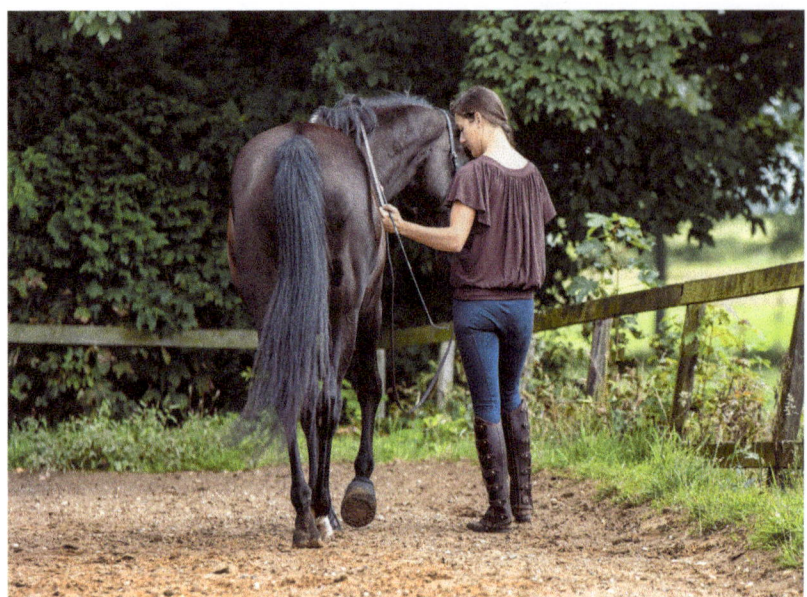

Dressuur aan de hand als rechtrichtoefening
(foto: Amber Krijnen)

Gebitsproblemen en het gebruik van een bit kunnen ook zorgen voor pijn en daarmee voor verkeerde belasting van het bewegingsapparaat. Regelmatig gebitsonderhoud door de tandarts is essentieel. Een bit in de mond is verder net zo modern als een stuk ijzer dat onder de hoef getimmerd wordt. Al is het een controversieel onderwerp; daag jezelf uit je erin te verdiepen en je mening aan te scherpen, als je je paard nog met bit rijdt.

Spierblokkades die de asymmetrie verergeren kunnen door de fysiotherapeut aangepakt worden. Zelf kun je eenvoudig leren om je paard te masseren.

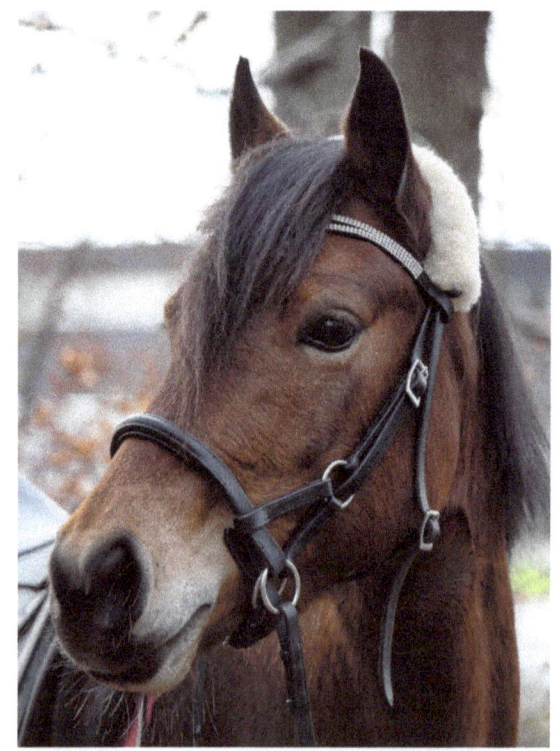

Overweeg een bitloze optoming
(foto: Janelle de Decker)

GEWICHTSBEHEERSING

De verhouding tussen het lichaamsgewicht van een paard en de grootte van de hoeven bepaalt de druk per vierkante centimeter van de onderzijde van de hoef. Als vuistregel geldt dat als de druk meer dan 5,5 kilogram per vierkante centimeter hoefoppervlak is, dit zorgt voor overbelasting van alle weefsels in het hoefkatrolgebied. Bovendien treden er in dit geval vaker kneuzingen op. Zware kneuzingen kunnen leiden tot artrosevorming. Ernstig overgewicht is daarnaast een mogelijke oorzaak van ondergeschoven hielen. Op pagina 72 heb je gelezen dat ondergeschoven hielen kunnen leiden tot teenlanden en daarmee bijdragen aan het ontstaan of verergeren van hoefkatrolontsteking. Gewichtsbeheersing kan hierom onderdeel uitmaken van het behandelplan.

Laten we beginnen met te stellen dat er te veel te dikke paarden zijn en dat dit niet normaal en niet gezond is. Overgewicht kan komen door overmatige consumptie (obesitas) of door hormonale problemen (EMS).

> EMS
> Equine Metabool Syndroom. Paarden-stofwisselingssyndroom dat vergelijk-baar is met diabetes type 2 bij mensen.

> ➤ In de humane geneeskunde wordt er, sinds een onderzoek uit 1998, met betrekking tot osteoartrose van de knie ook een andere correlatie met obesitas verondersteld dan alleen mechanische overbelasting door het overgewicht. Het blijkt dat verlaging van het percentage lichaamsvet een nauwer verband houdt met symp-toomverlichting dan afname van lichaamsgewicht. Dit suggereert dat er een metabool verband zou kun-nen bestaan tussen de hoeveelheid lichaamsvet en gewrichtsschade. Het is niet bekend of dit ook voor paarden met hoefkatrolontsteking het geval is.

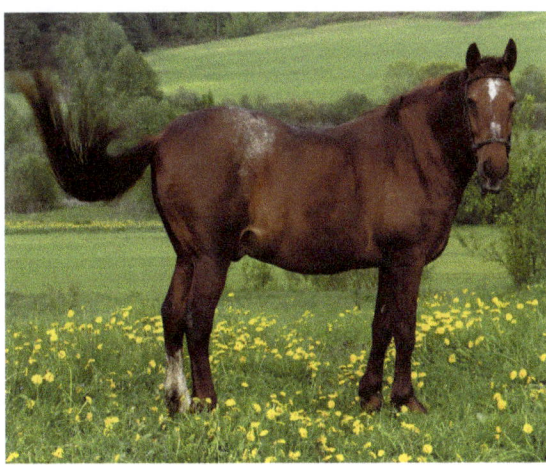

Een te dik paard is niet normaal en niet gezond
(foto: EcoEquine)

In het kader van hoefkatrolontsteking is het vooral obesitas die we moeten terugdringen. Deze is namelijk verantwoordelijk voor de grootste absolute gewichtstoename en is bovendien het eenvoudigst aan te pakken. Bij obese paarden is er sprake van een verkeerd voedings- en bewegingspatroon. Dit is in veel gevallen terug te voeren op onvoldoende kennis van de voedselbehoefte van het paard, vaak op basis van verkeerde voorlichting door voerfabrikanten. Verder hebben paardenrassen die van oorsprong uit schrale gebieden komen een lage energiebehoefte en worden als gevolg makkelijk overvoerd. Een andere oorzaak is de eigenaar die zijn paard met voedsel wil verwennen. Dan zijn er nog de paarden die te weinig of onregelmatige beweging krijgen. Zolang de meeste paarden te dik zijn, zal dit de norm blijven. Dikke paarden worden dan als gezond of mooi gezien. Helaas zijn er nog veel mensen die niet willen afwijken van andere paardenbezitters of van traditie en gewoonte.

AFVALLEN

We moeten dus doelbewust aansturen op verlies van vetmassa, ofwel afvallen. Zorg voor voeding met weinig suikers en zetmeel en veel voedingsvezels. Simpel gezegd: geef goed ruwvoer en geen brokjes, granen en ander snoepgoed. Neem zo nodig graasbeperkende maatregelen, zoals een graasmasker, strookbegrazing en weilandrotatie.

Een goede maatstaf om de hoeveelheid hooi te bepalen als het om afvallen gaat is 1,5% van het streefgewicht. Dit houd je gedurende een maand aan. Daarna hanteer je 1%. Moet het paard 500 kilo gaan wegen, dan is dat dus eerst 7,5 kilo hooi per dag en daarna 5 kilo.

Zorg voor meer beweging. Uiteraard respecteer je de grenzen van wat je paard als gevolg van zijn hoefkatrolontsteking aankan. Hoefschoenen met inlegzooltjes kunnen ook hier uitkomst bieden.

Zorg dat het gewichtsverlies geleidelijk en niet te snel gaat. Bij te snel gewichtsverlies is er kans op hyperlipidemie (bloedvervetting), wat tot vasoconstrictie kan leiden. Dit is een complicatie die bij hoefkatrolontsteking zeker niet van pas komt.

Een gewichtsverlies van 1% van het streefgewicht per week is verantwoord. Een paard dat 600 kilo moet gaan wegen, mag dus 6 kilo per week afvallen.

Bereik je geen duidelijk positieve resultaten, roep dan de hulp in van een voedingsdeskundige of vraag je dierenarts mee te denken over een verstandig gewichtsbeheersingsplan.

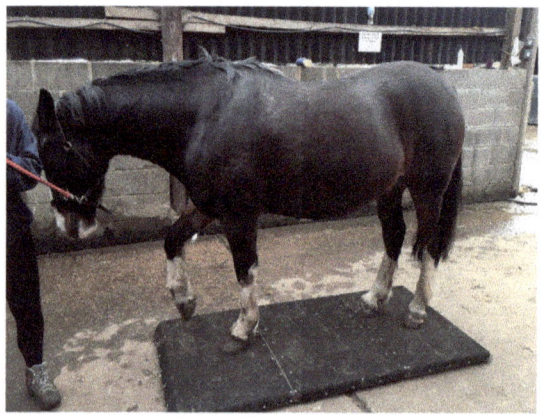

Weegbrug om het gewicht van een paard exact vast te stellen
(foto: Melissa Packer)

AANPASSINGEN IN DE LEEFOMSTANDIGHEDEN

Hoefgezondheid weerspiegelt de kwaliteit van hoefonderhoud, veterinaire zorg en van de leefomstandigheden voeding, huisvesting, beweging en klimaat. De eerste twee zijn in dit boek uitgebreid aan de orde gekomen en aan de laatste valt op een korte termijn niet veel te veranderen. We zullen nu kijken hoe we de gezondheid van de hoef kunnen verbeteren door de kwaliteit van voeding, huisvesting en beweging onder de loep te nemen.

VOEDING

Er zijn boeken en websites in overvloed die een gezonde en natuurlijke voedingswijze van het paard behandelen. Om de kern van deze informatiebronnen te vatten en het daarmee simpel te houden: goede, natuurlijke voeding is essentieel voor gezonde hoeven. Zorg voor voeding met weinig suikers, zetmeel en fructaan (een samengestelde suiker) en veel voedingsvezels. Kijk dus uit met krachtvoer, producten met melasse, koolhydraatrijk gras, het hooi van deze grassen, zoet fruit, te veel wortels en granen. Streef er zelfs naar deze koolhydraatbommen helemaal uit het dieet van je paard te schrappen.

> ➤ Verschillende bronnen spreken elkaar tegen over de hoeveelheid koolhydraten in verschillende grassoorten. De grassoorten die echter vaak naar voren komen als zeer koolhydraatrijk zijn Engels en Italiaans raaigras, dravik, rietzwenkgras en beemdlangbloem.

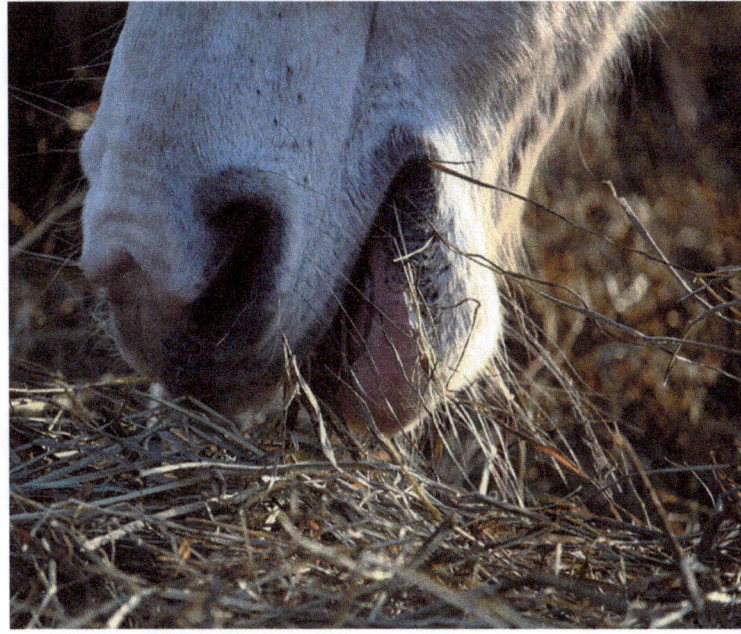

Grofstengelig hooi met weinig suikers en veel voedingsvezels
(foto: Riahij)

Paarden zijn evolutionair gezien gespecialiseerd in het verteren van cellulose. Met andere koolhydraten hebben ze veel moeite, zeker als deze in grote hoeveelheden verteerd moeten worden. Dit is met suikers, zetmeel en fructaan het geval. Zitten er hier veel van in het voedsel, dan kan het paard deze niet goed verteren. Als gevolg hiervan treedt er bacteriesterfte in de dikke darm op. Hierdoor komen er vervolgens gifstoffen uit de darm in de bloedbaan terecht waar ze kleine stolsels veroorzaken die in de vaatjes van de hoeflederhuid vastlopen. Deze stolsels of bloedpropjes heten microtromboses.

Een tweede eigenschap van de gifstoffen is dat zij vasoconstrictie veroorzaken. Nu zal dit alles niet direct tot een significante verminderde doorbloeding van het hoefkatrolgebied leiden, maar het verzwakt wel de lamellenverbinding (zie pagina 19). Hierdoor kunnen er flares in de hoefwand ontstaan die de medio-laterale balans van de hoef verstoren. Het gevolg is een verkeerde drukverdeling op de hele hoef in het algemeen en op het hoefkatrolgebied in het bijzonder. Bovendien dragen flares bij aan het ontstaan van ondergeschoven hielen en daarmee teenlanden.

FLARE

Uitwaaierende hoefwandvervorming als gevolg van het onvermogen van de lamellenverbinding om de mechanische krachten die langdurig op de hoefwand inwerken op te vangen.

Bij paarden met hormonale problemen zoals EMS zorgt de overvloedige toevoer van suikers, via verstoring van de manier waarop het lichaam op het hormoon insuline reageert, voor langdurig hoge bloedsuikerwaarden. Dit veroorzaakt onder andere vasoconstrictie en schade aan de haarvaten. Dit draagt eveneens bij aan een slechte lamellenverbinding en flares.

TEKORTEN

Hoewel veel paarden het goed doen op een dieet van suikerarm gras, grofstengelig hooi met een laag drogestofgehalte (dus met veel vocht), een simpele liksteen en vers drinkwater, hebben zij toch vaak baat bij supplementering van bepaalde voedingsstoffen. Op pagina 157, onder 'Mineralen, vitaminen en aminozuren' heb je

hier al het een en ander over gelezen. Vermoed je een tekort aan een bepaalde voedingsstof, dan laat je dit vaststellen voordat je supplementeert. Dit kan in bepaalde gevallen aan de hand van een bloedonderzoek, maar ook bodem- of gewasonderzoek kan al een goede indicatie geven voor de mogelijkheid van een tekort. Als voedingsstoffen niet in de bodem of het gras aanwezig zijn, is de kans dat je paard ze voldoende binnenkrijgt klein. Mineraaltekorten die we vaak in de bodem aantreffen zijn zink, koper en selenium. Andere tekorten zijn afhankelijk van de bodemtoestand en bemesting. Met aangepaste bemesting kunnen we tekorten niet altijd in voldoende mate aanvullen. Selenium toevoegen is zelfs helemaal niet mogelijk. Soms is het niet of maar beperkt toegestaan een mineraal aan de bodem toe te voegen. Dit is bijvoorbeeld met koper het geval. Dan zijn er nog externe factoren die de opname van meststoffen door de plant negatief kunnen beïnvloeden. Droogte en een suboptimale zuurgraad van de bodem zijn hier goede voorbeelden van.

Het is doelmatiger om een mineralen- of vitaminekort direct in het paard aan te vullen. Nogmaals: je moet eerst weten welke stoffen het paard tekortkomt. Een bloedonderzoek moet daarbij een al bestaand vermoeden kunnen bevestigen of ontkrachten. Toch is een bloedonderzoek niet altijd 100% betrouwbaar. Mineralen zijn zo belangrijk dat het lichaam tekorten zelf zal proberen aan te vullen, zo nodig ten koste van eigen weefsel. Denk hierbij aan botdemineralisatie in het geval van een calciumtekort. Een bloedonderzoek zal normale hoeveelheden calcium laten zien, terwijl er wel degelijk een tekort is. Belangrijke aanvullende informatie haal je daarom uit een voedingsanalyse. Als je weet wat je paard te weinig binnenkrijgt via zijn voeding, weet je wat er aangevuld moet worden. Iets minder accuraat, maar nog steeds nuttig, is uitgaan van gemiddelde waarden van het ruwvoer. Door de ruime marges van mineralen zul je niet snel overdoseren. Een mineraal waarvan het lichaam maar zeer weinig nodig heeft, noemen we een spoorelement. Bij deze stoffen zijn de marges kleiner, maar ook weer niet dusdanig dat het gevaarlijk is om te supplementeren. Het gelijktijdig gebruik van verschillende supplementen kan wel gevaar voor overdosering opleveren.

> ➤ Met bioresonantie en vergelijkbare onbewezen pseudowetenschappelijke meetmethoden zegt men tekorten ook aan te kunnen tonen. Een wetenschappelijke onderbouwing of bewijs is hiervoor nog nooit geleverd. Er zijn ook mensen die beweren op afstand iets zinnigs te kunnen zeggen over de vitamine- en mineralenbehoefte van je paard. Luister alleen naar hen als je een serieus risico wilt lopen je paard verkeerd te supplementeren.

HUISVESTING EN BEWEGING

Laten we direct met de staldeur in huis vallen. Stalling is volkomen tegennatuurlijk en enkel in het belang van de eigenaar die graag een schoon paard heeft dat niet uit een weiland gevist hoeft te worden. Ongetwijfeld lopen er in moderne dierentuinen paardeneigenaren als bezoekers rond die bewonderend kijken naar hoe de leefomstandigheden van de wilde dieren zo goed mogelijk worden nagebootst; paardeneigenaren die zelf hun gedomesticeerde dier opsluiten in een hokje van krap 9 m². Op die manier gehuisvest krijgt het paard bij lange na niet de beweging die het nodig heeft.

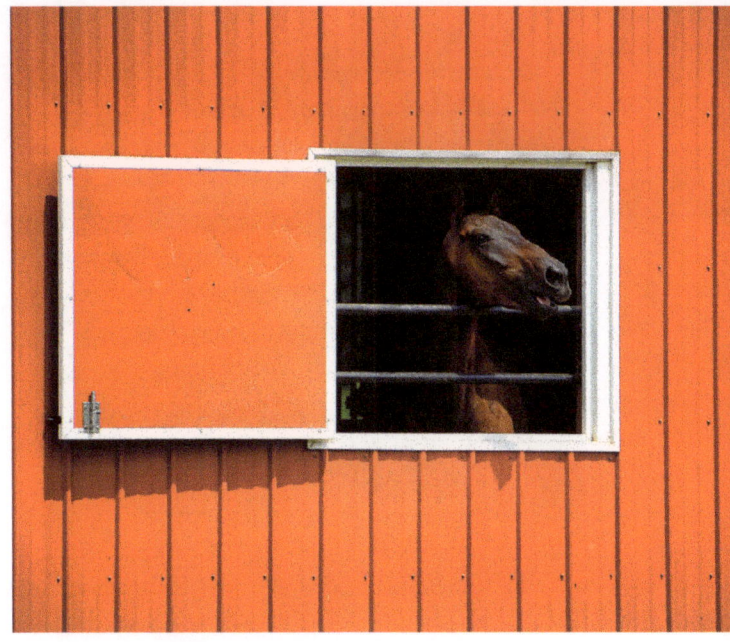

Stalling is tegennatuurlijk
(foto: Skeeze)

Beweging is onmisbaar. Het stimuleert het metabolisme, waardoor de lichaamscellen beter gevoed worden en hun afvalstoffen kwijt kunnen raken. De cellen en weefsels in de hoef in het algemeen en het hiel- en hoefkatrolgebied in het bijzonder vormen hier geen uitzondering op. Weefselopbouw en –herstel verlopen sneller en beter als een paard voldoende en goede beweging krijgt. Bewegen stimuleert bot- en kraakbeengezondheid, de bloedcirculatie en de aanmaak van synoviaal vocht. Pijnlijke gewrichten blijven soepeler door beweging. Het evenwicht, de lichaamscoördinatie en motoriek functioneren beter bij een paard dat voldoende beweegt. Dit draagt positief bij aan het tegengaan van teenlanden en overbelasting van het hoefkatrolgebied. Het komt ook goed van pas bij training die gericht is op rechtrichten en verzameling. Hetzelfde geldt voor de sterkere spieren en betere conditie die een actief bewegend paard heeft. Beweging helpt bovendien bij gewichtsbeheersing.

Traditioneel worden huisvesting en beweging als twee losse dingen gezien. Paardeneigenaren en stalhouders denken na over hoe het paard optimaal gestald kan worden. Waarbij we nogmaals aantekenen dat dit vooral optimaal voor henzelf moet zijn en niet zozeer voor het paard. Een in een kooi opgesloten paard is jammer genoeg nog steeds het gangbare beeld. Als het paard dan uit zijn stal wordt gehaald, móet hij bewegen. Te veel paarden worden overvraagd bij de training en het gebruik. De mogelijkheid om hiervan te herstellen krijgen ze niet voldoende. Even voor de duidelijkheid: benen afspuiten, zweetdeken op en terug op stal is geen herstel; het is opbergen. Gelukkig zijn er ook voorbeelden die deze cynische beschouwing ontkrachten. Hopelijk is jouw paard zo'n voorbeeld of is hij op weg er een te worden.

Stalhuisvesting kan bijdragen aan het ontstaan of verergeren van hoefkatrolontsteking. Dit is niet alleen doordat het paard niet profiteert van de positieve effecten van beweging, maar ook doordat er een constante druk op het hoefkatrolgebied wordt uitgeoefend bij een paard dat voortdurend stilstaat. Dit in tegenstelling tot een paard dat naar believen kan bewegen, waarbij er afwisselend sprake is van druk en drukverlichting.

Tradities zijn er om gebroken te worden. Ook in dit boek laten we daarom de lijn tussen huisvesting en bewegen vervagen. De ideale huisvesting van het moderne huispaard is ingericht op het stimuleren van vrijelijk en optimaal bewegen. Die beweging moet de hele biomechanica van het paard bevorderen, de doorbloeding van de hoef stimuleren, alsook de ontwikkeling van het hiel- en hoefkatrolgebied.

Hoe beter dit doel bereikt wordt, hoe kleiner de noodzaak om pijn te ontlopen of een gebrek aan schok- en trillingsdemping op te vangen en hoe beter het paard gaat hiellanden. Dit zorgt voor een gezonder hielgebied. Er ontstaat een virtueuze cirkel.

Bied je paard continue weidegang met inloopstal of natuurlijke schuilgelegenheid. Heb je geen beschikking over een weiland, zet je paard dan zo veel mogelijk in een paddock of rijbak. Bij gebrek aan paddock is soms met schriklint op het erf een aanvaardbare tijdelijke oplossing te creëren. Als dit alles echt niet mogelijk is, kun je misschien enkele stallen samentrekken tot een loopstal.

BODEM

De kwaliteit van de bodem waar je paard over moet bewegen verdient in het kader van hoefkatrolontsteking veel aandacht. Het zal je niet verbazen dat de bodem het mogelijk moet maken om te hiellanden. Dit wil zeggen dat hij stevig en veerkrachtig moet zijn of dat de hielen er enigszins, maar zeker niet te veel, in moeten kunnen wegzakken. Een harde, ongelijke of slechte kwaliteit bodem is in ieder geval ongewenst in verband met overbelasting. Een te zachte bodem daarentegen zorgt weer voor te weinig stimulering van het hielgebied. Een goede optie is het gebruik van riviergrind. Het verdeelt de kracht maximaal over de onderzijde van de hoef. Je kunt zien dat je paard baat heeft bij deze oplossing als hij er zelf in gaat staan als hij de keuze heeft en er meer tijd doorbrengt dan op andere plekken in zijn leefomgeving. Een goede grindlaag bestaat uit een laag van minimaal 10 centimeter dik riviergrind met een doorsnede van circa 5 tot 10 millimeter.

Te kleine grindkorrels kunnen klem komen te zitten in de straalgroeven en daar voor pijn of ongemak zorgen, waardoor het paard weer op de teen gaat landen. Te grote grindkorrels kunnen zoolkneuzingen opleveren. Het beste stort je het grind op een onderlaag van geel zand bedekt met antiworteldoek.

PADDOCK PARADISE

Een effectieve manier van huisvesting van je paard, die voor een groot deel tegemoet komt aan de hierboven beschreven eisen, is het zogeheten paddock paradise. Een rondom het terrein lopende route, in de vorm van een breed pad, hier en daar verbonden met een aantal grotere paddocks is het uitgangspunt. Dit pad stimuleert natuurlijke beweging bij paarden. Het concept is gebaseerd op het gegeven dat paarden in het wild steeds dezelfde vaste routes volgen die gebieden met water, voedsel, mineralen en andere interessante elementen met elkaar verbinden. In het paddock paradise kun je allerlei natuurlijke elementen en uitdagingen creëren om beweging te stimuleren. Zo kun je diverse hooiplaatsen, drinkwatervoorziening en liksteen ver van elkaar verwijderd aanbrengen, inloopstallen of andere schuilmogelijkheden bouwen en een bosrand, bossages of een windsingel integreren. Hoogteverschillen en verharding met tegels, betonplaten of keien zien we ook vaak in het paddock paradise. Voor een paard met hoefkatrolontsteking is dit niet altijd de beste keuze. Het kan overbelasting en pijn in de hand werken. Loopt je paard al in een paddock paradise rond, kijk dan of je deze elementen kunt verwijderen, vervangen door rubberen matten of afzetten met veilige afrastering.

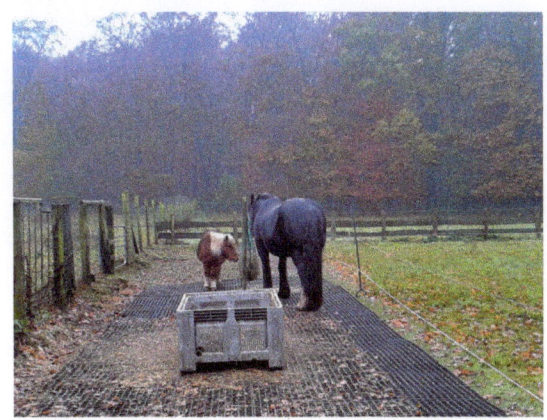

Verharding met matten in een paddock paradise
(foto: Marsha Wijlhuizen)

SOCIALE INTERACTIE

Voor alle paarden is sociale interactie van groot belang. Het zorgt niet alleen voor meer en natuurlijkere beweging, maar maakt ook dat het paard zich beter voelt. Wie zich beter voelt, geneest beter. Als het mogelijk is, laat je het paard in kuddeverband leven. Maak de kudde niet te groot. Vier paarden is een goed aantal. Per paard heb je minstens een halve hectare terrein nodig.

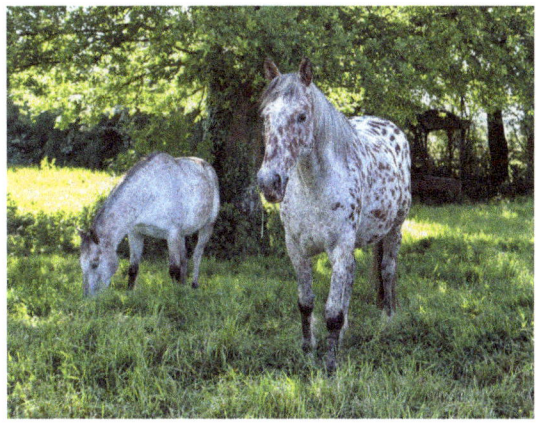

Sociale interactie is onontbeerlijk

Is het huisvesten in een kudde of met een ander paard niet mogelijk, overweeg dan het gezelschap van een schaap of geit te bieden. Paarden gaan ook goed samen met ezels. Er bestaat dan echter wel een verhoogde kans op besmetting met longworm bij het paard. Door te ontwormen met ivermectine of moxidectine is dit risico wel te beheersen. Vertrouw niet op mestonderzoek waar het gaat om longworm bij paarden. De eieren van deze worm zijn niet in de mest te vinden. Bij huisvesting in combinatie met schapen en geiten is er geen risico op longworm.

BEGELEID BEWEGING BIEDEN

Je kunt begeleid beweging geven door te wandelen of te spelen met je paard of grondwerk te bieden. De mate van pijn die je paard ervaart moet de maatstaf zijn bij de beslissing of je hem kunt rijden. Jouw extra gewicht belast de hoeven immers. Paarden bewegen anders onder de ruiter dan als ze vrij lopen. Het paard kan door zijn pijnlijke hoeven bovendien moeilijker zijn evenwicht bewaren. Eerder heb je gelezen hoe de ruiter de natuurlijke scheefheid van het paard onbedoeld kan versterken.

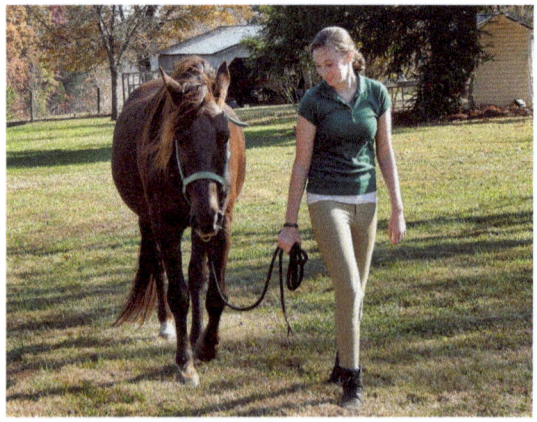

Wandelen om beweging te bieden

Elk gebruik van het paard waarbij er te grote kracht op het hoefkatrolgebied komt te staan is uiteraard uit den boze. Dus totdat het probleem zo mogelijk verholpen is, even geen intensieve westernsport, niet springen en niet aangespannen de weg op gaan. Voor al deze opmerkingen geldt dat het gebruik van hoefschoenen eventueel een verschil kan maken. Wees echter wel eerlijk en misbruik de schoenen niet omdat je je eigen plezier niet wilt opgeven ten koste van je paard.

Let altijd goed op signalen van pijn of vermoeidheid van je paard en respecteer deze direct. Voor longeren en beweging in een stapmolen geldt dit nog sterker. De beweging op de volte belast de weefsels van de interne hoef te veel. Daarbij is deze vorm van beweging al snel geforceerd. Sommige paarden overvragen zichzelf of de eigenaar wordt iets te enthousiast. Als beweging zorgt voor een verslechtering, moet je gelijk minderen.

Beweging kan ook contraproductief zijn. Waar een paard met hoefkatrolontsteking baat heeft bij beweging, is dit bij ontstekingen niet altijd het geval. Een ontsteking aan de diepe buigpees (tendinitis), een ligamentontsteking (desmitis) en een slijmbeursontsteking (naviculaire bursitis) lijken wat betreft klinische verschijnselen op hoefkatrolontsteking. Gelukkig zijn de diagnostische technieken tegenwoordig zo verbeterd dat de dierenarts veel beter het onderscheid kan maken dan vroeger het geval was. Ook als je je paard met hoefkatrolontsteking laat bewegen voordat hij correct bekapt is, draag je waarschijnlijk alleen bij aan een verslechtering van zijn situatie.

NAWOORD

Het is goed mogelijk dat je na het lezen van dit boek wat overdonderd bent door alle informatie. Het kan ook zijn dat je het met het een en ander niet eens bent. Vooral het idee dat hoefkatrolontsteking zonder hoefijzers te behandelen zouden zijn, stuit nogal eens op weerstand. Bedenk dat er meer wegen naar Rome leiden. Het feit bijvoorbeeld dat je hier gelezen hebt dat er te weinig wetenschappelijk bewijs voor een bepaalde therapie is, betekent niet dat deze therapie per definitie slecht is. Een gebrek aan bewijs is niet hetzelfde als een gebrek aan effectiviteit. Voor elke therapie, elk middel of elke aanpassing die werkt bij één paard is een ander paard te vinden waarvoor het tegenovergestelde het geval is. Probeer dus uit het boek te halen wat jij denkt wat goed is. Stel kritische vragen aan iedereen die zich met de genezing van jouw paard bemoeit. Stel deze vragen vooral ook aan jezelf.

In het voorwoord zeiden we dat een mooi bijkomend effect van het lezen van dit boek zou zijn als je meer paarden zou kunnen helpen. Dat is ook een goede afsluiter voor dit boek. Hoefkatrolontsteking is relatief makkelijk te voorkomen. Paardeneigenaren, maar ook trainers, hoefsmeden en dierenartsen zullen daartoe anders naar paarden moeten kijken en anders met hen omgaan. Het palmair hoefpijnsyndroom en hoefkatrolontsteking zijn 'sluipmoordenaars'. Dat is eigenlijk goed nieuws. Het betekent dat we gedurende lange tijd onze benadering kunnen veranderen, kennis kunnen vergaren, toepassen en … delen. Hopelijk stoppen we dan ook met afwachten tot het mis gaat met het paard voordat we in actie komen. Hoe eerder we de verandering inzetten, hoe minder snel we onze toevlucht moeten nemen tot de behandelingen die in dit boek beschreven staan en hoe minder vaak we onze paarden vroegtijdig moeten laten euthanaseren. Dat kan niet te veel gevraagd zijn, aangezien we allemaal van paarden houden.

Heb je iets gemist in dit boek of is een bepaald onderwerp naar je zin niet ver genoeg uitgediept? Alle opbouwende kritiek is van harte welkom via hoefkatrolontsteking.nl/contact
Is dit boek je goed bevallen? Op de site waar je het boek gekocht hebt, kun je een beoordeling en commentaar achterlaten. Blijf op de hoogte van nieuwe ontwikkelingen op het gebied van hoefkatrolontsteking. Met regelmaat verschijnen er nieuwe artikelen op hoefkatrolontsteking.nl en facebook.com/hoefkatrolontsteking. Je kunt me ook volgen op instagram.com/remco_sikkel.

hoefkatrolontsteking.nl

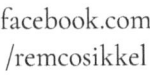
facebook.com /remcosikkel

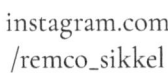
instagram.com /remco_sikkel

DANKWOORD

Er is nog nooit een boek geschreven zonder hulp van anderen. Gaëlle Selfslagh heeft enorm constructief bijgedragen aan de actualiteit, volledigheid en correctheid van het boek. Het exemplaar dat ik haar stuurde ter inhoudelijke correctie kwam druipend van de rode inkt bij me terug. Ik ben geen dierenarts. De opmerkingen en correcties van dierenartsen Kim Hess en Karin Leibbrandt waren dan ook meer dan welkom en hebben veel bijgedragen aan de kwaliteit van het boek.
Dr. Marcin Komoso van de Poznań University of Life Sciences, Department of Animals Anatomy is mij zeer behulpzaam geweest met betrekking tot straalbeenlaesies. Rianne Dekker heeft me belangrijke dingen uitgelegd over rechtrichten. Suzanne Buijsse heeft me geweldig geholpen met de tekst over voedingssupplementen. Klaas Feuth heeft me weer bijgepraat over de nieuwste hoefschoenen. Christel Provaas heeft nauwkeurig de taal- en typfouten uit het boek weten te houden. Ik heb veel goede terugkoppeling gehad van mijn gewaardeerde collega's in de studiegroep anatomische hoefverzorging. Heel veel dank allemaal daarvoor.

Het enthousiasme dat mensen over de hele wereld hebben getoond door mij toe te staan hun foto's belangeloos te gebruiken is indrukwekkend. Ik heb mijn uiterste best gedaan hen allemaal te noemen op pagina 194. Zefanja Vermeulen (equinestudies.nl), Lindsey Field (facebook.com/hoofstudies) en Paige Poss (anatomy-of-the-equine.com) wil ik apart bedanken. Zefanja en Lindsey hebben speciaal voor dit boek een enorme hoeveelheid foto's gemaakt waaruit ik vrijelijk kon kiezen. Paige is grenzeloos gul geweest met haar prachtige anatomiefoto's. Mocht ik een fotograaf vergeten zijn, dan hoor ik dit graag via hoefkatrolontsteking.nl/contact

Veel mensen hebben mij beïnvloed bij het schrijven van mijn boeken. Het voorrecht om te mogen werken met mijn klanten, maar bovenal hun paarden, pony's en ezels, zorgt ervoor dat ik altijd met veel plezier aan het werk ga. Hiervoor ben ik het meest dankbaar van alles.

Le Quartier (Frankrijk), juli 2019

Remco Sikkel

BRONNEN

BOEKEN

- Adams and Stashak's lameness in horses / Gary Baxter. - 2011, ISBN : 978-0-813-81549-7
- Anatomy of the horse / Klaus-Dieter Budras. - 2012, ISBN : 3-89993-666-3
- Clinical anatomy of the horse / Hilary Clayton (et al.). - 2005, ISBN : 0-7234-3302-X
- Clinical radiology of the horse / Janet Butler (et al.). - 2008, ISBN : 978-1-4051-7108-3
- Color atlas of the horse's foot / Christopher Pollitt. - 2000, ISBN : 0-7234-1765-2
- Consumer's guide to alternative therapies in the horse / David Ramey. - 1999, ISBN : 1-58245-062-5
- Current therapy in equine medicine / Edward Robinson. - 2014, ISBN : 978-1-4557-4555-5
- Diagnosis and management of lameness in the horse / Michael Ross (et al.). - 2003, ISBN : 978-0-7216-8342-3
- Diagnostic and surgical arthroscopy in the horse / C. Wayne McIlwraith (et al.). - 2014, ISBN : 978-0-7234-3693-5
- Diagnostic techniques in equine medicine / Frank taylor (et al.). - 2010, ISBN : 978-0-7020-2792-5
- Diseases and disorders of the horse / Derek Knottenbelt, Reginald Pascoe. - 2003, ISBN : 0-7020-2743-X
- The equine distal limb : an atlas of clinical anatomy and comparative imaging / Jean-Marie Denoix. - 2000, ISBN : 1-84076001-X
- Equine exercise physiology : the science of exercise in the athletic horse / ed. Kenneth Hinchcliff (et al.). - 2007, ISBN : 978-0-7020-2857-1
- Equine manual for veterinary technicians / Deborah Reeder (et al.). - 2012, ISBN : 978-1-118-50482-6
- Equine medicine, surgery and reproduction / Tim Mair. - 2012, ISBN : 978-0-7020-2801-4
- Equine pathology / James Rooney. - 1999, ISBN : 0-8138-2334-X
- Equine podiatry / Andrea Floyd. - 2007, ISBN : 0-7216-0383-1
- Equine science / Rick Parker. - 2007, ISBN : 1-4180-3254-9
- Joint disease in the horse / C. Wayne McIlwraith (et al.). - 2016, ISBN : 978-1-4557-5969-9
- The lame horse / James Rooney. - 1998, ISBN : 0-929346-55-6
- Leerboek reumatologie en klinische immunologie / J.W.J. Bijlsma (et al.). - 2013, ISBN : 90-313-9893-4
- Manual of equine lamenes / Gary Baxter. - 2011, ISBN : 0-8138-1546-0
- Practical guide to lameness in horses / Ted Stashak (et al.). - 1996, ISBN : 0-683-07985-9
- Saunders equine formulary / Derek Knottenbelt (et al.). - 2015, ISBN : 978-0-7020-5109-8
- Textbook of veterinary diagnostic radiology / Donald Trall. - 2012, ISBN : 978-1-4557-0364-7

- A treatise on the structure, functions, and diseases of the foot and leg of the horse (1840) | William Charles Spooner. - 2008, isbn : 1-43698-094-1
- Van kwade droes tot erger : gebruik en veterinaire verzorging van paarden in het leger (1762-1874) | Jan Egter van Wissekerke. - 2010, isbn : 90-523-5205-4

ARTIKELEN

- Acupuncture and 'traditional Chinese medicine' in the horse. Part 2: A scientific overview | D. Ramey, *Equine Vet. Educ.* 17.2 (2005): 106-112
- An analgesic evaluation of isoxsuprine in horses | I. Lizarraga (et al.), *J. Vet. Med. A. Physiol. Pathol. Clin. Med.* 51.7-8 (2004): 370-374
- Autologous Conditioned Serum | C. Evans (et al.), *Phys. Med. Rehabil. Clin. N. Am.* 27.4 (2016): 893-908
- Biomechanical considerations in the treatment of navicular disease | I. Wright, *Vet. Rec.* 133.5 (1993): 109-114
- Biomechanische aspecten met betrekking tot hoefbeslag bij paarden | M. Oosterlinck, *Vlaams Diergeneesk. Ts.* 86.4 (2017): 256-265
- Change in body fat, but not body weight or metabolic correlates of obesity, is related to symptomatic relief of obese patients with knee osteoarthritis after a weight control program | Y. Toda (et al.) *J. Rheumatol.* 25.11 (1998): 2181-2186
- Changes in articular cartilage after intra-articular injections of methylprednisolone acetate in horses | S. Chunekamrai (et al.) *Am. J. Vet. Res.* 50.10 (1989): 1733-1741
- Clinical anatomy and physiology of the normal equine foot | C. Pollitt, *Equine Vet. Educ.* 4.5 (1992): 219-224
- Clinical research abstracts of the British equine veterinary association congress 2015 | E. Hammersley (et al.), *Equine Vet. J.* 48.24 (2015)
- Clinical use of triamcinolone acetonide in the horse (205 cases) and the incidence of glucocorticoid-induced laminitis associated with its use | M. McCluskey (et al.), *Equine Vet. Educ.* 16.2 (2004): 86-89
- Clinicopathological findings in horses with a bi- or tripartite navicular bone | E. vand er Zaag (et al.), *BMC Vet. R.* 12.74 (2016)
- Comparison of pathological lesions in navicular bone (os sesamoideum distale) and analysis of remodelling capacity in warmblood and coldblood horses | M. Komosa (et al.), *Pol. J. Vet. Sci.* 21.1 (2018): 13-27
- Concentration-dependent effects of tiludronate on equine articular cartilage explants incubated with and without interleukin-1beta | K. Duesterdieck-Zellmer (et al.), *Am. J. Vet. Res.* 73.10 (2012): 1530-1539
- Core decompression of the equine navicular bone: an in vivo study in healthy horses | F. Jenner (et al.), *Vet. Surg.* 40.2 (2011): 151-162

- Current concepts of navicular disease / S. Dyson (et al.), *Equine Vet. Educ.* 23.1 (2011): 27-39
- Diagnostic analgesia of the equine forefoot / J. Schumacher (et al.), *Equine Vet. Educ.* 16.3 (2004): 159-165
- Differences in the morphology of distal border synovial invaginations of the distal sesamoid bone in the horse as evaluated by computed tomography compared with radiography / S. Claehoudt (et al.), *Equine Vet. J.* 44.66 (2012): 679-683
- Diffusion of mepivacaine between adjacent synovial structures in the horse. Part 1: forelimb foot and carpus / M. Gough (et al.), *Equine Vet. J.* 34.1 (2002): 80-84
- Effects of barefoot trimming on hoof morphology / H. Clayton (et al.), *Aust. Vet. J.* 89.8 (2011): 305-311
- Effect of extracorporeal shock wave on proliferation and differentiation of equine adipose tissue-derived mesenchymal stem cells in vitro / O. Raabe (et al.), *Am. J. Stem Cell.* 2.1 (2013): 62-73
- Effect of methylprednisolone acetate on proteoglycan and collagen metabolism of articular cartilage explants / R. Todhunter (et al.), *J. Rheumatol.* 23 (1996): 1207-1213
- The effect of orthopaedic shoeing on the force exerted by the deep digital flexor tendon on the navicular bone in horses / M. Willemen (et al.), *Equine Vet. J.* 31.1 (1999): 25-30
- Effect of the administration of an oral hyaluronan formulation on clinical and biochemical parameters in young horses with osteochondrosis / J. Carmona (et al.), *Vet. Comp. Orthop. Traumatol.* 22.6 (2009): 455-459
- Effectiveness of acupuncture in veterinary medicine: systematic review / G. Habacher (et al.), *J. Vet. Intern. Med.* 20.3 (2006): 480-488
- Effects of barefoot trimming and shoeing on the joints of the lower forelimb and hoof morphology of mature horses / D. Proske (et al.), *The Prof. Anim. Scientist* 33.4 (2017): 483-489
- Effects of intrabursal administration of botulinum toxin type B on lameness in horses with degenerative injury to the podotrochlear apparatus / S. Gutierrez-Nibeyro (et al.), *Am. J. Vet. Res.* 75.3 (2014): 282-289
- The effects of three-month oral supplementation with a nutraceutical and exercise on the locomotor pattern of aged horses / M. Higler (et al.), *Equine Vet. J.* 46.5 (2014): 611-617
- Efficacy of a single-formula acupuncture treatment for horses with palmar heel pain / K. Robinson (et al.), *Can. Vet. J.* 56.12 (2015): 12517-1260
- Endoscopic assessment and treatment of lesions of the deep digital flexor tendon in the navicular bursae of 20 lame horses / M. Smith (et al.), *Equine Vet. J.* 39.1 (2007): 18-24
- Equine navicular syndrome in the fossil record / M. Thompson (et al.), *Hoofcare & Lameness* 76 (2002): 34-40
- Equine physiotherapy: a comparative view of the science underlying the profession / C. McGowan (et al.), *Equine Vet. J.* 39.1 (2007): 90-94
- Examination of the equine foot / T. Turner, *Vet. Clin. North Am. Equine Pract.* 19.2 (2003): 309-323
- Evaluation of an arthroscopic approach for transection of the equine collateral sesamoidean ligament / S. Sampson (et al.), *Vet. Surg.* 39.8 (2010): 1011-1020
- Evaluation of glucosamine levels in commercial equine oral supplements for joints / S. Oke (et al.), *Equine Vet. J.* 38.1 (2006): 93-95

- Evaluation of polysulfated glycosaminoglycan or sodium hyaluronan administered intra-articularly for treatment of horses with experimentally induced osteoarthritis / D. Frisbie (et al.), *Am. J. Vet. Res.* 70.2 (2009): 203-209
- Evaluation of the diffusion of corticosteroids between the distal interphalangeal joint and navicular bursa in horses / F. Pauwels (et al.), *Am. J. Vet. Res.* 69.5 (2008): 611-616
- Extracorporeal shock wave therapy: Clinical applications and regulation / S. McClure (et al.), *Clin. Tech. Equine Pract.* 2.4 (2003): 358-367
- Gait changes vary among horses with naturally occurring osteoarthritis following intra-articular administration of autologous platelet-rich plasma / M. Mirza (et al.), *Front. Vet. Sci.* 13.3 (2016): 29
- Gross and histological evaluation of early lesions of navicular bone and deep digital flexor tendon in horses / M. Komosa (et al.), *Bull. Vet. Inst. Pulawy* 58 (2014): 87-91
- Gross, histological and histomorphometric features of the navicular bone and related structures / I. Wright (et al.), *Equine Vet. J.* 30.3 (1998): 220-234
- Hyaluronan in horses: physiological production rate, plasma and synovial fluid concentrations in control conditions and following sodium hyaluronate administration / M. Popot (et al.), *Equine Vet. J.* 36.6 (2004): 482-487
- Improved identification of the palmar fibrocartilage of the navicular bone with saline magnetic resonance bursography / M. Schramme (et al.), *Vet. Radiol. Ultrasound.* 50.6 (2009): 606-614
- Insight into the pathomorphology of the distal border of the equine navicular bone / M. Komosa (et al.), *Acta Vet. Brno.* 86 (2017): 123-132
- Intra-articular injections for joint disease in horses / J. Caron, *Vet. Clin. North Am. Equine Pract.* 21.3 (2005): 559-573
- Investigation of the immediate analgesic effects of extracorporeal shock wave therapy for treatment of navicular disease in horses / K. Brown (et al.), *Vet. Surg.* 34.6 (2005): 554-558
- Isoxsuprine hydrochloride in the horse: a review / R. Erkert (et al.), *J. Vet. Pharmacol. Ther.* 25.2 (2002): 81-87
- Kinematic differences between the distal portions of the forelimbs and hind limbs of horses at the trot / W. Back (et al.) *Am. J. Vet. Res.* 56.11 (1995): 522-528
- Kreupele kansen / T. Toebosch, *Elsevier* 55.46 (1999)
- Low quality of evidence for glucosamine-based nutraceuticals in equine joint disease: review of in vivo studies / W. Pearson (et al.), *Equine Vet. J.* 41.7 (2009): 706-712
- Magnetic resonance imaging and foot lameness. Problem solved? Or do we know we know less now that we know more? / B. Bladon, *Equine Vet. J.* 46.3 (2014): 264-266
- Navicular syndrome in equine patients anatomy, causes, and diagnosis / R. Waguespack (et al.), *Compend. Contin. Educ. Vet.* 32.12 (2010)
- The ossification of cartilages of the distal phalanx in the horse: an anatomical, experimental, radiographic and clinical study / F. Verschooten (et al.), *J. Equine Vet. Sci.* 16.7 (1996): 291-305
- Outcome of medical treatment for horses with foot pain: 56 cases / S. Gutierrez-Nibeyro (et al.), *Equine Vet. J.* 42.8 (2010): 680-685

- Outcome of palmar/plantar digital neurectomy in horses with foot pain evaluated with magnetic resonance imaging: 50 cases (2005-2011) / S. Gutierrez-Nibeyro (et al.), *Equine Vet. J.* 47.2 (2015): 160-164
- Pathophysiology of navicular syndrome / R. Pool (et al.), *Vet. Clin. North Am. Equine Pract.* 5.1 (1989): 109-129
- Physiotherapy applied to the horse: a review / H. Buchner (et al.), *Equine Vet. J.* 38.6 (2006): 574-580
- Platelet-rich plasma in orthopedic therapy: a comparative systematic review of clinical and experimental data in equine and human musculoskeletal lesions / P. Brossi (et al.), *BMC Vet. Res.* 22.11(2015): 98
- Practical rehabilitation and physical therapy for the general equine practitioner / A. Kaneps, *Vet. Clin. North Am. Equine Pract.* 32.1 (2016): 167-180
- Quantitative assessment of two methods of tiludronate administration for the treatment of lameness caused by navicular syndrome in horses / C. Whitfield (et al.), *Am. J. Vet. Res.* 77.2 (2016): 167-173
- Relationships of age and shape of the navicular bone to the development of navicular disease: a radiological study / K. Dik (et al.), *Equine Vet. J.* 33.2 (2001): 172-175
- Response to injection of the navicular bursa with corticosteroid and hyaluronan following high-field magnetic resonance imaging in horses with signs of navicular syndrome: 101 cases (2000-2008) / C. Marsh (et al.), *J. Am. Vet. Med. Assoc.* 241.10 (2012): 1353-1364
- Scintigraphic comparison of intra-arterial injection and distal intravenous regional limb perfusion for administration of mesenchymal stem cells to the equine foot / J. Spriet (et al.), *Equine Vet. J.* 46.4 (2013): 479-483
- Steroid diffusion into the navicular bursa occurs in horses affected by palmar foot pain / J. Manfredi (et al.), *Vet. Rec.* 171.25 (2012): 22-29
- A study of 118 cases of navicular disease: treatment by navicular suspensory desmotomy / I. Wright, *Equine Vet. J.* 25.6 (1993): 501-509
- Study of gelatin supplemented diet on amino acid homeostasis in the horse / M. Coenen (et al.), *Equine Vet. J. Suppl.* 36 (2006): 606-610
- Tenoscopy of the navicular bursa: a new therapeutic approach for horses affected by "palmar pain syndrome." Endoscopic technique review and personal experiences / M. Scandella (et al.), *Vet. Res. Commun.* 34.suppl. 1 (2010): 125-129
- Therapeutic efficacy of undenatured type-II collagen (UC-II) in comparison to glucosamine and chondroitin in arthritic horses / R. Gupta (et al.), *J. Vet. Pharmacol. Ther.* 32.6 (2009): 577-584
- Tiludronate and clodronate do not affect bone structure or remodeling kinetics over a 60 day randomized trial / H. Richbourg (et al.), *BMC Vet. Research* 14.105 (2018)
- Treating navicular syndrome in equine patients / R. Waguespack (et al.), *Compend. Contin. Educ. Vet.* 33.1 (2011)
- Treatment of experimentally induced osteoarthritis in horses using an intravenous combination of sodium pentosan polysulfate, N-acetyl glucosamine, and sodium hyaluronan / T. Koenig (et al.), *Vet. Surg.* 43.5 (2014): 612-622

- The use of nutraceuticals for osteoarthritis in horses / T. Trumble, *Vet. Clin. Equine Pract.* 21 (2005): 575-597
- The vascular cushion of the frog: what does it do? / R. Bowker, *Proc. No Laminitis! Conf.* (2013)
- What is the risk that corticosteroid treatment will cause laminitis? / E. Knowles, *Equine Vet. Educ.* 16.2 (2018): doi.org/10.1111/eve.12901

WEBSITES

- anatomy-of-the-equine.com
- animalhealthfoundation.com
- doctorramey.com
- equinestudies.nl
- gezondheidvanmijnpaard.nl
- hoofrehab.com
- hoofwear.com
- ironfreehoof.com
- j-evs.com
- journalofanimalscience.org
- ker.com
- naturalhorsetrim.com
- ncbi.nlm.nih.gov/pubmed
- vetstream.com

FOTOGRAFEN

- Amber Krijnen
- Anatomy of the Equine, LLC.
- Prof. Astrid Rijkenhuizen
- Brock Veterinary Clinic
- Christoph von Horst
- Christophe Meiresonne
- Clarence Alford
- Daisy Haven Farm
- Easycare
- EcoEquine
- Elegantgowns
- Ellen van der Zaag
- Equinestudies
- Goran Horvat
- Hallmarq Veterinary Imaging
- Hans Braxmeier
- Prof. Hassen Jerbi
- Heleen Davies
- Ilona Kooistra
- IVG Hospitals
- Janelle de Decker
- Jantine Leeflang
- Jean-Pierre Duretz
- Jen Clingly
- Jenny Edwards
- Jess Equine - Thermography NI
- Jessica House
- Jim Schultz
- Jiří Kamenícek
- José Reynaldo da Fonseca
- Joyce van Mierlo
- Katia Winderickx
- Katrien Ozeel
- Prof. Katrien Vanderperren
- Dr. Kerry Ridgway
- Kevin May

- Kira Hoffmann
- Laila Klinsmann
- Lindsey Field
- Lingehoeve Diergeneeskunde
- Dr. Marcin Komosa
- Marije Francis Bakker
- Marsha Wijlhuizen
- Mary Thompson
- Melissa Packer
- Mirjam van Hoorn
- Norma Crowe
- Paige Poss
- Peggy Choucair
- Pioneer Equine Hospital
- Riahij
- Robin Probst
- Dr. Santiago Gutierrez-Nibeyro
- Sharon Hendriks

- Sherilyn Allen
- Skeeze
- Soft-ride
- Sophie Irwin
- Sporthorse Medical Diagnostic Centre
- Dr. Stephen O'Grady
- Steve Karshner
- Steven Hebrock
- Sue Simon
- TACTvolle Hufpflege
- Thal Equine LLC
- The Chronicle of the horse
- The Other horse
- Tom Smith
- Veronika Merlin
- Wesley De Candt
- W. Ellenberger
- Zefanja Vermeulen

VERKLARENDE WOORDENLIJST

Woorden die vaker voorkomen in dit boek of die in de tekst niet verder gespecificeerd zijn, staan hier opgenomen met een beperkte definitie. Dit wil zeggen dat zij gedefinieerd zijn binnen het kader van het onderwerp van dit boek. De cursief gedrukte woorden in de beschrijvingen staan elders in deze woordenlijst uitgelegd. Gebruik de index op pagina 205 als deze woordenlijst tekortschiet.

A

ADHESIE
Een verkleving of vergroeiing van weefsels die onder normale omstandigheden niet met elkaar verbonden zijn.

ANATOMISCHE BEELDVORMING
Techniek waarmee anatomische details en afwijkingen aangetoond kunnen worden.

ANTIOXIDANT
Stof die de oxidatie van de cellen door *vrije radicalen* vermindert.

ARTRITIS
Gewrichtsontsteking.

ARTROSE
Degeneratie van gewrichtskraakbeen.

ASEPTISCHE ONTSTEKING
Ontsteking zonder *infectie* met ziektekiemen. Ook: steriele ontsteking.

B

BOTREMODELLERING
Proces van *ossificatie* en *resorptie*.

BOTDEMINERALISATIE
Verminderde botmassa. Botdemineralisatie omvat zowel *osteopenie* als *osteoporose*. Ook: botontkalking.

BURSITIS
Zie: Naviculaire bursitis

C

CALCIFICATIE
Verkalking van weefsel, waaronder pees- en bindweefsel.

CHIPFRACTUUR
Botbreuk waarbij een klein stukje bot loskomt.

CHONDROBLAST
Onvolwassen kraakbeencel die verantwoordelijk is voor de kraakbeen-ontwikkeling. Voorloper van *chondrocyt*.

CHONDROCYT
Zodra een *chondroblast* omgeven is door *extracellulaire kraakbeenmatrix* is hij volwassen en wordt hij chondrocyt genoemd. Chondrocyten zijn verantwoordelijk voor kraakbeenbehoud.

COLLAGEEN
Eiwit in bindweefsel en (kraak)been. De *extracellulaire kraakbeenmatrix* bestaat deels uit collageenvezels.

COLLATERAAL SESAMLIGAMENT
Bovenste straalbeen*ligament* dat aan de bovenzijde aan het kootbeen hecht. Aan de onderzijde is hij via aftakkingen verbonden met zowel het hoefbeen als het straalbeen.

CONE
Hoornvormige *resorptie*.

CONFORMATIE
De mate waarin de feitelijke anatomische kenmerken conform zijn aan de ideale kenmerken.

CORTEX
Harde en compacte buitenlaag van botten.

CORTICOSTEROÏDE
Chemische variant op het lichaamseigen bijnierschorshormoon cortisol.

CYSTE
Een abnormale blaasvormige, met vocht gevulde, holte in een weefsel.

D

DESMITIS
Ligamentontsteking.

DESMOTOMIE
Doorsnijden van een of meer straalbeen-*ligamenten*, in een poging de biomechanische krachtinwerking op het hoefkatrolgebied te verbeteren. Ook ligamentsklieving genoemd.

DIFFUSIE
Een vorm van passief transport waarbij een stof zich verplaatst van een plaats met een hoge concentratie van deze stof naar een plaats met een lage concentratie.

DISTAAL IMPARLIGAMENT
Onderste straalbeen*ligament* dat de onderzijde van het hoefbeen met het straalbeen verbindt.

DISTAAL CHECK LIGAMENT
Ligament dat de diepe buigpees ondersteunt. Het hecht aan de achterkant van de voorknie en gaat halverwege het pijpbeen over in de diepe buigpees.

E

ELASTINE
Elastisch eiwit dat onderdeel uitmaakt van de *extracellulaire kraakbeenmatrix*.

EMS

Equine Metabool Syndroom. Paarden-stofwisselingssyndroom dat vergelijkbaar is met diabetes type 2 bij mensen.

ENTHESOFYT

Botwoekering waar gewrichtsbanden, pezen en gewrichtskapsels op beenderen hechten.

EXOSTOSE

Botwoekering zoals *enthesofyt* en *osteofyt*.

EXSUDATIE

Ontstekingsreactie waarbij weefselvloeistof en cellen uit de bloedvaten treden.

EXTRACELLULAIRE KRAAKBEENMATRIX

Het geheel van *collageenvezels*, *proteoglycanen*, *hyaluronan* en *elastine*.

F

FIBROSE

Bindweefselwoekering, meestal als gevolg van een ontstekingsproces.

FLARE

Uitwaaierende hoefwandvervorming als gevolg van het onvermogen van de *lamellenverbinding* om de mechanische krachten die langdurig op de hoefwand inwerken op te vangen.

FYSIOLOGISCHE BEELDVORMING

Techniek waarmee (patho)fysiologische processen aangetoond kunnen worden.

G

GLYCOSAMINOGLYCAAN

Lange keten van suikermoleculen die deel uitmaakt van *proteoglycanen* en daarmee van de *extracellulaire kraakbeenmatrix*.

H

HIELGEBIED

Het deel van de hoef dat bestaat uit de straal, hoefballen, het hoefkraakbeen en straalkussen, de zenuwen en bloedvaten, de hoeflederhuid die dit geheel omspant, het caudale deel van de zool, de steunsels en de hielen.

HOEFCAPSULE

De hoefcapsule bestaat uit de hoefwand, steunsels, zool, straal, hoefballen, witte lijn en het perioplum.

HOEFGEWRICHT

Meervoudig gewricht dat gevormd wordt door het kroonbeen, hoefbeen en straalbeen.

HOEFKATROLGEBIED

Het geheel van straalbeen, slijmbeurs met *synoviaal vocht*, de *ligamenten* van het straalbeen, het distale deel van de diepe buigpees, het hoefgewrichtskapsel, de zenuwen en bloedvaten.

Hoefkatrolontsteking

Een onmkeerbare artrotische degeneratie van de achtervlakte van het straalbeen en de fibreuze peesschede, die gepaard kan gaan met een ontstekingsproces.

Hoeflederhuid

De hele *interne voet* is bekleed met hoeflederhuid. Afhankelijk van de plaats waar de hoeflederhuid zit wordt het kroon-, zoom-, wand-, steunsel-, zool-, bal- of straallederhuid genoemd.

Hoefmechanisme

Het bij belasting in beweging beurtelings spreiden en vernauwen van de hoef. Dit draagt onder andere bij aan de bloedcirculatie en aan schokabsorptie.

Hyalien kraakbeen

Hard, glasachtig, maar elastisch gewrichtskraakbeen.

Hyaluronan

Een *glycosaminoglycaan* die deel uitmaakt van de *extracellulaire kraakbeenmatrix*. Het vormt een basis waar de *proteoglycanen* aan binden.

Hyperemie

Overmatig bloedgehalte van een orgaan of lichaamsdeel.

Hyperlipidemie

De aanwezigheid van een verhoogd vetgehalte in het bloed. Ook bloedvervetting genoemd.

I

Infectie

Besmetting veroorzaakt door een ziektekiem zoals een bacterie, schimmel, virus of parasiet.

Interne voet

Alle anatomische onderdelen die zich in de *hoefcapsule* bevinden. Dit behelst gewrichten, slijmbeurzen, *ligamenten* en *pezen*, hoefkraakbeen, straalkussen, zenuwen, bloedvaten en *hoeflederhuid*.

Intra-articulaire verdoving

Diagnostische techniek waarbij een verdovingsvloeistof direct in het *hoefgewricht* gespoten wordt.

Intrabursale verdoving

Diagnostische techniek waarbij een verdovingsvloeistof direct in de slijmbeurs van de hoefkatrol gespoten wordt.

Intra-ossaal oedeem

Bot*oedeem*.

Ischemie

Onvoldoende toevoer van bloed naar een weefsel met zuurstoftekort als gevolg, meestal resulterend in de verstoring van het celmetabolisme en daardoor celdood.

L

LAMELLENVERBINDING
De verbinding tussen de hoefwand en het hoef(kraak)been.

LIGAMENT
Vezelachtige bindweefselband die twee of meer botten, kraakbeenderen en/of *pezen* met elkaar verbindt.

LOLLIPOP
Kolfvormige *resorptie*.

M

MEDULLAIR OEDEEM
Beenmerg*oedeem*.

METABOLISME
Het geheel van fysieke en chemische processen die plaatsgrijpen in levende cellen ten behoeve van het in stand houden, de afbraak en opbouw van weefsel en de productie van energie.

MICROTROMBOSE
Klein bloedstolsel.

N

NAVICULAIRE BURSITIS
Ontsteking van de slijmbeurs van de hoefkatrol.

NEURECTOMIE
Het operatief verwijderen van een deel van een zenuw.

NEUROOM
Goedaardige, maar pijnlijke woekering van zenuwweefsel als gevolg van fysieke schade, waaronder een *neurectomie*.

NSAID'S
Niet-steroïde anti-inflammatoire drugs. Bepaalde groep pijnstillende en ontstekingsremmende medicijnen.

O

OBESITAS
Vorm van overgewicht waarbij het vet min of meer gelijkmatig verdeeld is over het lichaam.

OEDEEM
Zwelling door ophoping van weefselvloeistof.

ONTSTEKING
Een reactie van het lichaam op weefselschade.

OSSIFICATIE
Botvorming, als subproces van *botremodellering*.

OSTEOARTROSE
Chronische degeneratieve gewrichtsaandoening waarbij gewrichtskraakbeen en *subchondraal bot* worden aangetast.

OSTEOBLAST
Beenvormende bindweefselcel.

OSTEOCLAST
Beenafbrekende en -resorberende cel.

OSTEOFYT
Botwoekering op een gewrichtsvlak.

OSTEOPENIE
Vroeg stadium van *botdemineralisatie*. In het geval van osteopenie is er nog geen sprake van pijn of een verhoogd breukrisico.

OSTEOPOROSE
Gevorderd stadium van *botdemineralisatie*. In het geval van osteoporose is er sprake van pijn en een verhoogd breukrisico.

PODOTROCHLEOSE
Moderne medische benaming voor hoefkatrolontsteking en gerelateerde aandoeningen van het hoefkatrolgebied.

PROPRIOCEPTOR
Tastorganen in de hoef, in de vorm van zenuwuiteinden die vaststellen waar de lichaamsdelen zich bevinden.

PROTEOGLYCAAN
Macromoleculen in de *extracellulaire kraakbeenmatrix* die bestaan uit een eiwitskelet waar *glycosaminoglycanen* aan gebonden zijn.

P

PALMAIR HOEFPIJNSYNDROOM
Een complex van klinische verschijnselen in de achterzijde van de hoef dat gekenmerkt wordt door chronische pijn in het *hoefkatrol- en hielgebied*.

PEES
Vezelachtige bindweefselband die de verbinding vormt tussen een spier en een bot of een andere structuur.

PERINEURALE ZENUWVERDOVING
Diagnostische techniek waarbij een verdovingsvloeistof rond de palmaire digitale zenuwen ingespoten wordt.

PODOTROCHLEÏTIS
Verouderde, foutieve medische benaming voor hoefkatrolontsteking.

R

RESORPTIE
Botafbraak, als subproces van *botremodellering*.

S

SCLEROSE
Pathologische verdichting, verdikking en verharding van weefsel.

SUBCHONDRAAL BOT
Bot dat onder het gewrichtskraakbeen ligt.

SYNOVIAAL VOCHT
Stroperige gewrichtsvloeistof die fungeert als een smeermiddel voor het gewricht.

SYNOVIALE EFFUSIE
Overproductie van *synoviaal vocht.*

SYNOVIALE FOSSA
Botinstulping die van belang is voor de smering van het gewricht. Synoviale fossae zijn gevuld met *synoviaal vocht.*

T

TRABECULAIRE SCLEROSE
Sclerose van de *trabekels* in de mergholte van het straalbeen.

TRABEKEL
Dun beenbalkje in het beenmerg. Trabekels geven weerstand tegen druk en beschermen het beenmerg.

TRAUMATISCHE HOEFBEVANGENHEID
Hoefbevangenheid die optreedt als gevolg van zware, langdurige, repetitieve en/of verkeerde belasting van de hoeven op harde ondergrond.

V

VASCULAIR FORAMEN
Voedingskanaal in het hoefbeen. Vasculaire foramina zorgen ervoor dat de bloedvaten het bot in en uit kunnen.

VASOCONSTRICTIE
Het vernauwen van de bloedvaten door glad spierweefsel in de bloedvatwand.

VASODILITATIE
Het verwijden van de bloedvaten door glad spierweefsel in de bloedvatwand.

VEZELKRAAKBEEN
Zeer elastisch soort kraakbeen dat in staat is om zware druk te weerstaan. Het straalkussen is deels uit vezelkraakbeen opgebouwd.

VRIJE RADICAAL
Schadelijk moleculair bijproduct van het normale *metabolisme*, *ontstekingen*, medicijnen, achtergebleven pesticiden op voedsel, zware inspanningen, stress, en *obesitas.*

INDEX

C

D

E

F

G

K

L

S

T

teen 21, 78, 133

teenlanden 59, 62, 67, 92, 117, 118, 137, 177

tendinitis 47, 78, 82, 88, 98, 106, 146, 184

tendovaginitis 37, 78, 82, 98, 112

tenoscopie 112

teunisbloem 160

therapeutisch hoefbeslag 92, 114, 136, 164

thermografie 100

thermografische foto 100

thermogram, zie thermografische foto

Tildren 151

tiludronaat 151, 152

T-ligament 35

tomografie 107

trabeculaire sclerose 55, 59, 102

trabekel 32

traumatische hoefbevangenheid 138, 162

triamcinolon 148

tri-partitie, zie straalbeenpartitie

trombocyt 153, 154, 166

trombose 58

tussenhoornstof 21

V

vaatontsteking, zie vasculitis

vaatvernauwing, zie vasoconstrictie

vaatverwijding, zie vasodilitatie

vals steunsel 127

vasculair foramen 30, 33, 34, 43

vasculair kanaal 33, zie ook synoviale fossa

vasculitis 47, 78

vasoconstrictie 154, 163, 180

vasodilatief medicijn 59, 153

vasodilitatie 162

vene, zie ader

venule 42

verdoving, zie diagnostische anesthesie

verwijdingsijzer, zie pantoffelijzer

verzamelen 175, 181

verzen, zie hiel

vezelkraakbeen 31, 37, 49, 52, 53

visiteertang 93

vitamine C 159

vitamine D3 159

vitamine K 159

voeding 119, 179

voedingsanalyse 180

voedingskanaal, zie synoviale fossa

voorvlakte (straalbeen) 30

W

warfarine 154, 160

wervelkolom 174

wierookhars 160

wigtest 95

wilg 160

wit bloedlichaampje, zie leukocyt

witte lijn 119

witte lijn-separatie, zie lamellaire onthechting

Y

yucca, zie palmlelie

Z

www.ingramcontent.com/pod-product-compliance
Lightning Source LLC
Chambersburg PA
CBHW041137120626
46547CB00020B/3022